U0226920

《外科手术学基础》编委会

顾　问　张代成　辛　夷
主　编　白德成　宋爱琳　李志戈
副主编　程　菊　赵秉江　柴　琛

编　委（按姓氏音序排列）
白德成　兰州大学
柴　琛　兰州大学第一医院
陈佑泉　甘肃医学院
程　菊　兰州大学
段昌新　甘肃医学院
樊　勇　兰州大学第二医院
何　烨　西北民族大学
何晓东　兰州大学
康迎英　兰州大学
李红恩　甘肃医学院
李志戈　兰州大学口腔医院
刘迪生　兰州大学第一医院
刘志霞　陇东学院
宋爱琳　兰州大学第二医院
谢　旭　陇东学院
俞永江　兰州大学第一医院
赵秉江　兰州大学
周云松　西北民族大学
周永宏　甘肃医学院
朱弈蒙　兰州大学

兰州大学教材建设基金资助出版

Fundamental Operations in Surgery

外科手术学基础

主　编　白德成　宋爱琳　李志戈

副主编　程　菊　赵秉江　柴　琛

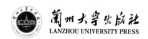

兰州大学出版社
LANZHOU UNIVERSITY PRESS

图书在版编目（CIP）数据

外科手术学基础 / 白德成，宋爱琳，李志戈主编
. -- 兰州 : 兰州大学出版社，2017.9（2021.1重印）
ISBN 978-7-311-05243-0

Ⅰ. ①外… Ⅱ. ①白… ②宋… ③李… Ⅲ. ①外科手
术 Ⅳ. ①R61

中国版本图书馆CIP数据核字(2017)第235632号

策划编辑　陈红升
责任编辑　郝可伟
封面设计　陈　文

书　　名　外科手术学基础
作　　者　白德成　宋爱琳　李志戈　主编
出版发行　兰州大学出版社　（地址:兰州市天水南路222号　730000）
电　　话　0931-8912613(总编办公室)　0931-8617156(营销中心)
　　　　　0931-8914298(读者服务部)
网　　址　http://press.lzu.edu.cn
电子信箱　press@lzu.edu.cn
印　　刷　白银兴银贵印务有限公司
开　　本　787 mm×1092 mm　1/16
印　　张　22.25(插页4)
字　　数　526千
版　　次　2017年9月第1版
印　　次　2021年1月第4次印刷
书　　号　ISBN 978-7-311-05243-0
定　　价　38.00元

（图书若有破损、缺页、掉页可随时与本社联系）

前　言

外科手术学是研究手术治疗方法的一门学科。该学科涉及范围广，包含基础医学和临床医学相关学科理论以及在医学理论指导下的手术方法。因此，外科手术学被认为是基础医学通往临床医学的"桥梁"。手术器械、仪器设备的应用，手术方法的形成与其更新和发展，与现代科学进展以及医疗科技的发展息息相关，如电刀、微波刀、超声波刀及激光刀等，高功能电子计算机定位、各种内窥镜、手术机器人等，故该学科又被认为是外科学的前沿性学科。一名医学从业人员，既要有能力从事医疗卫生服务工作，还必须能够在日新月异的医学进步环境中保持其医学业务水平的持续更新。因此，外科手术技能和手术进展成为医师职业规范培训和继续教育的重要内容。此外，《外科基础手术学》中有关无菌观念、个人安全防护、医疗废弃物处置等内容，直接关系到医学从业人员基本素质的养成。

"外科手术学"课程是医学生认识临床医学专业，树立医学专业思想，学习手术基本功和先进的外科治疗理念、理论和方法，学习科学的医疗工作方法和操作技能的主干课程，是临床各专科课程的桥梁与支柱，是培养高素质医疗人才的基础，在整个医学教育课程体系中占有重要地位。因此，学习本门课程，有利于医学基础理论与临床实际的结合，对提高医务人员自身的职业素质、掌握临床医疗技术以及掌握动物手术实验方法等均有重要的现实意义。

"外科手术学"教学的宗旨是通过手术学的学习和正规训练，使学生对无菌观念有深刻的理解，正确使用器械，熟练掌握外科基本技术操作，并了解临床常见手术的操作步骤，为同学们临床实习和日后工作打下良好的基础。

全书共十二章，是外科系统各种常见手术操作的基础，图文并茂，便于自学。任何一位称职的外科医生，无一不把外科基本操作技术作为培养自己的重要方面。外科操作技术不过关，就根本谈不上手术的娴熟可靠，更谈不上高、精、尖、疑难大手术的顺利实施，如不是从外科操作技术的基本功开始，往往事倍功半，效果不佳。无论外科技术发展到何等高、精、尖程度，依赖于手的外科操作技术是永远取代不了的。

在编写过程中，我们做了很大努力，由于受编者的教学水平和临床经验所限，且在繁重的医疗、教学及科研工作中编写本书，书中内容难免会有疏漏甚至不当及错误之处，恳请批评指正，以利今后再版时修正完善。

编者

2017年1月18日

目　录

第一章 外科手术基础知识

第一节 基本概念

一、外科手术发展简史

(一)祖国医学对外科手术的贡献

公元前14世纪商代甲骨文有"疥""疮"等字的记载。《史记·扁鹊列传》中提到黄帝时期有一名医俞跗的外科手术技术:"一拨见病之应,因五藏之输,乃割皮解肌,诀脉结筋,搦髓脑,揲荒爪幕,湔浣肠胃,漱涤五藏,练精易形。"

公元184—220年东汉至三国时期名医华佗,在魏、蜀两国行医,发明了让病患以酒服麻沸散作为麻醉,再施行"刮骨疗伤""剖肚清肠"等多种手术,被公认为中国古代中医最早的外科手术,在《三国志》与《后汉书》中皆有记载。南北朝(483年),龚庆宣所著《刘涓子鬼遗方》中有创伤处理的描述。隋代(610年)巢元方著《诸病源候论》中叙及断肠缝连、腹疝脱出手术与丝线结扎血管。孙思邈《千金要方》记载了下颌关节脱位的手法复位法。金元时代《世医得效方》中已有正骨经验及悬吊法治疗脊柱骨折及乌头、曼陀罗麻醉后施行骨折或脱臼复位。明代陈实功所著《外科正宗》中有刎颈切断气管用丝线缝合的描述,等等。到清末,高文晋总结前人的方法,以图释为主编著了《外科图说》(1856年),这是我国第一部中医外科学图解。

(二)西方外科手术的发展史

公元前17世纪,古巴比伦国王汉谟拉比颁布的法律汇编《汉谟拉比法典》中有关于眼部外科手术的规定,表示在当时或更早期,两河流域文明便已有人施行外科手术,这是人类文明有记载的最早的外科手术。埃及古代柯欧普神殿一片门柱上有关于割礼的记载。另外,《埃伯斯纸草文稿》(Ebers Papyrus)与《艾德温·史密斯纸草文稿》也有解剖学、外科学等内容记载。公元前6世纪,印度古代名医苏胥如塔所著《苏胥如塔·妙闻集》(Sushruta Samhita)医书中,记载了8种外科手术方法(环钻术、腹腔穿刺术、鼻成形术、排脓术、割痔术、割破术、白内障摘除术、膀胱截石术)。

公元10世纪至11世纪,阿拉伯名医阿布卡色斯,在今西班牙科尔多瓦一带行医,他结合了伊斯兰医学与罗马、印度的教案,发展出现代外科学的雏形,深深影响现代医学,被称为"外科之父"。公元13世纪，欧洲某些城镇因医疗的需求，而发展出医科大学，直至15世纪，外科学成为独立的医学专科。

（三）现代外科手术发展的几个重要环节

1.止痛（Analgesia）

1799年，英国化学家Davy发现笑气（一氧化二氮）对神经有兴奋作用，亦具有麻醉止痛作用。1846年，美国Morton首先采用乙醚麻醉，并用于多种手术。1892年，德国Schleich用可卡因局麻，因其毒性大，后被普鲁卡因取代。

2.无菌术（Asepsis）

1846年，匈牙利Semmelweis提出产妇诊查用漂白粉洗手，使产妇死亡率由10%降至1%，这是抗菌技术的开端。1867年，英国医师Lister用石炭酸溶液冲洗手术器械，并用其浸湿纱布覆盖伤口，使截肢术死亡率由46%下降至15%，奠定了抗菌技术的基本原则，他被公认为抗菌外科创始人。1877年，德国Bergmann对15例膝关节穿透伤施行清洁消毒后包扎，12例痊愈并保全了下肢，由此认为杜绝伤口再次污染更重要，自此采用了蒸汽灭菌法，手术用品灭菌措施等，建立了现代外科无菌技术。1889年，德国Furbringer提出手臂消毒法，1890年美国Halsted倡议戴橡皮手套，使外科无菌技术得以完善。

3.止血（Hemostasis）

1872年，英国Wells改进了血管钳；1873年，德国Esmarch在截肢手术时使用止血带；他们是手术止血的创始者。1901年，美国Landsteiner发现血型，可用直接输血法补偿手术失血。1915年，德国Lewisohn提出了枸橼酸钠抗凝剂，实现了简便易行的间接输血法。

4.抗菌（Antimicrobial）

1929年，英国Fleming发现青霉素、1935年德国Domagk提倡用磺胺药之后，各种抗生素出现，解决了术后感染问题。

二、外科手术的基本概念

外科手术简称手术（Surgery），俗称开刀。早期的手术很简单，仅限于用手工方法在体表进行切割、缝合，如脓肿引流、肿物切除、外伤缝合等。故将早期手术形容为一种破坏组织完整性（切开），或使完整性受到破坏的组织复原（缝合）的操作。

随着现代科学以及医疗科技的发展，外科手术领域不断扩大，已能在机体任何部位进行。应用的器械也不断更新，如手术刀即有电刀、微波刀、超声波刀及激光刀等多种。手术也不仅仅是手工方法，而是应用了先进的手术仪器设备。如行治疗心脏预激综合征的手术时，可借助高功能电子计算机定位；有的手术操作也不一定要进行切割来破坏组织，如经各种内窥镜取出胆道、尿路或胃肠道内的结石或异物；经穿刺导管用气囊扩张冠状动脉，或用激光使闭塞的血管再通等，甚至施行机器人手术。因而手术也有了更广泛的含义，可将其定义为：手术是在无菌、无痛条件下，由专业技术人员借助器械和/或外科仪器，采用特定技术和方法，在活体组织或器官上进行的，以治疗或诊断疾病为目的的处理过程，是外科治疗的手段之一。

手术的无菌是保证手术成功的重要条件之一，由无菌设施、设备，手术人员、手术区域、使用物品的消毒、灭菌，无菌技术、操作规则及管理制度等组成。无菌是医学生必须完全掌握的内容，由于它不仅是手术的基本技术之一，也是医疗从业人员的基本素质，故无菌技术的掌握、无菌观念以及个人的安全防护措施的建立是医学生在手术学学习中的评价标准。

用麻醉药品及相应的麻醉方法创建手术的无痛条件是手术成功的保障。麻醉是施行手术或进行诊断性检查操作时为消除疼痛、保障病人安全、创造良好的手术条件而采取的方法，可使患者在肌肉松弛、对不良刺激无反应、暂时失去记忆等状态下接受手术。麻醉方法主要包括全身麻醉、局部麻醉和复合麻醉。

手术并不是外科治疗的全部，它只是外科治疗的方法之一，是外科综合治疗的重要组成部分。就手术而言，手术是在活体组织或器官上进行的操作，是一种创伤，并不是理想的疗法。一方面，手术不仅给病人带来一定的痛苦，也因切除身体某种器官的一部分或全部，导致机体解剖和功能的完整性遭到破坏，而且引起一系列生理病理反应，甚至危及生命。另一方面，手术能彻底治愈疾病，即使在目前医疗水平不断发展下的今天，也是必需的，是不可避免或回避的。

为了在保证手术疗效的同时能使手术损伤减少到最小程度，手术操作人员不但要熟练掌握无菌技术、精于手术技术、掌握手术器械和/或外科仪器的使用方法，而且要具备以下技能：正确地诊断；把握手术适应症和手术时机；正确地估计及改善患者对手术的耐受性；选择安全而有效的麻醉方法；选择并实施适宜的手术方法和术式；熟悉解剖学知识、果断并正确处理手术中突发或异常情况及手术后并发症等。因此，一个称职的外科医师应是精于基础知识、基本理论、基本技能，对患者有高度责任感的科学工作者。

手术术式是在基础理论指导下设计创建的。理想的手术术式应是既能达到治疗疾病的目的，取得预想的治疗效果，又没有或很少有因手术而给患者带来不可弥补的后遗症。因此，摆在外科医师面前的问题是如何保证术式的合理性，并努力寻求合理的方法代替或创造新的手术方法。

手术是手段，不是目的。手术通过切除病灶、修补器官、解除梗阻、恢复正常解剖位置、移植器官或植入组织、畅通引流，达到解除患者的痛苦并治愈疾病的目的。有时手术也可作为一种诊断疾病的手段，例如各种活检术与剖腹探查术等。

手术是一门技术，一门高精度、高科学的技术，同时手术更是一种"艺术"，它是由勇气、责任心、智慧、决断、技巧所交织成的"艺术"。因此，外科手术学不仅是一门课程，也是研究外科手术技巧、方法的一门学科。

手术学是外科学的重要组成部分，它与局部解剖学、外科学有着密切的联系。其研究的范围包括局部解剖学、临床诊疗技能与知识、无菌术、手术基本操作、手术器械与仪器、手术方法与术式、术前准备与术后处理、麻醉学等。在手术操作学习中，必须遵循无菌、无瘤和微创原则，理解并掌握手术中避免污染、防止肿瘤播散、减少组织损伤以及在手术中或医疗实践中做好个人安全防护等技术及突发事件的应对措施。

三、手术计划

手术前要充分了解病情、病史、诊断和检查结果，并亲自做体检，根据具体情况，制订手术计划。疑难病例要经过会诊讨论，制订周密的方案。手术计划的主要内容包括手术适应症、术式选择、手术步骤和应变措施。手术计划中也应包括特殊的术前准备、术后处理和对麻醉方法的建议等。

手术适应症也称手术指征，指适合做某种手术的病痛。如胃大部切除术适合于治疗胃十二指肠溃疡和胃癌。手术禁忌症指不宜做某种手术的情况。例如疝部位皮肤的感染病变，是疝修补术的禁忌症。

治疗同一种疾病，可有不同的术式。如外科的溃疡病、妇科的子宫脱垂、眼科的上睑下垂和整形科的唇裂修补术等等，都有很多种手术方式，需结合具体条件选择恰当的术式。

同一类型手术，因病人条件不同，操作步骤可有差异。因此要事先考虑好操作步骤，才能使手术有条不紊地进行。

手术前做详细检查。由于病变多在体内，难以精确判定，并可能发生出血、休克、窒息等多种情况，应定出应变措施。如发现肿瘤不能切除时，可用血管结扎、短路手术、血管插管化学治疗、金属夹定位放射治疗等姑息手术代替根治手术。

四、手术准备

手术准备包括患者的准备和手术人员的准备。

（一）患者的准备

为了手术能顺利进行，防止术后并发症，达到预期疗效，必须做好患者手术前的思想准备和手术耐受力的准备工作。

1.思想准备

正规医院手术前要进行术前讨论，对病情与手术方案做全面考虑，做好病人和家属的解说工作，向家属做必要的交代，并签署手术同意书，使医护、病人和家属能更好地理解与配合。

2.手术耐受力的准备

包括一般准备和特殊准备。

（1）一般准备

检查出、凝血时间，心、肺、肝、肾功能，测定血型和配血。指导患者进行适应手术和术后变化的锻炼，如甲状腺手术病人训练肩下垫枕垂头位；适应性练习床上大小便；准备性的操作治疗，如结肠、直肠癌手术前3日开始口服肠道制菌药物。再次检查体温、月经来潮等情况。术前12小时禁食、术前4小时禁水，以防麻醉后呕吐，引起误吸或窒息。

（2）特殊准备

营养不良、高血压、糖尿病或心、肺、肝、肾功能不良的病人，应根据不同情况进行治疗，达到耐受手术标准后方能进行手术。如糖尿病患者血糖应稳定于轻度升高状态（100～250 mg/dl），尿糖（+～+＋＋）。甲状腺功能亢进症，其亢进症基本得到控制后再服用复方碘化钾溶液1～2周，以减少甲状腺血流量，腺体缩小、变硬，利于手术。

3.手术区皮肤准备

手术前1日理发、沐浴，更换洁净衣服，剃除手术区毛发。手术开始前，手术区皮肤消毒。皮肤消毒范围大于切口周围15 cm的区域。清毒后根据手术大小，铺无菌布单隔离皮肤，稍大的手术都要铺两层以上，建立无菌区域。

（二）手术人员的准备

手术人员的准备即为手术前无菌准备，包括更衣、刷手、穿手术服、戴手套等。

第二节　手术的分类

一、按手术专业分类

随着现代外科的发展，外科手术的专业分类也在不断变化。一般情况下，手术的专业分类包括普通外科手术、骨科手术、泌尿外科手术、胸科手术、心血管手术、神经外科手术、妇产科手术、眼科手术、耳鼻喉科手术及整形外科手术等。

由于外科学科的不断发展以及先进手术仪器设备、器械、材料的应用，手术的专业分工更精细，手术种类也更多而专门化。如普通外科中又分出头颈部、腹部、肿瘤、烧伤、器官移植、显微外科、微创、腔镜、介入等手术；整形外科手术也分为以功能为主的整形手术和以美容为主的整容手术，甚至以鼻、眼、乳腺等器官划分专一的手术。

二、按手术性质分类

（一）根据手术的缓急程度分类

1.急救手术（First-aid Operation）

必须争分夺秒即刻手术，以挽救病人的生命。为了争取时间，甚至有时不强调严格消毒，就在病室或急诊室进行。例如严重窒息时气管切开术、心搏骤停时开胸心脏按压术等。

2.急症手术（Emergency Operation）

也称为急诊手术，病情发展很快，可威胁病人生命，应在最短的时间内做好手术前准备，迅速手术。例如肝破裂、脾破裂、胃肠穿孔、绞窄性肠梗阻、急性化脓性阑尾炎等的急诊手术。

3.限期手术（Cofine Operation）

应该争取在短时间内尽可能做好准备，再施行手术，但延期不宜过长，以免影响手术效果。例如各种恶性肿瘤（早期）的根治术。

4.择期手术（Selective Operation）

施行手术的迟早，不致影响治疗效果。应在充分做好术前准备后，选择适当的时间进行。例如单纯疝修补术，胃、十二指肠溃疡的胃大部切除术等。

（二）根据手术的效果分类

1.根治性手术（Radical Surgery）

根治性手术具有彻底治疗的性质，能完全消除疾病或制止其发展。例如良性肿瘤的切除术、急性阑尾炎的阑尾切除术以及早期恶性肿瘤的根治性切除术等。

2.姑息性手术（Palliative Surgery）

做手术的目的不是彻底治疗，而是缓解症状，减轻痛苦或延长病人的生命、提高生活质量。姑息性手术原有病变不可能完全切除甚至继续存在。例如晚期食道癌施行胃造口术、胃癌晚期幽门梗阻做胃空肠吻合术以解决进食及营养问题等。

3.诊断性手术（Diagnostic Surgery）

通过手术切取组织活检或切除器官、组织活检，做出确切诊断。

（三）根据手术的次数分类

1.一期手术（One-stage Operation）

手术治疗某一疾病，只需一次手术即可达到治愈目的，即一次完成的手术，绝大多数手术均属此类，如体表肿物切除术等。

2.分期手术（Staging Operation）

由于受各种条件的限制，治疗某一疾病需间隔一定时期分次施行手术，故有一期手术、二期手术以及多期手术之分。例如，结肠癌并发急性肠梗阻时，通常在梗阻部位的近侧做横结肠造口术（第一期手术）；解除梗阻、缓解症状、营养支持、术后抗感染、病情稳定后，在肠道充分准备的条件下，再行根治切除、吻合术（第二期手术）。

（四）根据手术的清洁程度分类

1.清洁手术（Clean Operation）

亦称无菌手术。施行手术部位，其组织和病变部位没有感染，手术全过程在无菌情况下进行。例如甲状腺次全切除术、单纯疝修补术、肿大淋巴结活检术以及各种体表良性肿瘤切除术等。

2.污染手术（Contaminated Operation）

在手术操作过程中的某一阶段，手术区不可避免地带来手术野被细菌污染的可能，例如胃肠道手术、胆道手术、肺叶切除手术、肾切除手术等。

3.感染手术（Infected Operation）

手术部位已有感染或化脓，例如，各种脓肿的切开引流术、胃肠道穿孔并发腹膜炎的剖腹术、化脓性胆管炎胆总管探查引流术等。

第三节　创口愈合

一、创口愈合的过程

（一）创口愈合过程

创口愈合过程分为三阶段：

1.炎症反应期（Inflammatory Reaction Stage）

创缘内毛细血管及小血管破裂出血，创口周围毛细血管扩张，血液中纤维蛋白原及以白细胞为主的血细胞渗出，纤维蛋白原迅速形成凝血块，白细胞和巨噬细胞消化和吞噬无活力组织。

2.修复期（Reparative Stage）

此期约需4日，幼稚成纤维细胞进入凝血块变成成纤维细胞，并形成结缔组织。结缔组织中胶原纤维连接两侧创缘。上皮细胞分化增生，覆盖创面。

3.愈合期（疤痕期）（Healing Stage，Scarring Stage）

此期约需1～3年，特点是结缔组织中细胞成分减少，胶原纤维束增加，形成瘢痕。瘢痕的吸收、相应组织重建或上皮覆盖，需1～3年或更长。

基于以上情况，一般创口4天以内主要靠缝线维持张力。6～7天形成较牢固的愈合即可拆线。

（二）术中注意事项

为利于伤口愈合，术中应注意以下几点：

1.尽力减少和防止出血、组织坏死

组织破坏严重者出血较多，局部坏死多，可使炎症反应期延长，出血多也为感染创造条件。因此术中要尽力做到操作细致，减少组织破坏及出血，止血彻底，缝合时防止过松和过紧，使创口良好对合。

2.防止感染

血肿和污染是发生感染的两个重要因素。感染可使局部氢离子指数偏向碱性，碱性环境可使凝血块液化，可使毛细血管栓塞，破坏成纤维细胞，影响愈合过程。创口感染多数使创口失去一期愈合机会。因此，手术中止血应彻底，严格遵守无菌原则。

3.注意纠正患者的营养状态

低蛋白血症的患者成纤维细胞生成少，成熟时间长，影响胶原纤维形成，从而影响创口愈合。维生素C缺乏影响胶原纤维成熟，降低吞噬细胞的作用和毛细血管的新生，使愈合时间延长。维生素K与凝血机制有关，如果缺乏不利于创口愈合，应及时给予补充。此外，贫血、脱水、水肿、年龄大的患者愈合的功能均较差，应给予一定的处理措施。

二、创口愈合的类型

根据损伤程度及有无感染，不论清洁伤口、污染伤口还是感染伤口，经过治疗后，有三种愈合类型。

1.一期愈合

一期愈合指组织缺损少、创缘整齐、无感染、经黏合或缝合后创面对合严密的愈合。手术切口中只有少量血凝块，炎症反应轻微，表皮再生在24～48小时内便可将伤口覆盖。肉芽组织在第3天就可从伤口边缘长出并很快地将伤口填满，5～6天胶原纤维形成（此时可以拆线），约2～3周完全愈合，留下一条线状瘢痕。一期愈合的时间短，形成瘢痕少。一期愈合的判定标准：按期拆线、对合良好、皮缘无坏死、少或无瘢痕、一般很少影响功能。

2.二期愈合

二期愈合指组织缺损较大、创缘不整、错位、无法整齐对合，或伴有感染的愈合。其伤口的愈合与一期愈合有以下不同：①由于坏死组织多或感染，引起局部组织变性、坏死，炎症反应，直到感染被控制，坏死组织被清除以后，再生才能开始。②伤口大，伤口收缩明显，从伤口底部及边缘长出多量的肉芽组织将伤口填平。③愈合的时间较长，形成的瘢痕较大。二期愈合的判定标准：创缘对合不良、皮缘坏死、红肿和/或皮下结节、较大的瘢痕形成、感染化脓，有时能影响关节功能，甚至出现畸形。上述现象，出现一种或一种以上均为二期愈合。

3.痂下愈合

痂下愈合是指伤口表面的血液、渗出液及坏死物质干燥后形成黑褐色硬痂，在痂下进行上述愈合过程。待上皮再生完成后，痂皮即脱落。痂下愈合所需时间通常较无痂者长，因此时的表皮再生必须首先将痂皮溶解，然后才能向前生长。痂皮由于干燥不利于细菌生长，故对伤口有一定的保护作用。但如果痂下渗出物较多，尤其是已有细菌感染时，痂皮反而成了渗出物引流排出的障碍，使感染加重，不利于愈合。一般来讲，痂下愈合多为二期愈合。

三、手术切口愈合的记录及统计

（一）切口愈合统计的范围

只限于初期完全缝合的切口。切开引流或部分缝合的切口以及片状植皮的伤口，其愈合均不在统计范围之内。

（二）切口的分类

1.无菌手术

切口用"Ⅰ"字代表。

2.污染手术

切口用"Ⅱ"字代表。

3.感染手术

切口用"Ⅲ"字代表。

在个别病例中切口分类有困难时，一般可推下一类，即不便确定为"Ⅰ"者可以"Ⅱ"计；不能确定为"Ⅱ"者可以"Ⅲ"计。

（三）愈合的分级

1.甲级

愈合优良，没有不良反应的初期愈合，用"甲"字代表。

2.乙级

愈合欠佳，即愈合有缺点但切口未化脓，用"乙"字代表。为了统计缺点的性质，可以在"乙"字后加括号注明具体情况。例如切口处有红肿、硬结、血肿、积液；皮缘坏死，切口裂开和其他。

3.丙级

切口化脓、功能受限，并因化脓需要分开切口及组织或切开引流经二期愈合者，用"丙"字代表。

（四）记录及统计的方法

按上述分类、分级的方法，临床医生应于术后严密观察切口愈合的情况并予以记录。例如单纯疝修补术切口愈合优良，则记录为Ⅰ/甲；胃大部分切除术切口发生血肿，则为Ⅱ/乙（血肿）；甲状腺次全切除术切口化脓，则为Ⅰ/丙；胃肠穿孔并发腹膜炎腹部切口愈合优良，则为Ⅲ/甲。对于使用引流的切口，一般于24小时内取出引流物者，即按一般切口分类原则分类；引流物存留48小时以上的切口，其愈合情况可不在统计之内。

以上切口类别和愈合等级作为切口统计的方法，是传统的统计法，确实能说明一定问题。Cruse指出：清洁手术伤口（即无菌手术切口）的感染率小于1%则应赞赏；如为1%～2%尚可容忍；如大于3%则应批评。我们应做好手术切口愈合的记录及统计，为清洁手术伤口的感染率小于1%而努力。

四、影响伤口愈合的因素

影响伤口愈合的因素很多，总体上归纳为局部因素和全身因素。

（一）局部因素

1.组织损伤程度

（1）组织损伤深度

包括植皮手术取皮时的深度，若损伤平面仅伤及真皮浅层，愈合后创面呈淡红色，约3个月左右自行消退，可不留瘢痕；若损伤平面达真皮网状层，创面局部反应较大，伤口愈合后可产生瘢痕。瘢痕发生的概率和程度与组织损伤的深度成正比。修复创面的上皮从损伤基底长出，瘢痕相对较轻，而靠周围创缘向创面中心长入，创面愈合的时间长，瘢痕较重。

（2）创面组织坏死

组织创伤和手术不可避免地致使局部组织坏死，感染又可加重组织坏死的程度，坏死组织必须通过组织细胞的吸收而清除、肉芽组织形成填充修复，最后形成的瘢痕与坏死组织的程度和量密切相关。创伤处理中应将坏死组织和不整齐的创缘去除，以减少瘢痕增生。

2.残留异物

（1）若创面有灰尘、滑石粉、棉花纤维、线结、含渣外用药物等异物，易引起炎症、诱发感染，如不清除，将被纤维组织包裹，最后形成明显的瘢痕。创伤处理时应清除各种异物，彻底清创，尽量避免异物留存于伤口。

（2）创面止血不彻底或血迹清除不干净，出血未被引流而留滞聚集在组织内形成的血肿，需要经过机体自身的清除、吸收、包裹、机化而清除，同时也为感染创造了条件，对伤口愈合产生不良影响，增加瘢痕与瘢痕结节增生程度。

3.感染

伤口内的细菌和炎症细胞，可增加伤口周围组织内的氧和其他营养物质的消耗，致使伤口内促伤口愈合的成纤维细胞代谢受损。中性粒细胞吞噬细菌后释放的蛋白酶和氧自由基可破坏组织，使胶原溶解超过沉积，引起伤口延迟愈合。渗出物增多，增加伤口局部张力，容易使伤口裂开。故创伤和手术感染，加剧了伤口局部炎症反应，导致组织坏死、创伤扩大、愈合延迟、瘢痕增生明显。

4.伤口或手术切口

（1）伤口方向

凡伤口或手术切口平行于郎格氏线（皮肤张力松弛线）者，所受的张力就小，瘢痕的发生率就低；凡切口垂直于郎格氏线者，所受的张力就大，瘢痕的发生率就高。故手术操作时，应使切口与皮肤纹理或郎格氏线平行。如面部切口可沿自然皱褶切开、乳房做放射状切口。老年人因皮肤松弛下垂，皱纹明显，可按皱纹方向切开。

（2）伤口形状

伤口与手术切口与郎格氏线垂直，即直线形者，易出现瘢痕挛缩，尤其是跨关节的直线创伤或切口，更易挛缩，以至影响关节的功能。

（3）伤口与手术切口角度

呈90°垂直切开皮肤，利于创口的整齐对合，愈合后瘢痕小而轻。相反，斜形切口则导致切口两侧皮肤不易精确对合，愈合后形成的瘢痕较为明显。切开时刀片在皮肤表面的倾斜度越大，真皮的瘢痕就越宽，愈合后瘢痕就越粗大明显。但毛发内切开应沿毛发走向和角度斜形切开，以保护毛根，减少毛发的破坏脱落。

5.体位、局部血液供应

（1）固定体位对于神经、血管、肌腱的修复很重要。伤口过早活动会加重炎症渗出而影响修复，而且过早活动极易损伤新生的肉芽组织。

（2）血供受解剖位置、切口部位、自身疾病（特别是动脉粥样硬化）和缝线张力等影响。良好的局部血液循环，既能保证所需要的营养和充足的免疫应激，也有利于吸收坏死物质，细菌很少有植入繁殖的机会，使伤口得以快速愈合。

6.操作技术

（1）手术操作中，过度牵拉皮缘或使用器械夹持皮缘、皮瓣分离失当，过多钳夹和结扎组织、伤口包扎过紧，均对伤口愈合产生不利影响。严格遵守手术原则，如无菌技术、轻柔操作、合理使用电凝止血及正确地清创和缝合等，均有利于伤口愈合。

（2）伤口的处理要合理选择使用外用药物和敷料。如某些创可贴，不透气或透气性较差则伤口愈合较慢，而采用新型的湿性敷料可保证伤口湿性愈合（湿性敷料有利于坏死组织溶解，保留渗出的活性物质并促进活性物质释放，不会形成干痂，避免更换敷料时再次损伤创面），根据情况拟订合理换药时间间隔及创造适宜的外界物理环境、应用理疗等都有助于伤口愈合。

（二）全身因素

1.一般因素

（1）年龄

年龄越大，伤口愈合越迟。

（2）肥胖

肥胖者愈合慢且增加感染危险。

（3）营养

蛋白质缺乏可减慢新生血管形成、成纤维细胞增殖和胶原合成，同时影响细胞吞噬功能，降低免疫力，组织修复比较缓慢，伤口不易愈合。影响创伤修复的维生素主要是维生素B族和维生素C。维生素B族促进新陈代谢，促进胶原肽链交联，增强创面强度。维生素C可影响细胞间质及胶原纤维和黏多糖的合成。创伤时维生素B族、维生素C消耗增大，且维生素C体内储存较少容易造成缺乏从而降低机体抗休克、抗感染能力，影响糖和蛋白质的代谢，还可造成毛细血管通透性、脆性增加，导致血浆渗出或增大出血倾向。微量元素锌、铁、铜、锰等与伤口愈合有关，其中锌最为重要，其作为DNA聚合酶和RNA聚合酶的辅酶成分，与成纤维细胞分裂和胶原蛋白合成有密切的联系，而且可以缓和炎症反应，提高机体免疫功能，增加机体对摄入营养的生物利用率，改善营养状况。

（4）全身性疾病

如糖尿病患者，由于中性粒细胞功能受抑制，透明质酸较正常人少，胶原酶含量却增加，引起胶原减少，影响愈合组织张力强度和胶原的聚集，故组织修复较慢。此外，糖尿病患者因血管的病理改变，使血流灌注低、组织缺氧，易致伤口感染。其他疾病如尿毒症、慢性消耗性疾病、肝病、肿瘤和白血病、变态反应性疾病或艾滋病、血液病等均影响伤口愈合。

（5）吸烟

吸烟者血液循环中一氧化碳与血红蛋白的结合降低了对氧的运输能力，尼古丁会使周围血管收缩，影响伤口愈合。

（6）心理因素

心理压力影响机体的神经内分泌免疫的功能，使伤口愈合时间延长。随着人们生活水平的不断提高，心理问题比较突出、常见，而且心理问题的研究治疗在我国是一个薄弱环节，应该得到重视。

（7）药物和射线

抗癌药抑制细胞增生和蛋白质合成，延缓伤口正常愈合，肾上腺皮质激素阻止蛋白水解酶及其他促炎症介质的释放，增加胶原的降解，抑制巨噬细胞和成纤维细胞的功能；抗凝剂易使皮下出血或形成血肿，降低了愈合伤口的抗拉强度；射线会损伤小血管，造成闭塞性动脉内膜炎，并直接损伤各类细胞。

第四节　手术创伤对机体的影响

手术对机体来说是一种创伤，其影响的程度随手术范围的大小、术中刺激的多少、手术时间的长短、手术方法方式、技巧的不同以及病人对手术的耐受能力等因素而有所差异。手术创伤，对人体病理变化有局部和全身两个方面，是机体对致伤因子作用的防御性反应，以修复受伤组织和维持内环境稳定，又可发生不利于人体的改变。局部主要是损伤性炎性反应。全身性反应以神经内分泌系统效应为主要环节。由于疼痛、精神紧张、失血、失液、坏死组织吸收等刺激，下丘脑-垂体系统和交感神经-肾上腺髓质系统则出现应激活动。造成促肾上腺皮质激素（ACTH）、抗利尿激素（ADH）、生长激素（GH）等释放增多；促肾上腺皮质激素增多使肾上腺皮质激素（ACH）释放增多；交感神经和肾上腺髓质则释放大量儿茶酚胺。此外，有效循环血量减少，5-羟色胺（5-HT）、醛固酮释放增多。上述应激反应可引起多器官功能和代谢方面的改变。

一、对神经系统的影响

手术过程中的机械操作，即切开、剥离、切除、牵扯及缝合等，对机体都是创伤。这种创伤对神经系统有强烈的刺激。因此，手术操作需要准确、轻柔，尽可能减少对组织的创伤。较大的手术创面，给予机体以温度和湿度改变的刺激，外界冷空气进入体腔，体液不断蒸发，有时术中使用电刀、电灼器等器械，这些对机体的刺激亦很强烈。在某些手术中，如严重腹胀和腹水的病人，当剖开腹腔后，会引起体腔内压力急剧的变化，所有这些刺激都能通过神经反射引起功能紊乱。因此，手术中应注意用湿敷料覆盖创面；腹腔内置入盐水纱布垫以使手术区与周围的器官或组织隔离，减少创面暴露的范围和时间。某些腹腔内手术，能致交感神经兴奋，使胃肠道功能受到抑制，术后可出现腹胀和肠麻痹。术后出现的急性胃扩张、尿潴留，也是由于交感神经、副交感神经失调所致。术中麻醉及使用药物都可引起血液酸碱度改变和电解质平衡失调。上述生理、生化上的改变，又能通过神经反射进一步引起功能代谢的紊乱。

二、对循环系统的影响

手术时除通过肺与皮肤使体液正常蒸发外，还由于术中体腔的开放、组织和脏器的暴露而丢失更多的水分，失血也伴随着失水。失水到一定程度易致酸中毒。因此，如果手术范围较大、手术时间较长，应及时采取输液、输血等措施。由于肾上腺素、去甲肾上腺素等增多，心率加快、心肌收缩加强，皮肤、肾、胃肠道等的血管收缩，而心和脑一般能保持血液灌流，血压可保持或接近正常。但如果损伤严重或失血、失液过多，可导致休克。麻醉或手术时牵扯内脏而引起的血管舒缩反射等可造成血压下降，严重时也可导致病人休克而发生一系列缺血、缺氧改变。

三、对呼吸系统的影响

最常见的是肺活量减低和呼吸道中分泌物的积聚，因而使呼吸功能降低，直接影响氧和二氧化碳的交换，继发呼吸性酸中毒，体内耗氧量增加，儿茶酚胺等血管活性物质释放增多，可使肺动脉压增高、血管壁通透性增高，引起换气与灌流的比例失常，动脉血氧分压降低，故呼吸加快加深。因此，手术时保持呼吸道通畅极为重要。

四、对消化系统的影响

手术可使消化系统功能降低，尤以腹腔内手术最易影响胃肠道的功能。主要表现为胃肠道和有关消化器官动力功能、分泌功能以及吸收功能的降低。因此，术后出现腹胀、便秘，有时出现肠麻痹、胃扩张等现象。这些现象在腹内手术尤为显著。产生这种影响是由于各种刺激因素引起植物性神经系统平衡失调。

五、对泌尿系统的影响

主要表现为肾的泌尿功能和膀胱的排尿功能降低。抗利尿激素释放增多使肾小管回收较多的水分，故尿量减少。醛固酮释放增多，使肾脏保钠排钾。有时术后尿量的减少和尿潴留也可能与麻醉反应和不适当的输液有关。

六、对代谢方面的影响

机体能量需要增加，而病人术后进食少或不能进食，一般的输液只能提供有限的能量，即使输入大量葡萄糖，但因在糖皮质激素、儿茶酚胺等增多的影响下，仅能使血糖明显增高，细胞对糖的利用率并不增高。因此，术后能量需要势必动用体内的能源，体内可利用的糖原储备约300～500克，不足以提供大手术后24小时的能量需要。由于生长激素、皮质激素等可促进脂肪和蛋白质的分解，因此，作为能源一部分的脂肪和蛋白质，为手术机体提供了大量的能量；血浆蛋白和肌组织蛋白均可发生变化，白蛋白降低，球蛋白和纤维蛋白原常有所增加。白蛋白分解为氨基酸，可重新组成损伤修复所需的细胞成分和其他生物合成的前体。肌组织蛋白分解加速，一部分可提供能量，另一部分分解成氨基酸后也可重新合成蛋白。但手术后一定的时间内，蛋白质分解多于合成，尿中排出的含氮物质增多，为负氮平衡；术后抗利尿激素、醛固酮、肾上腺皮质激素释放增多，同时，还可能有失液、饮食不足、细胞破坏、脂肪和蛋白质分解的内生水等不同的因素，因而使体液代谢变化比较复杂。

以上所述手术后反应，取决于手术创伤刺激的强度。轻者，一般只出现局部反应；重者，不仅局部反应较重，而且会出现明显的全身反应，影响机体正常生理功能和术后恢复，应根据情况给予适当处理。

第五节　手术治疗的基本原则

手术是外科治疗的重要手段之一，有时是外科治疗的主要手段或关键性措施。但是，如果手术处理不当，不仅给病人带来一定的痛苦，引起一系列生理上的反应，严重者还会造成多种并发症甚至危及生命。因此，采用手术治疗必须遵循以下原则。

一、严格把握手术适应症

把握手术适应症的含义是在正确诊断的前提下，确定某病是否需要手术，如必须手术，应采用什么手术方法方式。在外科领域内，能用非手术疗法治愈疾病，就不该选择手术疗法；必须手术时，则尽可能采用对病人的损伤较小、费时较少、效果较好的手术，目的是保护组织、爱护器官，最大限度地保存原有功能并治愈疾病。缩短手术时间和减少组织损伤当然应予重视，但衡量手术成败的依据毕竟是治疗效果，所以临床上对一个确诊为乳房纤维瘤的病人，做乳腺癌根治性切除术当然是错误的，但相反，对一个早期乳腺癌病人只做单纯乳房切除或局部肿块切除术同样也是严重的错误。各种外科疾病的手术适应症在有关章节内予以叙述。

二、重视手术基本操作

手术的种类繁多，手术的范围大小和复杂程度也各不相同，但是，任何广泛、复杂的手术都是许多基本操作的组合。这些基本操作的正确执行与否，与手术的成败有密切的关系。例如切开组织要避免切断重要血管或神经；剖腹术时不误伤肠道或其他器官；切除病变时既要保证彻底又要防止盲目扩大；结扎血管要牢靠，避免线结滑脱造成大出血或血肿；缝合要严密，以消除组织间死腔，防止积液、感染的发生；切口大小要适当，过大则造成不必要的损伤，过小则显露不良，容易误伤组织或器官，造成恶果。

三、严格贯彻手术操作无菌、微创、无瘤的基本原则

为了提高手术的安全性和手术的成功率，严格贯彻无菌原则是防止细菌侵入，避免组织、器官和手术创面不再污染；贯彻微创原则是以轻柔、精准的操作，减少对组织的刺激，保护脏器和重要结构不受损伤，如选择适当的手术切口，精细准确地分离组织，迅速彻底止血，分层缝合组织等；贯彻无瘤原则是在手术过程中严格隔离技术，防止和杜绝癌细胞播散和种植。

四、遵循基础医学原理指导手术实践原则

外科医生不但要熟练地掌握手术技术及局部解剖生理功能，而且还要深刻理解疾病发生、发展的机理；手术与其他疗法的协同作用；手术创伤对机体的影响等。在基础医学原理和临床医学理论指导下设计和完成手术。

五、灵活运用手术方案

手术方案应于诊断和术前准备基本完成时拟订。分析诊断的根据和手术的适应症，检查术前准备是否充分，研究手术的方法方式和途径，考虑手术时可能发生的困难和克服困难的措施等诚然重要，但更为重要的是，手术中，既要遵循手术方案，还要视病情变化灵活运用。要抓住手术的机会仔细探查，发现一些术前未能发现的新情况、异常征象，再次确定手术方式。选择术式还应以手术病人当时的全身状态为依据。外科医生既要敢于扩大手术范围争取根治病变，又要把握手术的限度以保留生理功能，特别是要注意病人的生命安全。所以，原则上应在病人能耐受的基础上进行处理，不能单纯强调处理彻底而使病人不能耐受以致危及生命。

六、重视手术前后的处理，发挥医疗集体的力量

临床上有时遇到病人有手术适应症，但却无手术的条件，即病人不能耐受麻醉及手术，主要原因是全身情况欠佳，外科疾病已经对全身情况造成严重的影响，或重要脏器有器质性病变，功能濒于失代偿或已有失代偿的表现。对这类病人术前应做积极和细致的特殊准备，尽可能使病人接近生理状态，以便耐受麻醉和手术。从手术结束到病人基本恢复的一段时间称为手术后期，手术后处理和护理的目的，是使病人耐受手术创伤、麻醉及疼痛等对机体的影响，预防并发症，使病人迅速恢复健康。

手术是集体性工作，手术者、助手、麻醉师、器械师、巡回守护人员等都要严肃认真，集中精力，全力以赴，既分工又合作，共同为病人做好手术而努力。如相互配合不好，治疗操作不当，器械敷料等消毒灭菌不严格，输液输血有误，麻醉过浅或过深等，均可导致手术的失败，严重威胁病人的健康和生命。

第六节 手术前准备

临床上尽管手术的种类繁多，手术前病人的住院时间也有差异，但进入手术室之前准备工作的基本内容是一致的，并有相应的医疗制度加以规范和落实。

一、手术治疗方案的确定

（一）诊断的确定和手术适应症的把握

诊断的确定和手术适应症的把握，治疗疾病是否采取手术治疗的问题，是手术前各项准备工作的前提。明确诊断是选择合理治疗方法的基础。因此，应通过详细询问病史，全面地进行体格检查，结合化验检查和必要的影像学检查，尽可能在手术前明确诊断。应注意：①尽管目前各种先进的检查手段不断出现，日益普及，但仍应重视病史采集和体格检查，绝大多数有价值的诊断资料来源于此。②诊断不仅包括外科疾病本身，还包括可能影响病人治疗的其他潜在的疾病。在明确诊断的基础上，必须结合病人的生理和心理状况综合考虑，当确定手术是病人当前治疗的最佳手段或唯一手段时，才能认为病人应当手术治疗。任何手术对病人都会带来痛苦和创伤，因此在决定手术治疗时必须十分慎重，手术适应症的掌握应当合理，掌握过紧，则可能使部分病人失去有效治疗的机会；掌握过松，则可能会使手术并发症的发生率和死亡率增高。

（二）手术方法的选择

手术方法的选择，是解决做何种手术对病人最有利的问题。由于同一种疾病手术治疗的方法（也称术式）可能有多种，带来的创伤和疗效也可能有所不同，如胃十二指肠溃疡的早期穿孔，既可做单纯穿孔修补，也可做胃大部切除术；即使是胃大部切除术，胃肠道重建时还有胃和十二指肠吻合（Billroth Ⅰ式）、胃和空肠吻合（Billroth Ⅱ式）两种不同的方式。在选择时应结合病人的病情、手术者的经验、物质条件等做全面分析，以简便、微创、疗效好为基本标准。多数病人应在手术前确定手术方法，少数病人因诊断还需通过手术中探查、手术中冰冻切片的病理检查才能明确诊断，或手术中有意外发现。因此手术方法也需根据病情考虑多种，并在术中做必要的修改，有时还需临时组织手术台边会诊。

（三）手术耐受力的判断

手术耐受力的判断解决病人能否耐受将要施行手术的问题。病人能够耐受手术创伤才能达到治疗目的，否则可能加重病情，导致死亡。因此，手术前对手术耐受力的正确估计和尽量改善耐受力十分重要。对手术耐受力的正确估计，建立在对病人的全身情况和手术创伤的大小这两个因素综合分析的基础上。根据病人的全身健康情况、疾病对全身的影响程度、重要脏器的功能状况等。一般可将病人分为两类：第一类病人身体素质好，能够耐受大、中型手术的创伤，仅需做一般性的手术前准备；第二类病人身体素质差，常见为伴有心、肺、肝、肾等重要脏器的器质性疾患，以及糖尿病、高血压等，尤其当重要脏器的功能濒于或已经处于失代偿状态时，即使很小的手术也可能发生生命危险，因此需要在手术前做相应的特殊性准备工作。尽管各类手术对手术耐受力的要求,在教科书或文献中均有介绍,但临床实际工作中还需根据病人个体的特点加以分析和评价。

二、病人的生理和心理准备

在确定了手术治疗方案的基础上,应着手进行病人的生理和心理准备,最大限度地提高病人对手术的耐受力。一般而言,对上述第一类病人仅需做一般性的生理准备,但这类病人有时会出现意外的病情变化,需要特殊性的处理。而对第二类病人则必须在一般性准备的基础上,有针对性地做好特殊性的准备。

（一）一般性生理准备

目的是维护病人的生理状态,使病人能在较好的状态下度过手术创伤期。

1.功能性锻炼

主要是使病人进行适应手术后变化的锻炼,如训练在床上大、小便;交代清楚咳嗽、咳痰的重要性,并教会病人正确咳嗽、咳痰的方法;鼓励病人做深吸气和呼气,增加肺活量;骨科病人手术前训练其正确的肌肉锻炼方法等。吸烟的病人应在手术前2周戒烟。

2.输血和补液

对于慢性贫血病人,手术前应适当输入全血或红细胞悬液,使血红蛋白不低于10 g/L。许多外科疾病伴有水和电解质紊乱,手术中又会出现水、电解质的丢失,因此在手术前需进行纠正。轻度的紊乱以口服纠正即可,重度的紊乱或不能口服者需进行静脉补充。

3.改善心、肺、肝、肾功能

对准备施行较大手术的病人或老年病人等,手术前均应对主要器官功能做全面检查和评估。如发现有心血管疾病、呼吸功能障碍和肝、肾疾病或糖尿病等,除急诊手术外,均应将手术暂停或延期,做相应的特殊处理,待改善或控制之后才可手术。

4.营养的补充

小型手术且病人全身状况较好者可不做特殊要求,大型手术则必须在手术前予以充分的营养补充。可进食者手术前尽量予以高蛋白、高热量和富含维生素的饮食,不能进食者可经外周静脉或深静脉输入高价营养提供热量、蛋白质和足够维生素。某些对维生素具有特殊需要的病人如阻塞性黄疸的病人,手术前应常规补充维生素K,以利于凝血功能的改善。

5.手术前采用各种措施预防感染的发生

（1）补充营养,尽量提高病人的体质。

（2）及时发现潜在的感染病灶并予以积极控制。

（3）对肝功能障碍、代谢性疾病以及免疫缺陷等易感的病人进行必要的治疗,以提高抗感染能力。

（4）对医院内感染进行有效的监测和控制。

（5）保护病人免于接触已感染的病人,避免交叉感染。

（6）手术前的任何诊断或治疗性操作均应严格遵循无菌原则。

6.手术前抗生素的预防性应用

（1）涉及感染病灶或切口接近感染区域的手术。

（2）肠道手术的准备。

（3）估计手术时间较长的大型手术。

（4）污染性创伤，清创时间较长或难以彻底清创者。

（5）手术中放置永久性植入物者。

（6）重要脏器手术，一旦感染会引起严重后果者。

（7）大出血、休克、接受免疫抑制剂治疗等导致免疫功能低下的病人等。

应用的方法一般以手术前1小时予以足量广谱抗生素为宜，但应持慎重态度。

（二）特殊性生理准备

手术前特殊性生理准备适用于：病人的重要脏器处于病理状态，如心脏病、高血压病、呼吸功能障碍、肝脏疾病、肾脏疾病、糖尿病等，脏器功能濒于或已处于失代偿状态；生理状态较特殊的群体，如老年人、小儿、妇女和妊娠病人等，通常这些病人对手术耐受力较差。

1.心脏疾病

一般病人手术前应做心脏病史的详细询问、心脏物理检查和心电图检查。有心脏病病史者应根据病情做心脏彩色多普勒超声检查，24小时动态心电图监测及其他特殊检查。临床上常采用简便易行的屏气试验，即让病人深吸气后屏气，测定能忍受的时间；与临床表现相对照，能较准确地估计病人的心脏代偿功能。由于不同类型的心脏疾病对手术的耐受能力有所不同，经内科治疗后心脏疾病的缓解和康复也有一个过程，因此对病人能否手术及何时手术为宜这两个问题应慎重决定。请心脏内科和麻醉科等专科医师共同会诊十分必要。一般而言，任何类型的心脏病一旦出现心力衰竭，除急诊抢救外，手术须在心衰控制后3～4周进行；心肌梗死的病人，病情控制后6个月内如没有心绞痛症状后手术较为安全。

2.高血压病

手术前应全面了解心、脑、肾的功能，如尚无上述器官病变的早期高血压，收缩压低于21.3 kPa（160 mmHg），舒张压低于13.3 kPa（100 mmHg），手术危险性与正常人相仿；如已有上述器官的病变，或血压过高者，手术危险性较大，可能诱发脑血管意外、心力衰竭和肾衰竭。

手术前准备的要点为：

（1）高血压的降压治疗应在门诊或入院时即开始。

（2）降压的幅度要适当，手术前舒张压控制在13.3～14.6 kPa（100～110 mmHg）或再稍低一些即为适宜。

（3）轻度或中度高血压者手术前最好停药，以避免手术中低血压或升压困难；舒张压超过16.0 kPa（120 mmHg）者及伴有缺血性心脏病者，手术前停药应慎重。

3.呼吸功能障碍

手术前除病史采集、体格检查以及胸部平片等常规检查外，有呼吸道病史者或老年病人还需做肺功能检查和血气分析等，全面了解呼吸功能状况。测量深呼气和深吸气时胸腔周径的差别，如超过4 cm，常提示肺部并无严重病变。在考虑手术耐受力时，一般认为当肺功能显著下降，即肺功能检查中，最大通气量为40%～60%，血气分析提示氧分压低于

6.6 kPa（50 mmHg），氧饱和度低于84%，二氧化碳分压高于7.1 kPa（54 mmHg），或肺功能下降伴有感染者，手术并发症的发生率和死亡率都较高，宜施行择期手术。

手术前改善肺功能的处理，要视呼吸道疾病类型的不同而异，要点为：

（1）戒烟，练习深呼吸和咳嗽。

（2）应用支气管扩张剂。

（3）雾化吸入祛痰药物以及体位引流等促使痰液排出。

根据病情，有时需预防性应用抗生素。

4.肝脏疾病

手术前全面了解病人的肝炎、肝硬化、血吸虫病等病史，并系统进行肝功能检查，其中血清总胆红素、白蛋白球蛋白比例、凝血酶原时间和肝炎病毒感染等指标的测定最为重要。肝脏具有较强的代偿能力，因此轻度肝功能损害对手术的耐受力影响不大；如肝功能严重损害，濒于失代偿时或伴有活动性肝炎，对手术的耐受力显著下降，一般宜施行择期手术；如已出现显著黄疸、大量腹水或肝昏迷等症状，除急诊抢救外，不宜施行任何手术。经一段时间的保肝治疗后，肝功能可得到程度不同的改善。

手术前准备的要点为：

（1）保肝治疗，如给以高碳水化合物、高蛋白饮食，人体白蛋白和新鲜血液、血浆，多种维生素和其他保肝药物等。

（2）有活动性肝炎者，视肝炎病毒的类型予以拉美呋啶、干扰素等抗病毒治疗。

5.肾脏疾病

有肾脏病史者，或老年人有高血压、动脉硬化、前列腺肥大、糖尿病等病史者，应注意对肾功能的全面评价。在评价肾脏疾病对手术耐受力的影响时，主要通过测定24小时内生肌酐清除率和血尿素氮两项指标，推测肾功能损害的程度。一般将肾功能损害程度分为轻度、中度、重度三类。轻度、中度损害的病人经适当内科治疗后，一般都能良好地耐受手术，重度损害的病人须在有效的透析治疗下才能安全地进行手术。

手术前准备的要点为：

（1）注意补足血容量，避免使用血管收缩剂等，保证肾脏的有效血流灌注。

（2）纠正水、电解质紊乱和酸碱平衡失调。

（3）避免使用肾毒性药物。

（4）有效控制尿路感染等。

6.糖尿病

一般而言，糖尿病并不是手术的禁忌症，但糖尿病病人对手术的耐受力差，易感染，创伤愈合能力差，易出现酮中毒和昏迷等，使手术的危险性成倍增加。糖尿病病人多数在手术前已有明确诊断，并经长期内科治疗，少数病人为隐性糖尿病，在术前检查时才被发现，或在手术后才出现。糖尿病病人在手术前应做充分的准备，尤其在施行大手术前，应将糖尿病做适当的控制。

手术前准备的要点为：

（1）改善营养状况，提供碳水化合物以增加糖原的储备，纠正水、电解质代谢紊乱和酸中毒。

（2）有感染可能的手术，手术前应用抗生素。

（3）对糖尿病已被控制的病人，手术前血糖的控制宜适当，一般维持在轻度升高状态，尿糖（＋）。

（4）在施行大手术前，一般应将口服降糖药物或长效胰岛素等，改用普通胰岛素取代，利于手术中、手术后血糖的控制；手术应在当日尽早施行，以缩短手术前禁食的时间和避免酮体生成。

（5）对糖尿病未被控制的病人，尤其是处于酮中毒和昏迷状态的病人，除了如脓肿切开引流术等对病情的控制有利的小型手术以及抢救性手术外，其他手术均应待纠正酸中毒和水、电解质平衡失调，病情得到控制后再施行。

应当注意，重症糖尿病的处理相当复杂，胰岛素的用法和用量，水、电解质失调和酸中毒的纠正措施等均应在血糖、尿糖、血液生化、血气分析等严密监测下进行，处理不当极易酿成严重后果。经验不足者宜请内科或内分泌专科医师会诊，协同处理。

7.老年人

老年人的重要生命器官常有退行性变化，并常伴有慢性器质性疾病，对手术的耐受力降低，手术的危险性随年龄的增长而加大。选择手术治疗时一般需要谨慎，但也不应因为是老年人而一味放弃积极、有效的手术治疗，应根据个体情况权衡利弊，做充分的手术前准备，尽量提高手术的安全性和有效性。

手术前准备的要点为：

（1）对重要脏器的功能状况要做全面、细致的检查，客观评价其对手术的耐受力。

（2）确定手术方案时，根据病人的个体状况，选择对老年人更为合理的手术方法，尽量以低创的方法取得相对较好的疗效，如急性坏疽性胆囊炎可行胆囊切开取石、胆囊造瘘引流术，待急性炎症控制，病人全身状况改善后，再考虑行择期胆囊切除术；溃疡病穿孔也可选用穿孔单纯修补术等。

（3）注意改善老年人的营养状况，对贫血、低蛋白血症、维生素缺乏等老年人常见的营养不良状态，予以积极的纠正。

8.婴幼儿

婴幼儿对手术的耐受力较差，其生理特点是基础代谢率高；肾脏浓缩功能差，尿量多，易致脱水；糖原储备少，手术中糖原消耗快，易致酮中毒；总血容量少，少量出血即可影响机体循环。因此，婴幼儿病人的手术前准备应注意：

（1）水、电解质平衡紊乱和酸碱平衡失调须及时纠正。

（2）手术前常规应用维生素K，防止出血倾向。

（3）手术前应静滴5%～10%葡萄糖溶液，增加糖原的储备。

（4）施行较大手术前，应做好输血的准备。

9.妇女和妊娠

妇女月经期机体抵抗力差，应尽量避免手术，择期手术最好在月经停止数日后施行。妇女在妊娠期合并外科疾病时，在选择手术和考虑手术方案时应注意：

（1）一般情况下，妊娠妇女应尽量避免手术，特别是在妊娠期前3个月和妊娠后期，以免影响胎儿的正常发育。择期手术宜在产后适当时间施行。

（2）必须手术时，有保留妊娠和终止妊娠两种选择，取决于外科疾病和手术对孕妇的危害程度和对胎儿正常发育的影响程度，以保护孕妇的生命安全作为首要考虑因素。

（3）急性阑尾炎是妊娠期妇女最常见的外科疾病，应积极手术治疗，以免阑尾穿孔导致弥漫性腹膜炎，给母、婴带来更大的危险。一般认为保留妊娠的阑尾切除术对母、婴均较安全。

（4）手术前用药应尽量避免使用对胎儿有毒性作用和致畸作用的药物。

10.营养不良

营养不良者对手术的耐受力显著降低，蛋白质的缺乏对有效循环血量、组织修复能力、免疫功能等都有很大的负面影响，手术中、手术后易导致低血容量性休克、脓毒血症和败血症、吻合口水肿性梗阻和吻合口瘘、伤口愈合迟缓、肝功能障碍等后果。对营养不良的病人，应尽可能在手术前做营养补充，其中蛋白质和多种维生素的补充最为重要，补充的方式首选口服，并辅以适当的外周静脉输注。对严重营养不良，估计需做较长时间手术的病人，应采用深静脉高价营养支持，并适当给予新鲜血液、血浆或白蛋白。

（三）心理准备

1.手术病人的心理问题

（1）心理应激

手术对病人心理上的疑虑和恐惧及生理上的创伤直接影响病人的正常心理活动，并由此对手术后的康复产生影响，甚至决定手术的成败。调查表明，多数病人在手术前有较严重的顾虑，尤其是病情稳定的择期手术病人。产生顾虑的原因常是对手术的不了解、对手术效果的怀疑、对医生的选择、怕手术中疼痛以及其他家庭、社会、人际关系中的问题。

（2）畏惧情绪

手术前情绪状态与手术后适应相关。手术前畏惧水平中等者，其手术后适应较好。因为中等畏惧反映了对现实情境的平衡，而且伴有一种在危险症候与保证之间的适应分辨能力；手术前不表现畏惧者，因为缺乏应对的思想准备，反而表现适应不良；过度畏惧者则由于应对过分而烦恼。

（3）出现心理问题的时间

手术病人在入院前、入院时、手术时及手术后都可体验到高水平的焦虑，并不仅限于手术前不久的一段时间，在手术当天早晨焦虑达到最大水平的只是少数。

2.手术前病人的心理准备

新的医学模式对病人心理状况的注重和改善提出了很高的要求。手术前病人的心理准备主要包括：

（1）医生应全面了解病人的思想、生活习惯和相关的社会状况，给予最大的同情心和关怀，使病人信任医院和医生。

（2）避免可能引起病人焦虑的言谈和举止，尽量消除病人对手术的疑虑和恐惧心理。

（3）病房内一旦出现危重病人的抢救、死亡等情况，其他病人难免会出现程度不同的悲观情绪，要及时发现并通过查房、谈话等方式加以引导；危重病人与普通病人分住，积极创造良好的病房内气氛，使病人乐观向上。

（4）重视手术前与病人和家属谈话的质量。

（5）不轻易变更手术日期，以免引起更多的焦虑不安。

（6）保证病人在手术前有充足的睡眠和休息。

三、手术前其他常规性准备工作

在手术方案确定，病人已做好充分的生理和心理准备的基础上，主管医生就应该有条不紊地进行一系列常规性的手术前准备工作，这些工作一般在手术前1～3日和当日实施。

（一）手术前小结

对手术方案，病人的生理、心理准备情况，以及手术前讨论的结果，做一全面的总结，是手术前准备中必须完成的病案资料。

（二）手术前谈话和签字

在手术前讨论取得一致意见的基础上，必须与病人和家属进行手术前谈话，内容包括手术的必要性，可能取得的效果，麻醉和手术的危险性，可能发生的并发症，手术后恢复过程及预后等问题。手术前谈话的质量至关重要，应注意：

1.严肃性

谈话前医生要有充分的准备，不允许任何信口开河或支吾含糊。

2.客观性

对家属应清楚地告知诊断、手术和预后的真实情况；对病人本人的谈话也应真实，某些特殊的疾病如恶性肿瘤的手术，应视病人的心理承受情况委婉地告知，即使善意的隐瞒病情也应慎重。

3.一致性

多次谈话或不同医生谈话的内容应一致，病情确有变化时亦应交代清楚，获得病人和家属的理解。

4.鼓励性

应使病人和家属对治疗持有较大希望，积极配合。

5.通俗性

尽量少用医学术语，语言易懂。

必须在完成病人和家属明确同意手术的签字手续后才可手术。

（三）逐级审批

重大、重危、可能致死或致残的手术、新开展的手术以及特殊病例的手术，需按医疗行政管理的规定完成逐级审批手续，经审批同意后才可实施手术。

（四）胃肠道的准备

胃肠道手术病人，手术前一天开始进流质饮食。其他手术饮食不必限制，但从手术前12小时都开始禁食，手术前4～6小时开始禁止饮水，以防因麻醉或手术过程中的呕吐而引起误吸或窒息。如为幽门梗阻病人，手术前3日每晚洗胃，并限制饮食或仅给无渣流质饮食。对一般性手术，手术前1日应采用缓泻剂或灌肠等通便措施。如果拟施行的是结肠或直肠手术，手术前2日进流质饮食，手术前晚应行清洁灌肠，并在手术前1～3日开始口服肠道抑菌药物，以减少肠道内细菌，防止感染。但颅内压增高的开颅手术病人不应行高压灌肠，可口服缓泻药物，如番泻叶等。

（五）备血

手术前、手术中和手术后可能需要输血的病人，预先送血液标本和申请单至血库，做好血型鉴定、交叉配血试验，准备好血源。

（六）手术通知单

择期手术应至少提前一天将手术通知单送至手术室。需用的特殊器械应预先通知手术室做好消毒处理，手术前手术人员应熟悉特殊器械的正确使用方法；需用的特殊药品亦应做好使用的准备。提前通知相关科室做好手术中冰冻切片、B超、造影等准备。

（七）药物敏感试验

普鲁卡因、青霉素、链霉素、造影用碘剂等使用前均应做过敏试验。应在手术前1日做好，并将结果记录在病历上。

（八）手术区皮肤的准备

为了避免手术后感染，手术前1日如病情允许，可让病人洗澡，更换内衣。手术区域皮肤做适当洗涤除去污垢和油脂，尤应注意皮肤皱褶、脐部及会阴部的清洁，用肥皂及清水刷洗干净。可不备皮或在手术前即刻（在进入手术室之前）备皮。对骨、关节部位手术，皮肤准备的要求应更为严格。准备皮肤时，应避免使病人受凉，防止损伤皮肤。手术区皮肤如有感染病灶，则应延期手术。

（九）手术前夜的准备

手术前夜，应对全部手术前准备工作检查一遍。如发现病人有体温升高，或女性病人月经来潮等情况，即应延迟手术。手术前夜一般给予镇静剂，以保证病人有充分睡眠。

（十）麻醉前用药

根据不同麻醉方法，给予麻醉前用药。一般手术前均给予巴比妥类镇静剂肌肉注射。全身麻醉者，手术前还应肌肉注射阿托品或东莨菪碱以减少呼吸道分泌物。需预防性应用抗生素者也可在此时给予。

（十一）送往手术室前的准备

病人被送往手术室前，应排尽尿液。估计手术时间较长，或者施行的是盆腔手术，还应留置导尿管。胃肠道手术等一般手术前需放置胃管。应将病人的活动义齿取下，以免麻醉或手术过程中脱落或咽下；所有金属饰品均应取下，以免手术中应用电刀时将病人灼伤。主管医生应对准备工作做最后一次检查，然后将病历、影像学资料，以及其他手术中需要的材料如引流管等带入手术室。手术人员自身在生理和心理上也应有充分的准备，保证有良好的精力做好每一例手术。

四、三级检诊制度和手术前讨论制度

（一）三级检诊制度的手术前查房

进入手术室前的准备工作完备性，对保障手术的安全性和有效性至关重要，临床医疗工作中有多项相应的制度对此加以规范和强化，其中三级检诊制度和手术前讨论制度的落实十分重要。三级检诊制度规定对每一个住院病人，主管的住院医师、主治医师和主任医师必须在限定的时间内检查病人，即查房。查房质量十分重要，除常规性的医疗、教学查房内容外，手术前病人的查房内容必须包括：

1.疾病的诊断、鉴别诊断和手术适应症的把握；

2.治疗原则和具体的手术治疗方案及病人对手术耐受力的判断和改善，手术前后可能出现的问题及其防治等。

三级检诊一般由医疗组或科室组织实施，重点是对手术前准备进行全面的安排和落实，并在医疗组或科室范围内进行检查。

（二）手术前讨论

手术前讨论制度规定对每一例手术，必须经过集体讨论，一般由科室组织实施，但对于重大、复杂或新开展的手术，对于重危、疑难病人的手术，有时需由医院医疗行政机构组织，邀请院内外相关科室的专家会诊和参加手术前讨论。手术前讨论的内容主要包括：

1.诊断的确立和手术适应症的把握。

2.术式选择和手手术方案的确定。

3.病人对手术耐受力的判断和改善。

4.检查病人手术前准备工作是否完备。

5.手术中、手术后可能发生问题的预测及其防治的方法。

6.麻醉方法的选择。

7.手术人员的组织安排。

8.特殊器械、药品等物质条件的准备。

9.手术时间的确定等。

手术前讨论的重点是对手术前准备进行全面的总结和补充，并在科室或全院范围内进行检查。三级检诊和手术前讨论的情况应在医疗文书中有翔实的记载。

（三）制定手术方案

手术者手术前要充分了解病情、病史、诊断和检查结果，并亲自做体检，根据具体情况，订出手术计划。疑难病例要经过会诊讨论，订出周密的方案。手术方案主要包括：

1.术式选择

治疗同一种疾病，可有不同的术式。如外科的溃疡病、妇科的子宫脱垂、眼科的上睑下垂和整形科的唇裂修补术等等，都有很多种手术方式，需结合具体条件选择恰当的术式。

2.手术步骤

同一类型手术，因病人条件不同，操作步骤可有差异，手术者事先考虑好，手术方能有条不紊地进行。

3.应变措施

手术前虽做详细检查，但由于病变多在体内，难以精确判定，并可能发生出血、休克、窒息等多种情况，应定出应变措施。如发现肿瘤不能切除时，可用血管结扎、短路手术、血管插管化学治疗、金属夹定位放射治疗等姑息手术代替根治手术。

4.其他

手术计划中也应包括特殊的手术前后处理和对麻醉方法的建议等。

第七节　手术后处理

一、一般处理

病人从手术结束到基本上恢复健康的这一段时间，称为手术后期。手术后处理是采取各种必要的措施，达到减轻病人的痛苦、预防和及时处理手术后并发症，使病人顺利恢复健康的目的。一般中型手术约需7~14天。

（一）一般反应及处理

疼痛、发热、恶心和呕吐、呃逆等为最常见的反应。

1.疼痛

麻醉作用消失后，病人开始感觉切口疼痛，24小时内最剧烈，2~3日后明显减轻，故中、大型手术后24小时内，可常规肌肉注射哌替啶50 mg或吗啡10 mg，应安静休息、避免用力活动，以减轻疼痛。

2.发热

手术后开始阶段为组织分解期，特点为轻度发热、不思饮食。一般在38 ℃以下，3~5日恢复正常。若发热持续一周以上或不断升高，应考虑并发感染。

3.恶心和呕吐

常见病因是麻醉反应，待麻醉药物作用消失后即可缓解。若无其他原因，不做特殊处理，但要防止误吸。若伴有严重腹胀，则可应用持续性胃肠减压。

4.呃逆

手术后呃逆可能是神经中枢或膈肌直接受刺激所引起，可采用压迫眶上神经、短时间吸入二氧化碳、胃肠减压、给予镇静药物或针刺等。

（二）营养

1.非腹部手术

手术较小，全身反应小的，手术后即可逐渐恢复饮食；大手术，反应较明显者，需待1~2日方可进食。

2.腹部手术

尤其是胃肠道手术一般需禁食2~3日，待胃肠道功能恢复后，开始以少量流质饮食，6~8日恢复普通饮食。在禁食及进少量饮食期间，均需从静脉供给水、电解质和营养。

（三）伤口处理

1.一般处理

不同伤口有不同的处理方法。

（1）清洁伤口

经过正确缝合处理，都可达到一期愈合，应注意保护伤口防止污染，一般在手术后

5～7天拆线。

（2）污染伤口

可清创缝合。

（3）感染伤口

由于组织损伤，细菌侵入并繁殖，引起急性炎症、坏死或化脓，应迅速控制感染、换药，促使伤口肉芽组织健康生长，达到二期愈合，或为延期缝合、植皮创造条件。

2.清创

目的是使污染伤口转变成清洁伤口，争取一期愈合（详见清创术）。

3.换药

多用于感染伤口，目的是观察伤口，清除异物，引流脓液，控制感染，促进伤口愈合。换药要遵守外科无菌操作规则，全部用消毒器械与敷料，防止交叉感染。换药间隔时间要依伤口的具体情况而定。缝合清洁伤口一般在手术后3天或拆线时检查；浅层感染轻的伤口，可2～3天更换敷料一次；脓液较多的伤口，要每日更换一次，湿透敷料时可随时更换。一般伤口可用等渗盐水纱布敷盖；分泌物减少，肉芽组织健康后，可用凡士林纱布敷盖；肉芽组织高出创面影响愈合，可剪去；肉芽组织水肿的，可用3%～5%高渗盐水或50%硫酸镁溶液湿敷。伤口局部一般不用抗生素，某些细菌感染可侵蚀伤口组织，可应用抗生素物，如绿脓杆菌感染可用0.1%苯氧乙醇或磺胺嘧啶银等。

二、手术后常见并发症的防治

（一）各系统并发症的防治

1.呼吸系统

主要是呼吸功能障碍、肺膨胀不全和肺水肿。呼吸功能障碍的原因有多种，诸如通气不足（麻药、止痛药对呼吸的抑制，疼痛影响患者呼吸，气管、支气管分泌物积存，肺炎、肺不张、包扎过紧或腹胀等）；气体弥散障碍（肺充血水肿）等。呼吸功能障碍可引起缺氧和二氧化碳蓄积，严重者可造成呼吸困难、血压降低，甚至昏迷。可根据情况进行处理，必要时可行气管切开以降低呼吸道阻力，减少呼吸道死腔，便于吸出气管、支气管内的分泌物，并予吸氧治疗。肺不张主要是由于气管内有多量黏稠的分泌物不能排出，阻塞呼吸道，肺泡内压减低所致。肺不张可形成血氧不足，呼吸障碍，纵隔移位，继而影响循环系统，并可合并感染。手术后协助患者咳痰和进行床上活动是最好的预防和治疗肺不张的方法。手术后发生肺水肿虽较少见，一旦发生则多很严重。其主要原因是心功能不全和血容量骤然增加，二者均可使肺毛细血管渗透性发生改变，从而使小支气管壁增厚及渗出，严重肺水肿可以引起患者死亡。肺水肿主要在于预防。在治疗方面主要是维护心脏功能、利尿，须停止输液，迅速降低血容量，如使用肢体止血带以减少回心血量；严重者应考虑静脉放血300～500 mL，进行气管切开，用人工呼吸机辅助呼吸。

2.循环系统

主要有休克、下肢深静脉血栓和肺栓塞。手术后休克的原因很多，常见的有失血导致血容量不足；呼吸功能障碍引起的缺氧；水、电解质和酸碱平衡失调等。其中多见的是失血和液体补充不足所形成的低血容量休克。低血容量休克的治疗主要是补足血容量。手术后特别是长期安静卧床的患者，下肢深静脉血栓形成的并发症并不少见，一般多发生于髂股静脉，并以左侧居多，常发生在手术后2周以内（据统计1周内发生者占1/4，2周内发生者占半数），主要因为血流缓慢，血液凝固性增加所致。如有静脉内膜损伤（高位静脉插管补液、中心静脉压测定等），可使发生率增加。血流缓慢的原因为手术后长期卧床不活动，高坡位下肢屈曲压迫静脉，手术后腹胀等。另外，髂股静脉位于腹股沟韧带深面，髂总动脉跨行于静脉之上，都是影响静脉回流的不利因素。下肢深静脉血栓又可继发血栓性静脉炎和肺栓塞等严重并发症，故这一并发症必须给以重视。其预防方法是手术后早期鼓励患者进行活动，多在床上进行深呼吸动作，以利静脉回流，这些措施还可预防肺部并发症。对已发生深静脉血栓的病人，早期（48小时以内）发现的患者，可行手术摘除血栓，该手术时间越早效果越好。超过48小时的患者，可采用非手术方法进行治疗，如抬高肢体早期制动，中后期可使患者在床上练习活动。药物方面可应用脉通、潘生丁等，亦可应用中药进行活血化瘀的治疗。手术后肺栓塞虽不多见，但为手术后严重的并发症，常继发于下肢深静脉栓塞。预防下肢深静脉栓塞即可预防肺栓塞的发生。

3.消化系统

主要是急性胃扩张及腹胀。发生急性胃扩张的原因尚不十分清楚。一般认为是由于手术刺激或神经因素引起胃的运动功能障碍，胃壁肌肉张力降低或消失，而使胃过度膨胀的结果。手术后发生急性胃扩张，可给机体带来比较严重的危害，如水、电解质失衡；胃黏膜发生多处小出血点甚至出现溃疡；胃内存蓄混有食物的液体发生腐败产生有毒物质等。患者多呈烦躁不安，脉快，频繁经口腔溢出棕色臭味的液体，有的患者可迅速出现休克。近年来由于手术前、手术后处理措施完善，手术后急性胃扩张的发生率已明显减少。腹部手术患者放置胃管减压是预防急性胃扩张的有效措施。对已发生急性胃扩张的患者，放置胃管减压，适当应用温水经胃管反复洗胃，及时纠正水、电解质和酸碱平衡失调，常可使患者很快恢复。

4.泌尿系统

常见的并发症有急性尿潴留、无尿或少尿。正常成人平均每小时排尿量为30~50 mL，尿相对密度为1.015~1.020。如果24小时尿量少于400 mL（平均每小时在20 mL以下）称少尿；少于100 mL为无尿。手术后少尿或无尿常见于以下原因：肾血流量不足，亦可称肾前性少尿或无尿，多见于脱水及血容量不足；肾性少尿或无尿，原因比较复杂，手术创伤使蛋白分解产物及其他对肾脏有害产物（超氧自由基等）的增多、休克、溶血反应、激素（抗利尿激素等）分泌亢进均可导致少尿或无尿；肾后原因，比较少见，如留置的尿管扭曲、脱落，手术中误伤膀胱等。手术后由于机体应激反应，可能出现一过性少尿，但一般平均每小时不少于20 mL。手术后留置尿管排尿正常的患者突然发生少尿，应首先考虑尿管是否通畅；如手术后从未排尿、膀胱空虚，应考虑膀胱等受损伤的可能。逐渐发生的少尿或无尿，可先区别是肾前原因还是肾脏原因。肾前原因可伴有血压低、尿相对密度增高（在1.020以上）现象，经输血补液尿量即可恢复正常。对补足血容量后尿量仍少的患者，可试用速尿和甘露醇等药物，如仍无改善，应考虑已有肾功能损害。

（二）手术后创口的并发症

主要是创口感染和裂开。后者常见于腹部手术，有完全裂开和不完全裂开两种。发生创口裂开的原因主要有：患者营养状态欠佳，组织愈合能力差，如贫血、低蛋白血症、瘦弱的老年人等；突然增加腹压，如剧烈咳嗽、呕吐、用力排便等；切口的选择及缝合技术上的欠缺，如缝线过细、结扎不牢固、腹膜闭合不充分，对营养欠佳患者应用正中切口时，手术后没有给腹带保护，以及逐层缝合不完善留有死腔、血肿等。手术创口的完全裂开多并发肠管或大网膜脱出，有继发腹腔内感染、肠麻痹的可能。手术后创口完全裂开的患者，应在无菌条件下立即进行缝合。

第二章　手术器械及使用方法

第一节　常用手术器械及使用方法

　　手术器械是外科手术操作的必备物品，手术器械的种类和名称虽然很多，其中一些是各种手术都必须使用的基本器械。正确掌握各种手术器械的结构特点和使用方法，并能熟练运用是外科手术的基本要求和保证，也是外科手术学的基本功。

　　常用的基本器械有手术刀、手术剪、手术镊、血管钳、持针钳、牵开器、缝合针和缝合线等。

一、手术刀

（一）手术刀的形态、种类与用途

　　手术刀（Scalpel）由刀柄（Knife handle）和可装卸的刀片（Knife blade）两部分组成。刀柄一般根据其长短及大小来分型（图2-1），可以安装不同型号的刀片。刀片的种类较多，按其形态可分为圆刀、弯刀及三角刀等；按其大小可分为大刀片、中刀片和小刀片（图2-2）。手术时根据实际需要，选择合适的刀柄和刀片。刀柄通常与刀片分开存放和消毒。刀片应用持针器夹持安装，切不可徒手操作，以防割伤手指。装载刀片时，用持针器夹持刀片前端背部，使刀片的缺口对准刀柄前部的槽缝推进即可装上。取下时，用持针器夹持刀片后端背部，稍用力抬起刀片向前推进即可卸下（图2-3）。手术刀主要用于切开或解剖组织，刀柄还可用于钝性分离组织。

（二）手术刀的使用方法

1.手术刀的持握方法

执刀方法一般有四种（图2-4）：

（1）执弓式

执弓式又称为指压式，是最常用的一种执刀方式，动作范围广而灵活，用力涉及整个上肢，主要在腕部。用于较长的皮肤切口和腹直肌前鞘的切开等。

（2）执笔式

用力轻柔，操作灵活准确，其动作和力量主要在手指。用于短小切口及精细手术，如解剖血管、神经及切开腹膜等。

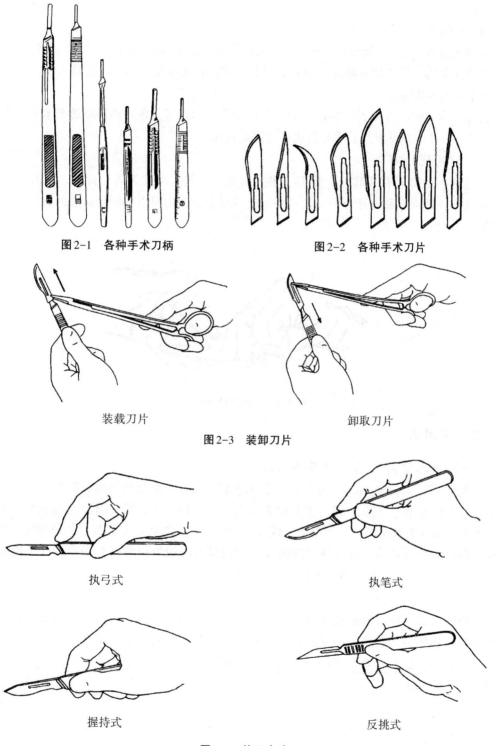

图2-1 各种手术刀柄　　　图2-2 各种手术刀片

装载刀片　　　　　　　　卸取刀片

图2-3 装卸刀片

执弓式　　　　　　　　　　执笔式

握持式　　　　　　　　　　反挑式

图2-4 执刀方法

（3）握持式

　　全手握持刀柄，拇指与示指紧捏刀柄刻痕处。此法控刀比较稳定。操作的主要活动力点是肩关节。用于切割范围广、组织坚厚、用力较大的切开，如截肢、肌腱切开、较长的皮肤切口等。

（4）反挑式

反挑式是执笔式的一种转换形式，刀刃向上挑开，以免损伤深部组织。操作时先刺入，动点在手指。用于切开脓肿、血管、气管、胆总管或输尿管等空腔脏器。

2.手术刀的传递

传递手术刀时，传递者应握住刀柄与刀片衔接处的背部，将刀柄尾端送至术者的手里（图2-5），不可将刀刃指着手术者传递以免造成损伤。

（三）其他的刀类

常见的其他刀还有截肢刀、骨刀、轴式取皮刀、鼓式取皮刀等。此外，还有各种电刀、氮气刀、超声刀和激光刀等，通过特定的装置来达到切割组织同时止血的目的（详见本章第二节）。

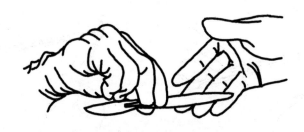

图2-5　手术刀的传递

二、手术剪

（一）手术剪的形态、种类与用途

手术剪（Surgical Scissors）分为组织剪和线剪两大类。组织剪刀薄、锐利，有直、弯两型，大小长短不一（图2-6），主要用于分离、解剖和剪开组织，通常浅部手术操作用直组织剪，深部手术操作一般使用中号或大号弯组织剪。线剪多为直剪，又分剪线剪和拆线剪。组织剪的刃较薄，线剪的刃较钝厚，使用时不能用组织剪代替线剪，以免损坏刀刃、缩短剪刀的使用寿命。拆线剪的结构特点是一页钝凹、一页尖而直。

（二）手术剪的执握法

正确的执剪姿势为拇指和无名指分别扣入剪刀柄的两环，中指放在无名指的剪刀柄上，示指压在轴节处起稳定和导向作用。初学者执剪常犯错误是将中指扣入柄环，而这种错误的执剪方法不具有良好的三角形稳定作用，从而直接影响动作的稳定性。剪割组织时，一般采用正剪法，也可采用反剪法，有时为了增加稳定性，还可采用扶剪法（图2-7）。

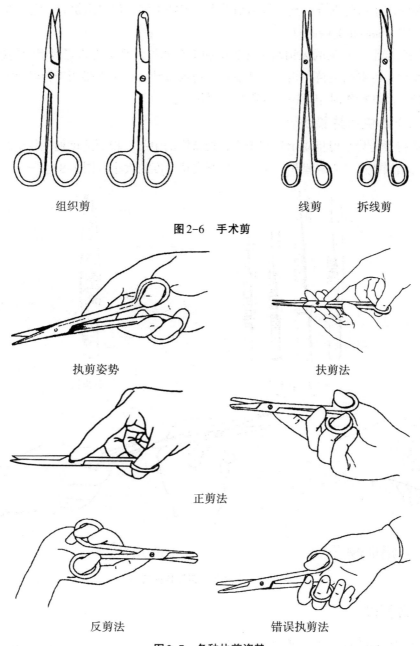

组织剪　　　　　　　　　　线剪　　拆线剪

图2-6　手术剪

执剪姿势　　　　　　　　　　扶剪法

正剪法

反剪法　　　　　　　　　错误执剪法

图2-7　各种执剪姿势

三、手术镊

（一）手术镊的形态、种类与用途

手术镊（Surgical Forceps）用于夹持或提取组织，便于分离、剪开和缝合，也可用来夹持缝针或敷料等。其种类较多，有不同的长度，镊的尖端分为有齿和无齿（平镊），还有为专科设计的特殊手术镊。

1.有齿镊（Toothed Forceps）

有齿镊前端有齿，齿分为粗齿与细齿。粗齿镊用于提起皮肤、皮下组织、筋膜等坚韧组织；细齿镊用于肌腱缝合、整形等精细手术，夹持牢固，但对组织有一定的损伤作用。

2.无齿镊（Smooth Forceps）

无齿镊前端平，其尖端无钩齿，分尖头和平头两种。平头无齿镊对组织的损伤较轻，用于脆弱组织、脏器的夹持，也可夹持敷料、协助拔针。尖头平镊用于神经、血管等精细组织的夹持。浅部操作时用短镊，深部操作时用长镊。

（二）手术镊的持握法

正确的持摄姿势是拇指对示指与中指，把持镊的中部，稳而适度地夹住组织。操作方便而灵活，错误持镊既影响操作，又不易控制夹持力度的大小（图2-8）。

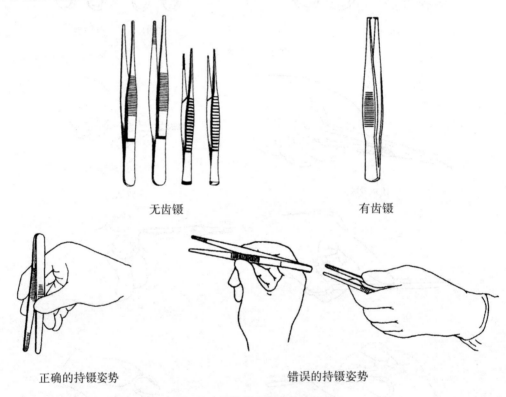

无齿镊　　　　　　　　　　有齿镊

正确的持镊姿势　　　　　　　　　错误的持镊姿势

图2-8　各种手术镊及持握姿势

四、血管钳

（一）血管钳的形态、种类和用途

血管钳（Hemostat）是主要用于止血的器械，故也称血管钳，此外，还可用于分离、解剖、夹持组织；也可用于牵引缝线，拔出缝针或代镊使用。代镊使用时不宜夹持皮肤、脏器及较脆弱的组织，切不可扣紧钳柄上的轮齿，以免损伤组织。临床上血管钳种类很多，其结构特点是前端平滑，依齿槽床的不同可分为弯、直、直角、弧形、有齿、无齿等。钳柄处均有扣锁钳的齿槽。

临床上常用的有以下几种（图2-9）：

1.蚊式血管钳（Mosquito Clamp）

蚊式血管钳有弯、直两种，为细小精巧的血管钳，可用于微细解剖或钳夹小血管，不宜用于大块组织的钳夹。蚊式血管钳用于脏器、面部及整形等手术的止血。

2.直血管钳（Straight Clamp）

直血管钳用于夹持皮下及浅层组织出血，协助拔针等。

3.弯血管钳（Kelly Clamp）

弯血管钳用于夹持深部组织或内脏血管出血，有大、中、小三种型号。

4.有齿血管钳（Kocher Clamp）

有齿血管钳用于夹持较厚组织及易滑脱组织内的血管出血，如肌肉、肠系膜、大网膜等，也可用于切除组织的夹持牵引。注意前端钩齿可防止滑脱，对组织的损伤较大，不能用于一般的止血。

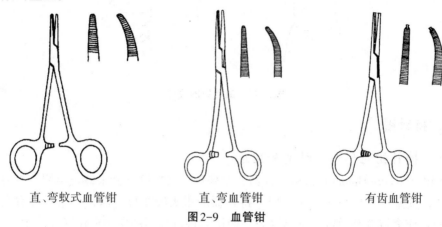

| 直、弯蚊式血管钳 | 直、弯血管钳 | 有齿血管钳 |

图2-9　血管钳

（二）血管钳的持握法

血管钳的正确执法基本同手术剪，应避免执钳方法错误。血管钳钳夹组织时，对组织有严重挫伤。因此，使用血管钳时，必须用尖端夹住出血点，尽量少钳夹附近组织，更不能钳夹皮肤，以免影响切口愈合。松开血管钳时，两手操作则不一致。利用右手拇指于无名指套入血管钳环口的拇指与无名指相对挤压，继而旋开的动作即可开放该钳。左手开放时需用拇指和食指持住血管钳一个环口，中指和无名指持住另一环口，将拇指和无名指轻轻用力对顶一下，即可开放（图2-10）。

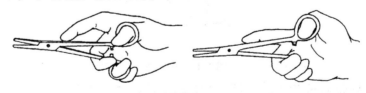

正确持钳姿势

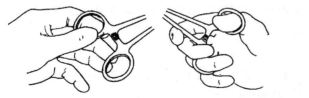

血管钳的开放

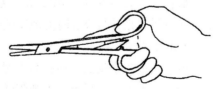

错误持钳姿势

图2-10　持钳的姿势

（三）血管钳的传递

手术者掌心向上，拇指外展，其余四指并拢伸直，传递者握血管钳前端，以柄环端轻敲手术者手掌，传递至手术者手中（图2-11）。

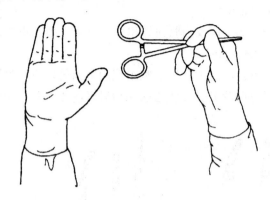

图2-11　血管钳的传递

五、持针钳

（一）持针钳的形态、种类和用途

持针钳（Needle Holder）又称持针器，主要用于夹持缝合针来缝合组织，有时也用于器械打结，其基本结构与血管钳类似。持针器的钳头较宽短，柄长，钳叶内有交叉齿纹（图2-12），使夹持缝针稳定，不易滑脱。使用时将持针器的尖端夹住缝针的中、后1/3交界处为宜。

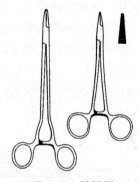

图2-12　持针钳

（二）持针钳的持握方法（图2-13）

1.指扣法

指扣法为传统执法，用拇指、无名指套入钳环内，以手指活动力量来控制持针钳关闭，并控制其张开与合拢时的动作范围。

2.单扣法

单扣法也叫掌指法，拇指套入钳环内，示指压在钳的前半部做支撑引导，其余三指压钳环固定手掌中，拇指可上下开闭活动，控制持针钳的张开与合拢。

3.把抓法

把抓法也叫掌握法，即用手掌握拿持针钳，钳环紧贴大鱼际肌上，拇指、中指、无名指及小指分别压在钳柄上，示指压在持针钳中部近轴节处。利用拇指及大鱼际肌和掌指关节活动推展、张开持针钳柄环上的齿扣。

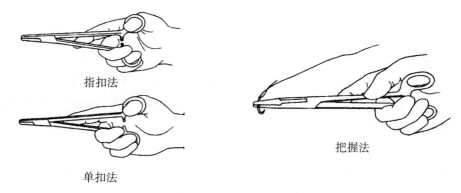

指扣法

单扣法

把握法

图2-13　持针钳的持握方法

（三）持针钳的传递

传递者握住持针钳中部，将柄端递给手术者。在持针器的传递和使用过程中避免刺伤手术人员（图2-14）。

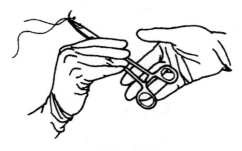

图2-14　持针钳的传递

六、其他常用钳类器械

其他常用钳类器械有（图2-15）：

（一）布巾钳

布巾钳（Towel Clamp）简称巾钳，前端弯而尖，似蟹的大爪，能交叉咬合，主要用于夹持、固定手术巾单，有时也用于骨及其他坚韧组织的牵引，以防手术中移动或松开。注意使用时勿夹伤正常皮肤组织。

（二）组织钳

组织钳（Allis Clamp）又叫鼠齿钳或爱力氏钳，其前端稍宽，有一排细齿，似小耙，闭合时互相嵌合，弹性好，对组织的压榨较血管钳轻，创伤小，不易滑脱，一般用于夹持组织，如皮瓣、筋膜或即将被切除的组织，也用于钳夹纱布垫与皮下组织的固定。

（三）海绵钳

海绵钳（Sponge Forceps）也叫卵圆钳或持物钳，钳的前部呈环状，分有齿和无齿两种，有齿钳主要用于夹持、传递已消毒的器械、缝线、缝合针及引流管等，也用于夹持敷料做手术区域皮肤的消毒，或用于手术深处拭血和协助显露、止血；无齿钳主要用于夹提肠管、阑尾、网膜等脏器组织。夹持组织时，一般不必将钳扣关闭。

（四）直角钳

直角钳（Angel Clamp）用于游离和绕过重要血管及管道等组织的后壁，如胃左动脉、胆道、输尿管等。

（五）肠钳

肠钳（Bowel Clamp）有直、弯两种，钳叶扁平有弹性，咬合面有细纹，无齿，其臂较薄，轻夹时两钳叶间有一定的空隙，钳夹的损伤作用很小。可用于暂时阻止胃肠壁的血管出血和肠内容物流动，常用于夹持肠管。

（六）胃钳

胃钳（Stomach Clamp）有一多关节轴，压榨力强，齿槽为直纹，且较深，夹持组织不易滑脱，常用于钳夹胃或结肠。

（七）肾蒂钳、脾蒂钳和肺蒂钳

分别在手术中夹持肾蒂、脾蒂或肺蒂时使用。

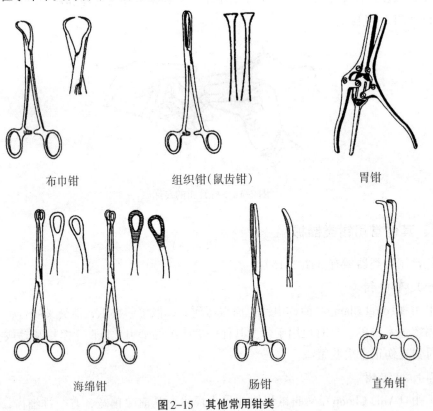

| 布巾钳 | 组织钳（鼠齿钳） | 胃钳 |

| 海绵钳 | 肠钳 | 直角钳 |

图2-15　其他常用钳类

七、缝合针与手术线

（一）缝合针

缝合针（Suture Needle）简称缝针，用于各种组织缝合，由针尖、针体和针尾三部分组成。针尖形状有圆头、三角头及铲头三种；针体的形状有近圆形、三角形及铲形三种，一般针体前半部分为三角形或圆形，后半部分为扁形，以便于持针钳牢固夹紧；针尾的针眼是供引线所用的孔，分普通孔和弹机孔。目前有许多医院采用针线一体的无损伤缝针，其针尾嵌有与针体粗细相似的线，这种针线对组织所造成的损伤较小，并可防止在缝合时缝线脱针。临床上根据针尖与针尾中间有无弧度，将缝针分为直针、半弯针和弯针；按针尖横断面的形状分为角针和圆针（图2-16）。

1.直针

适合于宽敞或浅部操作时的缝合，如皮肤及胃肠道黏膜的缝合，有时也用于肝脏的缝合。

2.弯针

临床应用最广，适于狭小或深部组织的缝合。根据弧弯度不同分为1/2弧度、3/8弧度等。几乎所有组织和器官均可选用不同大小、弧度的弯针做缝合。

3.圆针

针尖及针体的截面均为圆形，用于缝合一般软组织，如胃肠壁、血管、筋膜、腹膜和神经等。

4.三角针

针尖前面呈三角形（三菱形），能穿透较坚硬的组织，用于缝合皮肤、韧带、软骨和瘢痕组织等，但不宜用于颜面部皮肤缝合。

无损伤缝针：主要用于小血管、神经、黏膜等纤细组织的吻合与缝合。

临床上应根据需要，合理选择缝针，原则上应选用针径较细、损伤较小的缝针。

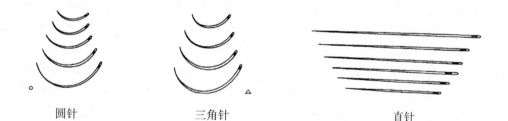

圆针　　　　　　　三角针　　　　　　　　　　直针

图2-16　各种缝合针

（二）手术线

手术线（Suture）用于缝合组织和结扎血管。手术所用的线应具有下列条件：有一定的张力；易打结；组织反应小；无毒；不致敏；无致癌性；易灭菌和保存。手术用线分为可吸收线和不吸收线两大类。

1.可吸收缝线

主要有肠线（Catgut Suture）及合成纤维线（Synthetical Suture）。

（1）肠线

由绵羊的小肠黏膜下层制成。因属于异种蛋白，在人体内可引起较明显的组织反应，因此使用过多、过粗的肠线时，创口炎性反应较重。肠线有普通和铬制两种。普通肠线在体内约经1周开始吸收，多用于结扎及缝合皮肤。铬制肠线约于2～3周后开始吸收，用于缝合深部组织。各种组织对肠线的吸收速度不同，腹膜吸收最快，肌肉次之，皮下组织最慢。肠线的粗细通过编号来表示，正号数越大的线越粗，"0"数越多的线越细。一般多用4/0～2号肠线，直径为0.02～0.6 mm，相邻的编号之间直径多相差0.08 mm。肠线可用于缝合不适宜有异物长期存留的组织，以免形成硬结、结石等；也用于感染的深部创口的缝合。临床上肠线主要用于内脏如胃、肠、膀胱、输尿管、胆道等黏膜层缝合，一般用1/0～4/0的铬制肠线。较粗的（0～2号）铬制肠线常用于缝合深部组织或感染的腹膜。在感染的创口中使用肠线，可减小由于其他不吸收缝线所造成的难以愈合的窦道。

使用肠线时应注意：

①肠线质地较硬，使用前应用盐水浸泡，待变软后再用，但不可用热水浸泡或浸泡时间过长，以免肠线肿胀易折，影响质量。

②不能用持针钳或血管钳钳夹肠线，也不可将肠线扭折，以免撕裂易断。

③肠线一般较硬、较粗、较滑，结扎时需要三重结。剪线时留的线头应长一些，否则线结易松脱。一般多用连续缝合，以免线结太多，致手术后异物反应较严重。

④胰腺手术时，不用肠线结扎或缝合，因肠线可被胰腺消化吸收，从而引起继发出血或吻合口破裂。

⑤尽量选用细肠线。

⑥肠线价格比丝线价格贵。

（2）合成纤维线

随着科学技术的进步，越来越多的合成纤维线应用于临床。它们均为高分子化合物，其优点有：组织反应轻；抗张力较强；吸收时间长；有抗菌作用。这类线因富有弹性，打结时要求以四重或更多重的打结法作结。常用的有 Dexon（PGA，聚羟基乙酸），外观呈绿白相间，多股紧密编织而成的针线一体线；粗细从6/0到2号，抗张力强度高，不易拉断；柔软平顺，易打结，操作手感好，无毒、无致癌性；水解后产生的羟基乙酸有抑菌作用，60～90天完全吸收，3/0线适合于胃肠、泌尿科、眼科及妇产科手术等；1号线适合于缝合腹膜、腱鞘等。Vicryl（polyglactin 910、聚乳酸羟基乙酸）有保护薇乔和快薇乔两种，保护薇乔的特点是通过水解可在56～70天内完全吸收，材质植入很少，缝线周围组织反应极小，无异物残留；体内张力强度高，可支持伤口 28～35天；操作和打结方便；涂层纤维消除了缝线的粗糙边缘，对组织的拖带和损伤很小。快薇乔是吸收最快的人工合成缝线。其特点是术后第14天时张力强度迅速消失，初始强度与丝线和肠线相仿，组织反应极小，合二为一的圆体角针对肌肉和黏膜损伤较小，特别适合于浅表皮肤和黏膜的缝合。此外，还有 Maxon（聚甘醇碳酸）、PDS（polydioxanone、聚二氧杂环己酮）和 PVA（聚乙酸维尼纶）等缝线，这些缝线也各有其优点。

2.不吸收缝线

不吸收缝线有桑蚕丝线、棉线、不锈钢丝、尼龙线、钽丝、银丝、亚麻线等数十种。根据缝线张力强度及粗细的不同亦分为不同型号。正号数越大表示缝线越粗，张力强度越大，"0"数越多的线越细，最细的显微外科无损伤缝线编号为12个"0"。以3/0、0、4和7号较常用。

（1）丝线和棉线为天然纤维纺成，表面常涂有蜡或树脂。丝线是目前临床上最常用的手术用线，其优点是组织反应小，质软，易打结而不易滑脱，抗张力较强，能耐高温灭菌，价格低。缺点是为组织内永久性异物，伤口感染后易形成窦道；胆道、泌尿道缝合可致结石形成。棉线的用处和抗张力均不及丝线，但组织反应较轻，抗张力保持较久，用法与丝线相同。根据需要选用。0～3/0为细丝线，适用于一般的结扎与缝合；5/0～7/0为最细丝线，用于血管神经的缝合；1～4号常称中号丝线，多用于皮肤、皮下组织、腹膜、筋膜等的缝合；4号以上为粗丝线，常用于结扎大血管、减张缝合等。

（2）金属线为合金制成，有不锈钢丝和钢丝，金属线具备灭菌简易、刺激较小、抗张力大等优点，但不易打结。常用于缝合骨、肌腱、筋膜，减张缝合或口腔内牙齿固定等。

（3）合成纤维线如尼龙、锦纶、涤纶、普罗伦等，优点是光滑、组织反应小、抗拉力强，可制成很细的丝，多用于微小血管缝合及整形手术。用于微小血管缝合时，常制成无损伤缝合针线。其缺点是质地稍硬，线结易于松脱，结扎过紧时易在线结处折断，因此不适于有张力的深部组织的缝合。

八、牵开器

牵开器（Retractor）又称拉钩，用以牵开组织，显露手术野，便于探查和操作，可分为手持拉钩和自动拉钩两类。拉钩有各种不同形状和大小的规格，可根据手术需要选择合适的拉钩。常用的拉钩有以下几种（图2-17）：

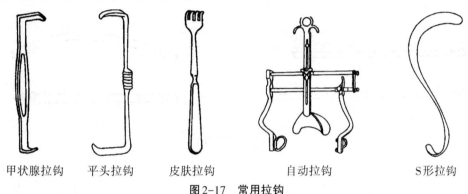

甲状腺拉钩　　平头拉钩　　　皮肤拉钩　　　　自动拉钩　　　　　　S形拉钩

图2-17　常用拉钩

（一）甲状腺拉钩

甲状腺拉钩也叫直角拉钩，为平钩状，常用于甲状腺部位牵拉暴露，也常用于其他手术，可牵开皮肤、皮下组织、肌肉和筋膜等。

（二）腹腔平头拉钩

腹腔平头拉钩也叫方钩，为较宽大的平滑钩状，用于腹腔较大的手术。

（三）皮肤拉钩

皮肤拉钩也叫爪形拉钩，外形如耙状，用于浅部手术的皮肤牵开。

（四）S形拉钩

S形拉钩也叫弯钩，是一种"S"形腹腔深部拉钩，用于胸腹腔深部手术，有大、中、小、宽、窄之分。

（五）自动拉钩

自动拉钩为自行固定牵开器，也称自持性拉钩，如二叶式、三叶式自动牵开器，腹腔、胸腔、盆腔、腰部、颅脑等部位的手术均可使用。

（六）全方位手术牵开器

全方位手术牵开器是一种新型自动拉钩，能充分显露手术野，可节省1～2名助手，并明显减轻手术助手的劳动强度，适用于上腹部、盆腔及腹膜后所有手术，如肝肾移植术、全胃切除术、胰十二指肠切除术、脾切除术、肝肿瘤切除术、贲门周围血管离断术及膀胱和前列腺手术等。

使用拉钩时，应掌握正确的持钩方法和使用方法，拉钩下方应衬垫盐水纱布垫或湿治疗巾，特别是在使用腹腔拉钩时更应注意。敷料衬垫可以帮助显露手术野，保护周围器官及组织免受损伤。使用手持拉钩时，牵拉动作应轻柔，避免用力过猛，根据手术者的意图及手术进程及时调整拉钩的位置，以达到最佳显露。

九、吸引器

吸引器（Suction）用于吸引手术野中的出血、渗出物、脓液、空腔脏器中的内容物、冲洗液，使手术野清楚，减少污染机会。吸引器由吸引头、橡皮管、玻璃接头、吸引瓶及动力部分组成。动力又分马达电力和脚踏吸筒两种。吸引头结构和外形有多种，金属或一次性硬塑料双套管、单管（图2-18）。双套管的外管有多个孔眼，内管在外套管内，尾部以橡皮管接于吸引器上，多孔的外套管可防止内管吸引时被周围的组织堵塞，保持吸引通畅。

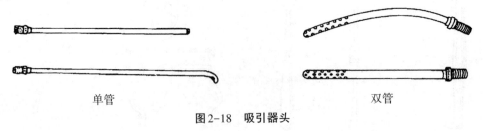

单管　　　　　　　　　　　　　双管

图2-18　吸引器头

第二节　新型手术器械设备和材料

一、刀类

随着科学技术的不断发展，有越来越多先进的医疗设备、手术器械不断问世，并且日益成熟，如电刀、激光刀、超声刀、伽马刀、微波刀等，在不同专业和不同类型的手术中大放异彩，然而也有一些如通过冷冻器械应用液氮等致冷的"冷刀"；用高速喷射水流的"水刀"和玻璃手术刀等，都曾试用，但均缺少临床应用价值。

（一）高频电刀

高频电刀在外科领域中使用很广泛，其工作原理是高频电流对组织细胞能产生电解、电热和电刺激效应。在医学应用中，主要利用其电热效应来进行组织切割、解剖、间接或直接电凝，高频电刀同时具备切开和止血功能，能使手术出血量减少到最低程度。

高频电刀类型很多，使用前必须了解其性能及使用方法。手控开关的高频电刀具有切割和电凝两个按钮（图2-19）。使用高频电刀有一定的危险性，为预防意外，使用时应注意：事先检查电器元件有无故障；移去手术室内易燃物质；安置好病人身体的负极板，应尽量靠近手术部位，以便使电流通过最短的途径安全地返回电凝器；注意不要弄湿负极板，防止烧伤；电凝器的功率不应超过250W，电灼前用纱布吸去创面的积血；做一般切割分离时不要使用单纯电凝；电器元件与组织完全接触前不能通电；通电时电刀头和导电的血管钳不应接触出血点以外的其他组织或其他金属器械，尽量减少组织烧伤；随时剔除电刀头末端的血痂、焦痂，使之导电不受障碍；重要组织器官的附近慎用或禁用电刀。

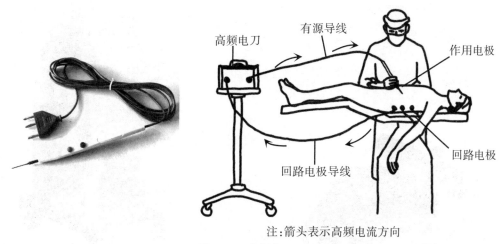

高频电刀　有源导线　作用电极　回路电极　回路电极导线

注：箭头表示高频电流方向

图2-19　高频电刀

（二）激光刀

激光"刀"是由激光发生器释放出极强的激光束（图2-20），而激光对机体有热作用、压强作用、光化作用、电磁场作用和生物刺激作用，这种生物效应能使蛋白变性、组织凝固、炭化或气化。多用CO_2激光，用强激光束对病灶施行凝固、气化和切割，在气化切割组织的同时，还能凝固封闭小血管和淋巴管，发挥止血的作用，因此，用激光切除肿瘤，出血较少并可减少肿瘤细胞扩散。功率较高的激光，已应用于肝、胃、肾、脑、骨等部位的手术和烧伤切痂等。由于激光作用精确，可严格控制手术深度及宽度，对周围健康组织损伤小，手术范围仅约1 mm，术后反应小，故可应用于闭角型青光眼的虹膜穿孔术及其他需要精雕细刻的手术。

（三）光纤手术刀

激光和光导纤维内窥镜结合制成"光纤手术刀"，用于治疗上消化道出血，或对癌瘤、息肉、血管瘤等进行切除、气化或凝固治疗。如对早期隆起型胃癌，有用激光行根治性治疗的报道。光纤手术刀还可用来粉碎胆道、尿路的结石，开通狭窄或闭塞处，去除肿瘤，甚至可用于治疗血管闭塞性疾患；光纤手术刀还能透过眼屈光介质对眼底施行手术，而不用切开任何部位。由于激光是用光线，器械不直接接触手术野，感染机会也少。我国激光手术已应于外科、妇科、五官科、眼科、口腔科、皮肤科、肛肠科及整形等科，并已能自行设计制造各型激光手术机。

（四）超声刀

高强度聚焦超声（High Intensity Focused Ultrasound, HIFU）治疗系统，俗称超声刀，超声刀虽然叫刀，但并不是真正的手术刀，它利用超声进行切割（图2-21）。超声波是一种频率高于20000 Hz的机械压力波，由于它方向性很强，其机械能量容易集中，故小能量的超声波常用于诊断体内疾患。外科手术则应用更强大的超声波作为非侵入手术刀，利用其振动能和局部转换的热能使所接触组织细胞内水分汽化，蛋白氢键断裂，组织被凝固后切开。如做肝叶切除时，超声刀可将肝实质"切"开，而保留胆管、血管，以做进一步的结扎处理，较常用手术刀更迅速而安全。

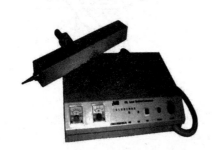
图2-20　激光刀

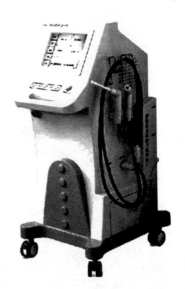
图2-21　超声刀

（五）伽马刀

"伽马刀"名为"刀"，但实际上并不是真正的手术刀，又称伽马射线立体定向放射治疗系统，是一种融立体定向技术和放射外科技术于一体，以治疗颅脑疾病为主的立体定向放射外科治疗设备（图2-22）。它是一个布满直准器的半球形头盔，头盔内能射出201条钴60高剂量的离子射线——伽马射线。它经过CT和磁共振等现代影像技术精确地定位于某一部位（我们称之为"靶点"）。它的定位极准确，误差常小于0.5 mm；每条伽马射线剂量梯度极大，对组织几乎没有损伤。但201条射线从不同位置聚集在一起可致死性地摧毁靶点组织，达到外科手术切除或损毁的效果。病灶周围正常组织在焦点以外，仅受单束伽马射线照射，能量很低，而免于损伤。犹如用放大镜聚焦阳光，聚焦的焦点热量可点燃物品，而焦点外的阳光则安全。用伽马射线代替手术刀，其治疗照射范围与正常组织分界非常明显，边缘如刀割一样，人们形象地称之为"伽马刀"。它具有无创伤、不需要全麻、不开刀、不出血和无感染等优点。

（六）微波刀

微波"刀"利用微波切割，将微波功率通过微波专用电缆输至微波刀头进行辐射，使局部组织因吸收微波热能而凝固，再通过刀头上的刀片将组织切开（图2-23）。当使用微波刀集中作用于一处时，会在局部产生高热效应，使蛋白质变性，凝固，达到"烧灼"切割的手术功效。微波有凝血、止血的效果。微波刀应用于实质器官的手术，如肝、肾、脾、肺、脑、卵巢等手术，并可通过内窥镜做止血、凝血及早期肿瘤的切除。

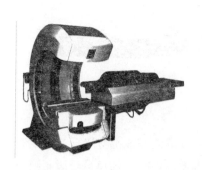
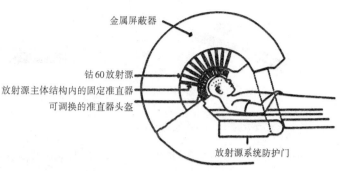

金属屏蔽器

钴60放射源
放射源主体结构内的固定准直器
可调换的准直器头盔

放射源系统防护门

图2-22　伽马刀

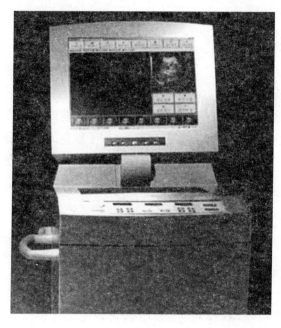
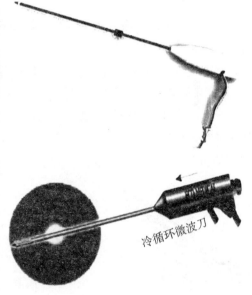

冷循环微波刀

图2-23　微波刀

（七）等离子刀

等离子体手术刀简称等离子刀。等离子是指热离子化气体的物理状态。刀尖内有一直流电弧，当工作气体（氩或氪）通过电弧时，使气体离子化，温度升高，从刀尖发出高温的中性等离子气体，形成一条可见的，直径1 mm，长约1 cm，温度3000 ℃的喷气，能切割和烧灼组织，作用与CO_2激光相似。等离子刀的优点是容易操作，使用安全，价格较低，组织界面上的液体不影响其效力。

二、电凝器械

电凝镊利用高频电流的热效应，使血管壁脱水皱缩，血管内血液凝固，并使血管和血凝块融为一体，从而达到止血目的（图2-24）。

电凝笔（图2-25）原理同上。

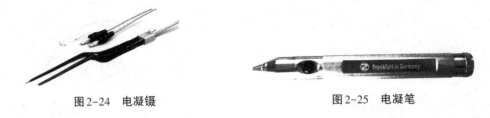

图2-24　电凝镊　　　　　　　　　图2-25　电凝笔

三、缝合材料

目前临床上已应用多种切口钉合和黏合材料来代替缝针和缝线完成部分缝合，主要有外科拉链、医用黏合剂、外科缝合器等。其优点有：使用方便、快捷，伤口愈合后瘢痕很小。但缝合仍是最基本和常用的方法。

（一）外科拉链

外科拉链由两条涂有低变应原黏胶的多层微孔泡沫支撑带组成，中间是一条拉链，其两边的串带缝合在支撑条内。在使用时必须仔细缝合伤口皮下组织层，擦干分泌物及血迹，将两边的串带分别粘贴于伤口两侧的皮肤上，最后收紧拉链并盖以无菌干纱布（图2-26）。其优点是无创、无痛操作，伤口自然愈合，减少伤口异物和新鲜创伤造成感染的危险，无缝线和闭合钉的痕迹，无须拆线，伤口愈合更加美观。通常适用于较整齐的撕裂伤口或手术切口的闭合，但不适用于身体毛发多、自然分泌物多以及皮肤或肌肤组织损失过多的伤口。

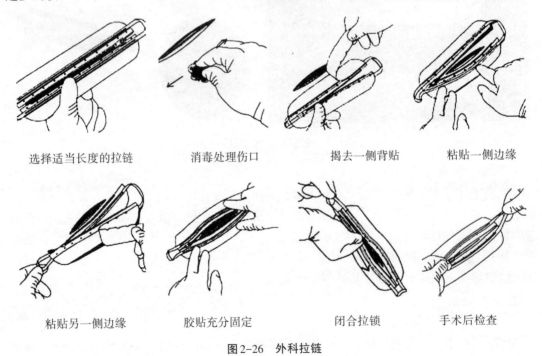

选择适当长度的拉链　　　消毒处理伤口　　　揭去一侧背贴　　　粘贴一侧边缘

粘贴另一侧边缘　　　胶贴充分固定　　　闭合拉锁　　　手术后检查

图2-26　外科拉链

（二）医用黏合剂

α-氰基丙烯酸酯同系物经变性而制成的医用黏合剂，近年广泛应用于临床。医用黏合剂为无色或微黄色透明液体，有特殊气味（图2-27），具有快速高强度黏合作用，可将软组织紧密黏合,促进愈合。黏合时间为6~14秒,黏合后可形成保护膜,维持5~7天后自行脱落。主要用于各种创伤、手术切口的黏合,具有不留针眼疤痕、促进组织愈合、止血、止痛和抗感染等作用。使用时,必须彻底止血,对合皮肤,擦去渗出液。

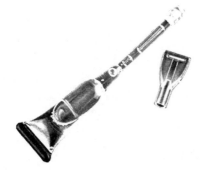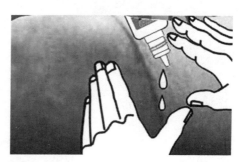

图2-27 医用黏合剂

（三）医用免缝胶贴

医用免缝胶贴用于伤口、切口的拉合固定。张力小的切口可以免去缝合直接用拉合胶贴即可,张力大的切口可以先局部缝合,然后用拉合胶贴,伤口愈合后直接揭掉胶贴。优点是方便、快捷、减轻局部瘢痕的形成。医用免缝胶贴适用于外科急诊小伤口闭合,普外科手术伤口闭合,剖宫产之类的妇产科手术切口的闭合,早期拆线或拆皮肤缝合钉后的伤口护理等（图2-28）。

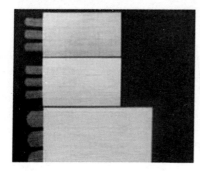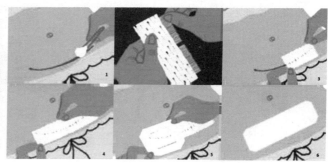

图2-28 医用免缝胶贴

（四）可吸收免打结缝合线

可吸收免打结缝合线是一种表面带有倒刺免打结缝合线,其设计原理是在单股缝线采取切割工艺,切入缝线内核约30%,形成15°夹角的倒刺,并且是360°螺旋分布。当缝线穿过组织后,缝线上每一个倒刺就像一个个单向阀,只进不退,牢牢抓住组织。其优点是节约手术时间、用线少、张力均匀、无线结、伤口愈合块、瘢痕细微。适用于一般软组织缝合,可用于普外科、妇产科、骨科、眼科手术中,尤其适用于腹腔镜手术;但不能用于心血管和神经组织。分为单针型和双针型。

1.单针型

倒刺方向一致,一端为缝针,另一端为可调式固定环,从切开的一端开始缝合,通过一端的固定环固定缝线,与传统的连续缝合相同,结束时切口用另一端上缝针进行倒缝或侧缝来加以固定。

2.双针型

倒刺呈相反方向排列于缝线的两端，缝线中心段为过渡的平滑线。缝合时，从切口的中部开始缝起，向切口两端缝合，结束时，在切口两端以倒缝或侧缝来加以固定（图2-29）。

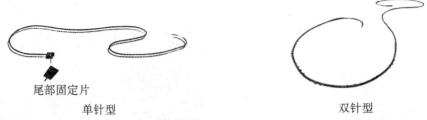

尾部固定片

单针型   双针型

图2-29   可吸收免打结缝合线

（五）外科缝合器

外科缝合器也称为吻合器或钉合器，以消化道手术使用最为普遍，在皮肤筋膜缝合中也有广泛使用。

1.皮肤吻合器

皮肤吻合器是医学上使用的替代手工缝合的设备。主要工作原理是利用钛钉对组织进行吻合，类似于订书机（图2-30）。目前临床上使用的吻合器质量可靠，使用方便，严密，松紧合适，尤其是其缝合快速、操作简便及很少有副作用和手术并发症等优点，很受国内外临床外科医生的青睐和推崇。

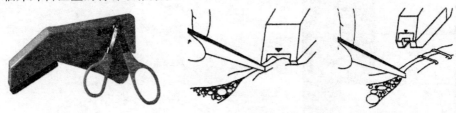

图2-30   皮肤吻合器和起钉器

2.消化道缝合器

消化道缝合器种类很多，根据功能和使用部位的不同，可分为：（1）线形缝合器；（2）环形吻合器；（3）线形切割缝合器；（4）荷包缝合器；（5）（腹胸）腔镜专用缝合器。

以手术的需要可选择不同种类、不同型号的吻合器（表2-1，图2-31）。使用前应阅读说明书，了解器械结构和性能。

表2-1   吻合器种类及用途

吻合器种类	功能	适用范围
线形吻合器	组织线形缝合	支气管、食管、胃、肠、血管等残端封闭
环形吻合器	腔道的吻合，环形刀切除多余的组织，形成圆形的吻合口	食管、胃肠等消化道端的吻合
线形切割吻合器	组织线形缝合并同时进行组织之间进行切割离断	胃-空肠侧侧吻合、肠-肠侧侧吻合、胃管制作、不全肺裂离断、肺部分切除等
荷包吻合器	荷包式缝合	食管和胃肠外科
腔镜专用吻合器	为胸（腹）腔镜手术开发的吻合器	腔镜手术
皮肤筋膜吻合器	将皮肤切口进行快速钉合	较长的皮肤切口

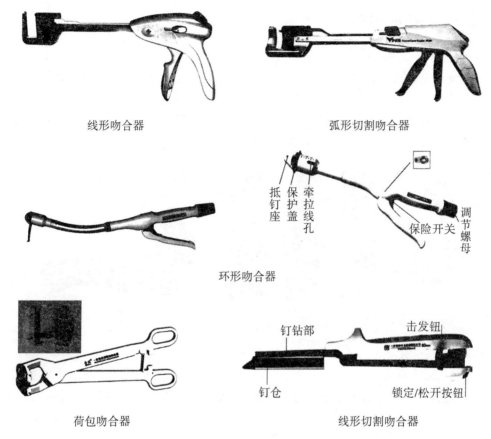

线形吻合器　　　　　　　　　　　弧形切割吻合器

抵钉座　保护盖　牵拉线孔　调节螺母　保险开关

环形吻合器

钉钻部　击发钮

钉仓　锁定/松开按钮

荷包吻合器　　　　　　　　　　　线形切割吻合器

图2-31　吻合器

现以管形消化道吻合器为例简单介绍其结构和使用方法。管形消化道吻合器由几十个部件组成，其基本结构为：①带有中心杆的刀座和抵钉座；②内装两排圆周形排列的钽钉及推钉片和环形刀的塑料钉仓；③装有手柄、推进器、调节螺杆的中空器身。使用时，先关好保险杆，检查塑料钉仓内钽钉是否安放合适。将塑料钉仓装在器身顶部，塑料钉架上的凸口对准器身的凹口，旋紧金属外罩，将钉仓固定在吻合器器身上，塑料刀座装入抵钉座内，组装好的吻合器抵钉座和钉架分别放入待吻合的消化道两端，并围绕中心杆将消化道两端各做一荷包缝紧扎于中心杆上。中心杆插入器身后，顺时针方向旋转调节螺杆，使消化道两断端靠拢，压紧。打开保险杆，单手或双手握住手柄，一次性击发，吻合和残端环形切除一次完成。再逆时针方向旋转尾部调节螺杆，使中心杆与缝合器身逐渐脱开，再将器身前端依次向两侧倾斜，以便于抵钉座先退出吻合口，然后再将整个缝合器轻柔缓慢地退出，吻合即已完成。

吻合器钉合的优点有节省时间、对合整齐和金属钉的组织反应轻微。缺点是由于手术区的解剖关系和各种器官的钉合器不能通用，所以只能在一定范围内使用，有时发生钉合不全，且价格贵。尽管吻合器钉合技术先进，可以代替手法缝合，在临床上应用日益广泛，但外科基本手术操作是外科医生的基础，对初学者更是如此，所以一定要掌握和练好基本功。

四、心血管外科材料

（一）血管支架

血管支架是指在管腔球囊扩张成形的基础上，在病变段内置入的支架，目的是：支撑狭窄闭塞段血管，减少血管弹性回缩及再塑形，保持管腔血流通畅（图2-32）。部分内支架还具有预防再狭窄的作用。血管支架主要分为冠脉支架、脑血管支架、肾动脉支架、大动脉支架等。

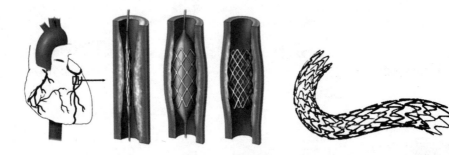

支架进入　支架扩张　支架留置血管　　　冠脉支架

图2-32　血管支架

（二）人造血管

人造血管的类型有直形、分叉的Y形和多支形等（图2-33），口径3～24 mm。口径小于4 mm的通畅率过低，极少应用于临床。直形的人造血管常应用于四肢、胸腔或腹腔；Y形大多用于腹主动脉移植；多支形的主要用于心脏主动脉弓的调换。

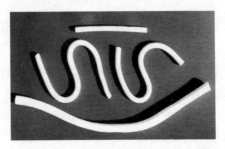

图2-33　人造血管

五、骨科材料

人工关节是人们为挽救已失去功能的关节而设计的一种人工器官（图2-34），它在人工器官中属于疗效最好的一种。目前采用各种人工关节治疗关节强直、关节畸形和各种破坏性骨关节疾病，力图将这些有病的关节矫正，并恢复功能，使之成为稳定的、不疼的，并有一定功能的关节。临床上已经使用的有膝、髋、肘、肩、指、趾等关节的假体。

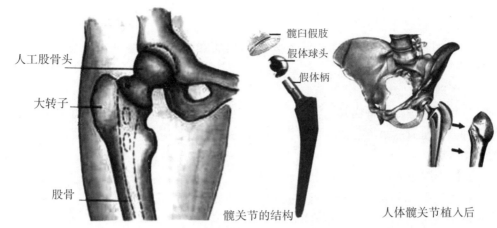

髋臼假肢
假体球头
假体柄

人工股骨头
大转子
股骨

髋关节的结构　　　　　　　人体髋关节植入后
人工髋关节术前术后

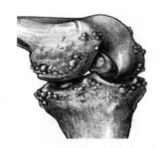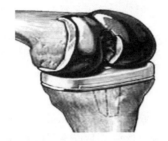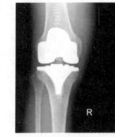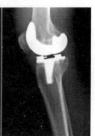

人造膝关节置入　　　　　膝关节置入后-X射线片　人工膝关节

图2-34　人工关节

六、整形外科材料

(一) 皮肤扩张器

皮肤扩张器是一种类似气球形状的硅胶囊，采用医用硅橡胶制成，由扩张囊、注射壶和连接管三部分组成。可通过注射壶注入生理盐水使扩张囊扩张（图2-35）。用于皮肤扩张术，通过在皮肤深面埋植扩张器并逐步扩张的方法，扩大其被覆皮肤面积。皮肤扩张后能提供"额外"的"多余"皮肤，用以修复和替代邻近的瘢痕或其他皮肤缺损及畸形。

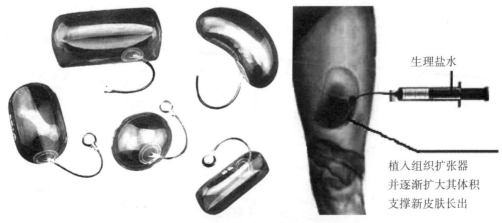

生理盐水

植入组织扩张器
并逐渐扩大其体积
支撑新皮肤长出

图2-35　皮肤扩张器

（二）乳房假体

乳房假体主要用于增高、增大乳房体积的隆胸或乳房重建手术（图2-36）。主要包括：

1.生理盐水假体

这是用生理盐水替代其充填的硅凝胶，可以最大限度地减小硅凝胶对人体的影响。但是这种假体也有盐水渗漏使乳房体积逐渐变小或双侧乳房不对称等一些尴尬现象，以及手感较硬等弊病。

2.硅凝胶假体

硅凝胶假体的材料本身具有理化特点，所以隆乳术后会出现一些不易矫正的并发症。会使乳房失去其漂亮的外形和柔软的弹性。

3.水凝胶假体

这是目前较为先进的乳房假体。应用这种乳房假体，不但能塑造出形态丰满、自然、柔软的乳房，而且能有效地减少包膜挛缩的发生率。一旦这种假体的外膜破裂，其内充填的水凝胶也可以安全经肾脏从体内排除。所以，它的安全性比较高。但是它的唯一缺点就是价格昂贵。

4.双腔式乳房假体

这种假体的囊是由两层硅橡胶膜组成，外膜是粗糙面的，内腔充填硅凝胶，外腔充填生理盐水。目前，这种假体因其科学性，比较受医生和患者的欢迎，这种假体仍然没有脱离硅凝胶这种物质，手术后产生包膜挛缩的可能性仍然存在。

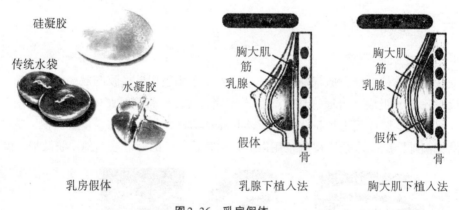

图2-36 乳房假体

第三章　手术基本操作

第一节　外科打结技术与技巧

　　手术中的缝合要打结，止血要结扎，因此，打结技术是外科手术中最常用和最基本的操作之一。

　　外科打结的好坏及水平高低，取决于速度及质量。打结的速度及质量不仅影响手术时间长短，而且也会影响到整个手术的安全及质量，影响患者的预后，给病人带来痛苦甚至危及患者的生命。尤其是精细手术及涉及血管外科时，结扎不牢固、不可靠，可导致手术后线结滑脱和松结引起出血、缝合的组织裂开继发感染及吻合口漏等。打结学起来容易，打起来容易，但真正打好结，结扎确切可靠等并非易事，因此，熟练地掌握正确的打结技术是对外科医生的基本要求，需经过长时间的锻炼及各种手术的实践加以领会及提高。

一、外科打结的种类及要点

（一）手术操作中正确的结

1.方结

　　方结（Square Knot）是外科手术中最常用的结，也是最基本的结，适用于各种结扎止血和缝合。它是由两个相反方向的单结重叠构成，结扎后线圈内张力越大，结扎线越紧，不易自行变松或自行滑脱。如果方法不当，结的方向及两手力不均匀，均可导致结的滑脱。

2.三重结

　　在方结的基础上，再做一个与第二个单结方向相反的结，即为三重结（Triple Knot），使结变得更为牢固、安全及可靠。三重结主要用于结扎重要组织和较大的血管以及张力较大时的组织缝合。如果结扎线是肠线或合成线，结扎时多用此结。它唯一的缺点是，有时基于安全打成四重结、五重结，造成很大的结扎线头，使较大异物遗留在组织中。

3.外科结

　　名为外科结（Sargical Knot），在外科手术中却不常用，因打结比较费时，用得较少。打第一个结时将线圈绕两次，然后打一个方向相反的单结，不易滑脱和松动。外科结比较牢固可靠，用于结扎大血管及肾蒂、脾蒂等，还用于有张力的组织结扎或固定引流管。

（二）手术操作中不安全或错误的结

1.假结

假结又名顺结、"十字结"，由两个方向相同的单结构成，结扎后易自行松散和滑脱。手术中不宜使用，尤其是在重要部位的结扎时忌用。

2.滑结

滑结也是由两个方向相反的单结构成，与方结相同，但打结时两手用力不均匀，一侧线牵拉过紧，只用了另外一侧线头打结。此结极易滑脱，比假结有更大的危险性，在外科手术操作中，必须予以避免。避免的方法主要是要注意两手拉线力量要均匀及方向要正确。

综上所述，方结、三重结和外科结是外科手术操作中常用的结；而假结、滑结在外科手术中不安全，甚至会酿成严重后果，必须高度重视予以避免（图3-1）。

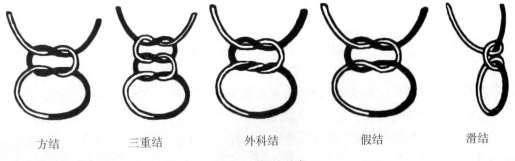

方结　　　三重结　　　外科结　　　假结　　　滑结

图3-1　结的种类

二、打结的方法

打结的方法可分为单手打结法、双手打结法及器械打结法三种。

（一）单手打结法

单手打结法是一种简便而迅速的打结方法，易学易懂，手术中应用最广泛，应重点掌握和练习，以一手（左右手均可）为主进行。单手打结法适合于各部位的结扎（图3-2）。

（二）双手打结法

双手打结法较单手打结法慢，但更为可靠，不易滑脱。双手分别打结，每只手分别做同一个动作，但线的方向要相反，用于深部组织的结扎或缝扎张力较大组织的打结（图3-3）。

（三）器械打结法

用持针器或血管钳进行打结操作，使用方便，容易掌握，节省缝线及节省穿线的时间。器械打结法适合于浅、深部结扎及线头较短、徒手打结有困难时（图3-4）。

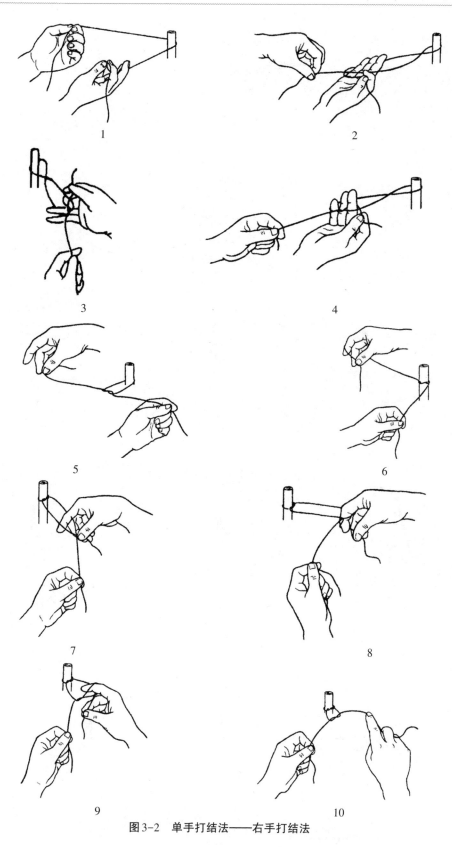

图3-2 单手打结法——右手打结法

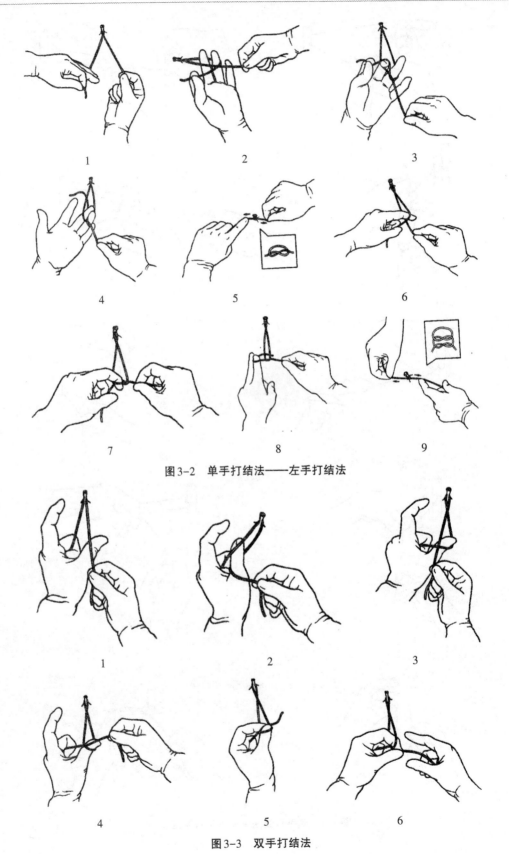

图 3-2 单手打结法——左手打结法

图 3-3 双手打结法

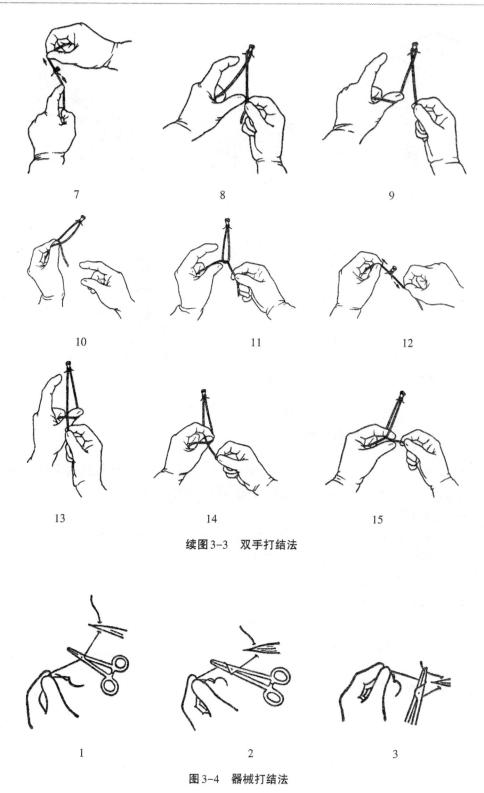

7　　　　　　　　8　　　　　　　　9

10　　　　　　　　11　　　　　　　　12

13　　　　　　　　14　　　　　　　　15

续图3-3　双手打结法

1　　　　　　　　2　　　　　　　　3

图3-4　器械打结法

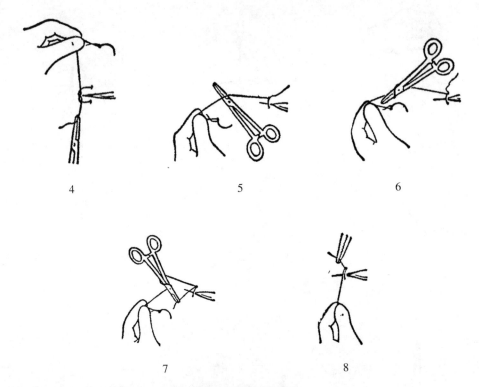

续图3-4　器械打结法

三、打结时必须遵循的原则

外科打结是外科手术的基本功，只有经过长期不断实践，才能做到高质量、高速度，才能体会到其不同条件下的选择。以下的原则贯彻于打结始终。

（一）两手用力均匀

在打结的过程中，两手的用力一定要均匀一致，这一点对结的质量及安全性至关重要。否则，可能导致滑结，对结扎组织牵拉，由此可酿成组织撕裂、撕脱等。

（二）三点在一线

在打结的过程中，两手用力点及结扎点三点在一个面成一线，尤其在深部打结时更是如此。忌使之成锐角，否则稍一用力即被折断，不能成角向上提拉，否则易使结扎点撕裂或线结松脱，因此可能造成严重后果（图3-5）。

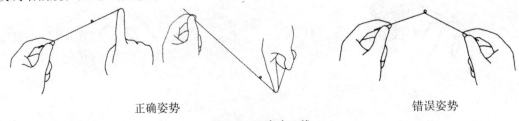

正确姿势　　　　　　　　　　　　　　　　错误姿势

图3-5　三点在一线

（三）方向要正确

在打结的过程中，方向是绝对不可忽视的。如果打结的方向错误，即便是方结也同样可能变成假结，当然，在实际打结的过程中，打结的方向可因手术野及操作部位的要求而有范围较小的方向性改变。但是这种改变，应在小于90°的范围内；如果大于90°或接近180°，就会造成滑结或折断线的可能。

（四）防止滑脱出血

结扎时，助手先把血管钳竖起以便手术者将线绕过，随即放低血管钳使尖端稍翘起，待第一个结打好后，在助手松开移去血管钳的同时，将结继续扎紧，再打第二个结扣，否则结扎不牢固，易滑脱造成出血。另外，结扎时，两手的距离不宜离线结处太远，特别是深部打结时，最好用一手指按线结近处，徐徐拉紧，用力缓慢、均匀，用力过猛或突然用力，均易将线扯断或未扎紧而滑脱。

（五）力求直视下操作

打结时原则上要直视下操作，这样既可使打结者能够在直视下根据结扎组织及结扎部位来掌握结扎的松紧程度，又可以使手术者或其他手术人员了解打结及结扎的确切情况。即便是对某些较深部位的结扎，也应尽量暴露于直视下操作。如果有些部位难以暴露充分或难以使大家都能看到打结的结果，此刻依赖于手感进行操作是十分重要的。但是，这需要相当良好的功底。必须日积月累，反复实践，不断总结，方能有所体会。

（六）合理用线

除了注意以上几点外，其他因素也不能忽视。根据结扎部位及结扎组织大小不同，选择质量好及粗细不同的缝线。根据线的粗细不同决定用力大小，用力过大易拉断线，用力过小又易造成结扎不牢靠。结扎时的线，要用生理盐水浸湿，以增加线间的摩擦系数，使抗拉力增强，这样线结不易松脱又不易拉断线。至于打结用力大小，只能在实践中体会，不断摸索。不同粗细的线有不同的抗张力，通过大量实践是可以领会到的。

第二节　切开、分离与显露

一、切开

切开是外科手术基本操作的重要环节之一。使用某种器械在组织或器官上造成切口的外科操作过程，即为切开。在外科操作过程中的切开，必须应用金属的、刀刃锋利的手术刀切开皮肤，以保证切口的整齐及深层组织的垂直，使各层组织充分显露、层次分明。

（一）组织切开的原则

由浅入深、逐层切开，如做腹壁切口，即按皮肤、皮下组织、腱鞘、肌肉、腹膜等组织逐层切开。

（二）组织切开的要求

1.按持刀方法持稳刀柄，保持刀刃与切开的组织垂直，用力均匀，不偏不斜，一次切开皮肤及皮下组织。

2.不可用不锋利的刀，以免出现拉锯似的切开，造成切口的不规整及不必要的组织损伤及切口愈合后瘢痕大。使创口边缘整齐，失活组织少、损伤小。

3.为了使切口全长深度一致，切开时，刀运行的方法是：刀以90°垂直刺入、逐渐倾斜拉刀、达切口中点时约45°，然后逐步直立，到切口终点时回复到90°（图3-6）。

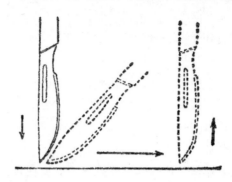

图3-6　皮肤切开时刀运行的正确方法

4.肌肉或腱膜应尽可能沿其纤维方向分开，必要时也可切断。

5.防止损伤深部组织及器官，如切开胸、腹膜等进入体腔时，应先切小口再加以扩大，防止损伤体腔内脏器。

（三）皮肤切开的方法

1.紧张切开

皮肤活动性大，易造成切口不一致，由手术者和助手用手在切口两边将皮肤固定，或由手术者用拇指及食指在切口两旁将皮肤撑紧并固定，手术刀刃与皮肤垂直，用力均匀地一刀切开皮肤所需长度（图3-7）。

2.皱襞切开

切口下面有大血管、大神经及重要脏器，而皮下组织甚为疏松，为使皮肤切口位置正确且不误伤其深部组织，手术者应在预定切开线两侧，用手指或镊子提拉皮肤呈垂直皱襞，并进行垂直切开（图3-7）。

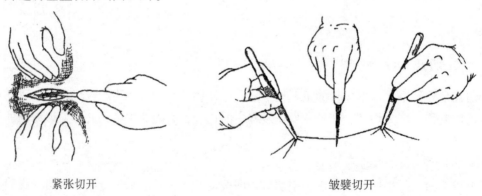

紧张切开　　　　　　　　　　　　　　　　　皱襞切开

图3-7　皮肤切开的方法

二、分离

将组织器官与周围组织解剖分开的操作称分离（Dissection）。手术中解剖组织、分离病灶的操作是外科基本操作之一。解剖分离粘连的脏器及组织，可增加显露的范围。通过细致的解剖分离后，组织器官或病灶能得以充分显露。

分离的主要方法有两类：

（一）锐性分离

锐性分离（Sharp Dissection）是用手术刀或剪刀在直视下做细致的切割与剪开。此法对组织损伤最小，适用于精细的解剖和分离致密组织。

1.用锐利的刀分离

用锐利的刀常用于分离较致密的组织，如腱膜、鞘膜和瘢痕组织等的剥离。此法对组织损伤较少，但必须在直视下进行，动作应精细准确。用刀分离时先将组织向两侧拉开使之紧张，再用锋利刀刃组织间隙做垂直、短距离的切割。有时在两层组织间进行平面的解剖，刀刃与组织平面成一钝角（图3-8）。

2.用组织剪分离

先将组织剪尖伸入组织间隙内，不宜过深，然后张开剪柄分离组织，仔细观察确定无重要组织及血管后再予以剪开。分离较坚韧的组织或带较大血管的组织时，可先用两把血管钳逐步夹住要分离的组织，然后在两把血管钳间切断。也可将解剖剪闭合伸入组织间隙，然后张开分离，最好不直接剪开，而用推剪的方法，即将剪刀尖微张，将两层之间剥离开，再轻轻向前推进，直视下看清再予以剪开。此法虽可将不需结扎的小血管剪断，但不致将被致密组织裹着的较大血管、神经剪断。如操作较细致、准确，一般不致损伤重要组织，解剖也较迅速。

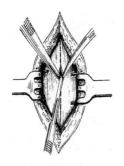 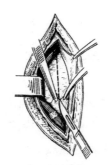 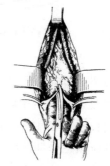

切开深筋膜　　　　　　　　切断血管　　　　　　　　剪开腹膜

图3-8　锐性分离

（二）钝性分离

钝性分离（Blunt Dissection）常用于疏松组织的解剖，如正常解剖间隙、较疏松的粘连、肌肉、良性肿瘤或囊肿包膜外间隙等。有时对较致密的组织，可先用锐性分离，切开一小口后，再用钝性分离。钝性分离常用的工具为血管钳、闭合的组织剪、刀柄、剥离子、海绵钳夹纱布团、手指及各种特殊用途的剥离器（如膜衣剥离器、脑膜剥离器等）。钝性分离时手法应轻柔，否则容易造成撕裂损伤或出血，特别是粘连较多或慢性炎症的部位。手指剥离是钝性分离中常用的方法之一，它不同于一般器械，可借感觉灵活移动，用于非直视下的深部分离。分离时手的主要动作应是前后方向或略施压力于一侧，使较疏松或粘连最少的部分自行分离，然后将手指伸入组织间隙再逐步深入。待显露充分后，便可使非直视分离变为直视分离。在深部非直视下，手指左右大幅度剥离动作应少用或慎用，除非确认为稀松的纤维蛋白性粘连，否则易导致组织及脏器的严重撕裂或大出血。肌肉应沿肌纤维方向分离，某些不易钝性分离的组织，应在直视下用双钳夹住切断，再贯穿缝合，切忌强行分离以免出血（图3-9）。

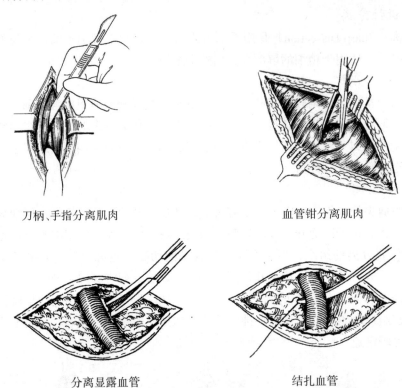

刀柄、手指分离肌肉　　　　　　　　血管钳分离肌肉

分离显露血管　　　　　　　　　　结扎血管

图3-9　钝性分离

（三）分离的注意事项

解剖分离是外科手术中的一项重要技术，熟练程度对组织器官的损害程度、出血多少、手术时间长短等均有密切关系。手术操作时应注意如下两点：

1.手术者应熟悉局部解剖及辨认病变性质。根据情况锐性分离与钝性分离结合使用。在进行解剖分离时，须弄清楚左右前后及周围关系，以防发生意外。在辨清组织以前，不要轻易剪、割或钳夹，以免损伤重要组织或器官。

2.手术操作要轻柔、细致、准确，使某些疏松的粘连自然分离，显出解剖间隙。对于因炎症等原因使正常解剖界限不清楚的病例，更要耐心地轻柔、细致、准确地解剖分离。分离技术是多种操作的结合，为了解决各种不同病灶及周围组织器官的解剖关系，手术者必须熟练地掌握各项基本技术。

三、止血

在手术过程中，处理出血的手段及过程为止血，因组织的切开、分离、牵拉，均可导致不同程度的出血，因此止血是贯穿于手术始终的基本操作。手术中迅速彻底止血的目的是：减少失血量、保持手术野清晰、避免器官污染、防止手术后出血、保证手术安全以及手术后创口愈合。若止血不彻底，除达不到止血的目的外，缝合的切口中常有较多的积血，形成血肿，切口愈合过程中，易发生感染，甚至形成脓肿，以致造成延迟愈合，或引起切口的裂开。所以，凡是与手术操作相关的医师都必须熟知并熟练运用各种止血方法。

（一）止血方法

1.压迫与填塞止血（图3-10）

（1）压迫止血

压迫止血法是手术中最常用的止血方法。其原理是使用外力压迫局部，可使微小血管管腔闭塞，从而达到止血效果。即用纱布的粗糙面，再以一定的压力使血管破口缩小或闭合，继之由于血流减慢，血小板、纤维蛋白、红细胞可迅速形成血栓使出血停止。对于较大面积的静脉渗血或瘢痕组织及某些肿瘤（如血管瘤、神经纤维瘤和嗜酸粒细胞增生性淋巴肉芽肿等）切除时的广泛渗血，可用湿纱布或温热盐水纱布压迫止血。压迫止血可用一般纱布压迫或采用40℃～50℃的温热盐水纱布压迫出血部位。加压需有足够的时间，一般需5秒到5分钟左右再轻轻取出纱布，必要时重复2～3次。压迫止血是手术中时常使用的操作技术，以快捷、有效、简单、方便为特点，适宜于各种出血的止血。

压迫止血也是其他止血方法的准备。如直视可见的出血点，先压迫止血，然后钳夹结扎；对局限性出血又查不到明显出血点的疏松组织出血区，可先压迫止血，然后用荷包式或多圈式缝扎压迫止血；若组织基底移动性差，不能缝合或缝合效果不佳，先压迫止血，然后转移邻近肌肉或其他组织覆盖、填塞加压止血；骨髓腔或骨孔内的出血，先压迫止血，然后用骨蜡填充止血。腔窦内出血及颈静脉破裂出血而又不能缝合结扎时，先压迫止血，继而用碘仿纱条填塞压迫止血，以后再分期逐渐抽除。对急性动脉出血，可先用手指立即压迫出血点，或压迫供应此区知名动脉的近心端，继而再用其他方法止血。

（2）填塞止血

填塞止血因有酿成再出血及引起感染的可能性，不是理想的止血手段。但是对于广泛渗血及汹涌的出血，如果现有办法用尽仍未奏效，在不得已的情况下，应该采用填塞压迫止血以保生命安全。方法是采用无菌干纱布或绷带填塞压迫。填塞处勿留死腔，要保持适当的压力。填塞时纱布数及填塞部位要绝对准确可靠，做到有序地折叠。填塞物一般于手术后3～5天逐步松动取出，并且做好处理再次出血的一切准备。

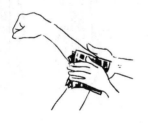
压迫止血

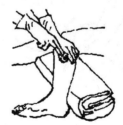
填塞止血

图3-10　压迫与填塞止血

2.结扎止血

结扎止血法有单纯结扎和缝合结扎两种（图3-11）。

（1）单纯结扎法

单纯结扎法经常使用在手术操作过程中，对可能出血的部位或已见的出血点首先进行钳夹。钳夹出血点时要求准确，最好一次成功。结扎线的粗细要根据钳夹的组织多少以及血管粗细进行选择。血管粗时应单独游离结扎。结扎时血管钳的钳尖一定要旋转提出，扎线要将所需结扎组织完全套住，在收紧第一结时将提的血管钳放下逐渐慢慢松开，待第一

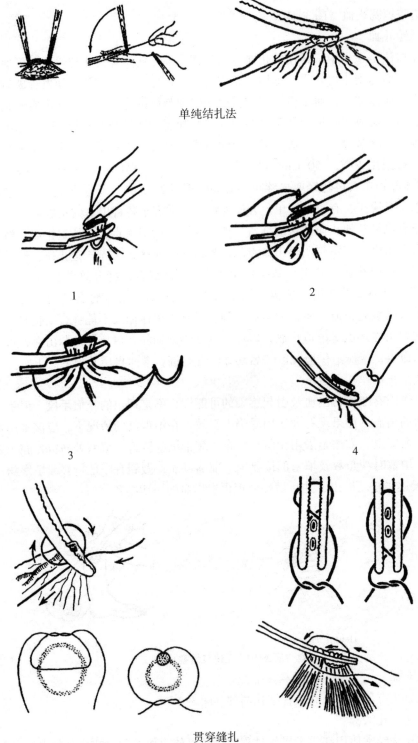

单纯结扎法

1

2

3

4

贯穿缝扎

图3-11　结扎止血

结完全扎紧时再松钳移去，然后打第二结。值得一提的是血管钳不能松开过快，否则会导致结扎部位的脱落或结扎不完全而酿成出血。更危险的是因结扎不准确导致手术后出血。

有时对于粗大的血管要重复结扎，也称双重结扎，即同一血管两道线不能结扎在同一部位，须间隔一些距离，结扎时收线不宜过紧或过松，过紧易拉断线或切割血管导致出血，过松可引起结扎线松脱出血。

（2）缝合结扎法

缝合结扎即贯穿缝扎，也称"8"字贯穿缝扎。此法多用于钳夹的组织较多及组织内有大血管、单纯结扎困难或线结滑脱导致再出血，如脾蒂的缝合结扎等。对于重要的血管一般应进行缝扎止血。缝合要点是手术者将钳夹组织的血管钳平放，从血管钳深面的组织穿过缝针，绕过钳夹组织前或后在同一部位再穿过缝针或依次绕过进针点两侧的钳夹组织后收紧结扎。

3.电凝止血法

电凝止血即用电灼器止血，现常用的电灼器有高频电刀、氩气电刀。就其止血的方式来分有单极电凝及双极电凝。现代的电灼器，均可根据需要予以选择。在止血时，电灼器可直接电灼出血点，也可先用血管钳夹住出血点，再用电灼器接触血管钳（图3-12），血管钳不可接触其他组织及皮肤以防烧伤。通电1~2秒即可止血。血管钳夹住的组织越少越好，这样止血会更准确，而且对组织损伤也小。如脑外科手术中止血有时不用血管钳，而是用Adison镊即血管外科的尖头镊，以此随时准确夹住出血点，即刻电凝止血。电凝止血具有止血准确、损伤小、节约时间、不留缝线的优点。电凝止血适用于表浅的小的出血点止血。

使用时注意事项：使用前要检查电灼器有无故障，连接是否正确，检查室内有无易燃化学物质；电灼前用干纱布或吸引器将手术野蘸干净，电灼后残面不能用纱布擦拭，只能用纱布蘸吸，以防止血的焦痂脱落造成止血失败；电灼器或导电的血管钳、镊不可接触其他组织，以防损伤；应随时用刀片刮净导电物前端的血痂以免影响止血效果。

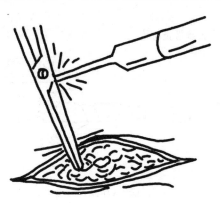

图3-12　电凝止血

4.局部应用药物或生物制品进行止血

在手术创面进行充分止血后，仍有渗血时，可局部应用药物。常用的药物或生物制品有肾上腺素、立止血、凝血酶、明胶海绵、淀粉海绵、止血粉、解尔分思片、施必止等。用药方法包括局部填塞、喷撒、局部注射等。如在手术部位注射加肾上腺素的盐水或用蘸有肾上腺素盐水的纱布压迫局部均可减少创面出血和止血，但应注意监测心脏情况。另外，目前使用的一些医用生物胶做局部喷洒亦有较好的止血作用。

5.止血带止血法

止血带止血法用于肢体的手术，如矫形、截肢、烧伤的切痂等手术和外伤，其作用是通过止血带的压力压迫动脉到深部骨面，封闭血管暂时阻断血流，创造"无血"的手术野，可减少手术中失血量并有利于精细的解剖操作。止血带止血法也是对外伤病人的紧急止血方法（图3-13）。

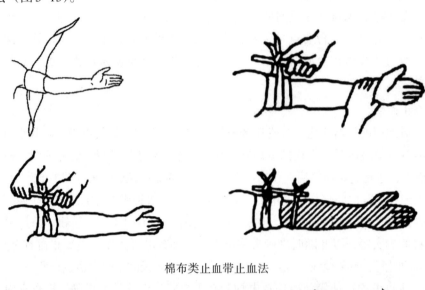

棉布类止血带止血法

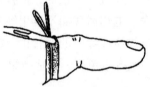

指根部橡皮止血带止血法

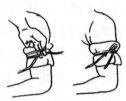

上肢橡皮止血带止血法

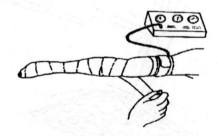

充气式气压止血带止血法

图3-13　气压止血带止血法

（1）止血方法

①棉布类止血带止血法

在伤口近端，用绷带、带状布条或三角巾叠成带状勒紧止血。一般常作为外伤时现场紧急止血。

②橡皮止血带止血法

用橡皮管或胶管止血带将血管压瘪而达到止血的目的，这种止血方法较牢固、可靠。

③充气式气压止血带止血法

充气式气压止血带止血法所需器械包括：

Ⅰ.气压止血带

类似血压计袖带，可分成人气压止血带及儿童气压止血带、上肢气压止血带及下肢气压止血带。气压止血带还可分成手动充气止血带与电动充气止血带。

Ⅱ.驱血带

驱血带由乳胶制成，厚1 mm、宽10～12 cm、长150 cm。

（2）具体操作步骤

①棉布类止血带止血法

将三角巾等折叠成带状，在上臂上1/3端或大腿中部垫好衬垫，用制好的布料带在衬垫上加压绕肢体一周，两端向前拉紧，打一个活结；取绞棒插在布料带的外圈内，将绞棒绞紧，以止血带远端肢体动脉刚刚摸不到为度，把绞棒的一端插入活结内固定。

②橡皮管止血法

不同部位方法有所差异。

指根部橡皮止血带止血法：在指根部衬垫两层窄纱布，然后用橡皮筋（可剪取废手术乳胶手套袖口处皮筋，清洗消毒后备用）环状交叉于纱布上，同时用血管钳适度夹紧交叉处，但不得过紧，以免影响动脉血流。

上、下肢橡皮止血带止血法：结扎时应先将患者肢体抬高，局部垫上敷料或毛巾等软织物，用左手拇指、食指和中指持止血带的头端，右手将橡皮止血带适当拉紧、拉长绕肢体一周后压住头端，再绕肢体1～2周后将右手持的尾端放入左手食指中、指之间，由食指、中指夹持尾端从两圈止血带下拉出一半，使之成为一个活结。松紧度以摸不到远端搏动、伤口刚好止血为宜。如果需要松止血带只要将尾端拉出即可。

③气压止血带止血法

先绑扎气压止血带，为防止松动，可外加绷带绑紧一周固定；气压止血带绑扎妥当后抬高肢体；用驱血带由远端向近端拉紧、加压缠绕；缠绕驱血带后向气压止血带充气并保持所需压力：成人上肢250～300 mmHg（32.3～40.0 kPa）、下肢500～600 mmHg（64.6～80.0 kPa）；儿童根据年龄酌减；松开驱血带。

（3）使用止血带注意事项

①止血带部位要准确

缠在伤口的近端，上肢在上臂上1/3、下肢在大腿中上段、手指在指根部，与皮肤之间应加衬垫。

②止血带松紧要合适

以远端出血停止、不能摸到动脉搏动为宜。过松则动脉供血未压住，静脉回流受阻，反使出血加重；过紧容易发生组织坏死。

③止血带使用时间要合理

用止血带时间不宜过久，要记录开始时间，一般1～1.5小时放松一次，使血液流通5～10分钟。具体操作可视病情灵活掌握，其原则是在充分保证患者远端血液循环正常恢复的前提下，快速上止血带，缓慢松止血带。

（二）止血过程中注意事项

1.对高血压病人，止血一定要做到认真、仔细、彻底，以防手术后出血。

2.对低血压病人止血，不能满足于当前状况的不出血；一定设法将血压调到正常时，检查无出血方为可靠。

3.对胸腔手术的止血尤需认真，因为关闭胸腔以后负压会导致出血。

四、缝合

缝合的目的是将已经切开或外伤离断的组织创缘相互对合，消灭死腔，止血及促进伤口早期愈合，重建器官结构或整形。

（一）缝合方法的种类

手术的缝合方法有多种，可根据缝线是否具有连续性分类，也可根据缝合后切口两侧的对合状态分类。

1.根据缝线是否具有连续性分为连续缝合和间断缝合两类。

（1）间断缝合

间断缝合指每缝一针打一个结，由多个独立的线结完成伤口的缝合。此法的优点是操作简单、易于掌握，伤口缝合十分牢固可靠，切口的张力由每个独立的结扣分担，一针拆开后，不影响整个切口。缺点是操作费时，所用缝线较多。

（2）连续缝合

连续缝合指用一根缝线缝合整个伤口，在缝合起针和末针各打一结。此法的优点是缝合操作省时，节省缝线，创缘对合严密，止血彻底。缺点是缝线的一处折断可使整个伤口全部裂开，用于管道吻合时可能引起吻合口狭窄。

2.据根据缝合后切口两侧的对合状态分为单纯对合缝合、内翻缝合和外翻缝合三类。

（1）单纯对合缝合

单纯对合缝合 指缝合后创缘两侧组织直接平行对合的缝合方法。

（2）内翻缝合

内翻缝合指缝合后创缘两侧部分组织呈内翻状态，保持伤口表面光滑的缝合方法。

（3）外翻缝合

外翻缝合指缝合后创缘的两侧部分组织呈外翻状态，被缝合或吻合的管腔结构内创面保持光滑。

3.钉合

钉合也属于缝合的范畴，指不用缝线而是借助于特殊器械（即钉合器）来完成缝合或吻合的操作方法，钉合同样可以恢复器官组织结构的连续性。尽管钉合器的使用简化了手术操作，节省了手术时间，钉合后的伤口对合整齐，组织反应轻微，但是人体复杂的解剖关系不允许每个手术部位都使用钉合器；钉合器发生故障时，钉合不全可能导致严重的并发症，这就使得钉合器在临床上的应用范围受到一定的限制。临床手术过程中较常用的是手工缝合，手工缝合是外科必要的基本功之一。

（二）缝合的基本原则

1.分层分合

由深到浅、按层次进行严密而正确的对合，达到同类组织切缘间的密切接触。浅而短的切口可按一层缝合，但缝合必须包括各层组织。

2.等量、对称缝合

缝合切口两侧组织时，缝线所包括的组织应是等量、对称和对合整齐。

3.不留死腔

组织缝合后不能留死腔。如仅缝合表层皮肤，使深层留有空隙，该空隙成为死腔，腔内可能出现积血或积液，不但延迟愈合过程，还可导致感染。

4.针距与边距适当

针距指缝合的两针之间的距离，边距指缝合时进针时针眼与切缘之间的距离。手术缝合要根据不同组织、层次的厚度、组织张力等把握好针距与边距，见图3-14。

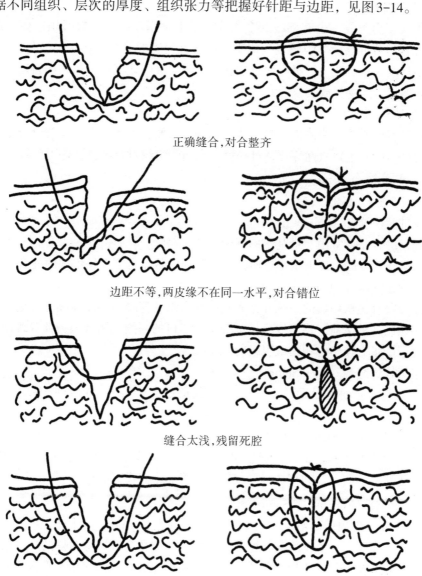

正确缝合,对合整齐

边距不等,两皮缘不在同一水平,对合错位

缝合太浅,残留死腔

缝合太深,结扎太紧,皮缘内陷

图3-14　正确与错误的缝合

5.选择适当的缝线

缝线有粗细、可吸收和非吸收之分。

粗线具有抗张力强、做结牢靠的特点，但因摩擦大、保留的异物相对多，对组织的刺激和损伤大。相反，细线摩擦小、保留的异物相对少，对组织的刺激和损伤也小，但抗张力性和做结牢靠性也小。选择时除了考虑张力强度，更应考虑组织的性质和缝线抽拉、结扎对组织的损伤程度。

可吸收线指肠线（哺乳动物的胶原）和某些合成线（人工高分子聚合物，如聚羟基乙酸、聚乳酸羟基乙酸、聚甘醇碳酸、聚乙酸维尼龙等）。肠线为异种蛋白，在人体内可引起较明显的组织反应。使用过多、过粗的肠线，可导致较重的伤口炎症反应。合成线的组织反应低、抗张力强、吸收时间长、具有抗菌作用。此类线富有弹性，打结时需做四重或更多重的结，剪线时需留有较长的线头。

非吸收线多为丝线，也有棉线和金属线。手术常用丝线。一般适用于体表皮肤的缝合，伤口愈合即可拆线。非吸收线也用于体内各种组织的缝合，将永久地包裹于组织内，无明显的不良反应。由此，可吸收线过敏者也可用非吸收线完成移植物的暂时性缝合（如除颤器、起搏器、药物释放装置等）。

6.打结的松紧要适度

线的松紧程度取决于两侧创缘是否紧密相接。过紧，可造成缝线割裂缝合部位的组织和结扎部位的组织发生缺血性坏死；过松可导致两侧组织对合不良，达不到缝合的目的。

（三）常用缝合方法

1.单纯对合缝合（图3-15）

（1）单纯间断缝合（Simple Interrupted Suture）

单纯间断缝合是最常用、最基本的缝合方法，每缝一针打一个结，各结互不相连。单纯间断缝合常用于皮肤、皮下组织、肌肉、腱膜和内脏器官等多种组织的缝合。

（2）单纯连续缝合（Simple Continuous Suture）

单纯连续缝合是从切口的一端开始先缝一针做结，缝线不剪断连续进行缝合，直到切口的另一端做结。做结前应将尾线反折部分留在切口的一侧，用其与缝针双线做结。单纯连续缝合可用于张力较小的胸膜或腹膜的关闭缝合。

（3）连续锁边缝合（Lock Suture）

连续锁边缝合亦称毯边缝合，常用于胃肠道后壁全层缝合或整张游离植皮的边缘固定。

（4）"8"字缝合（Figure of Eight Suture）

"8"字缝合由两个相连的间断缝合组成，缝合线有交叉，缝合牢靠，不易滑脱。"8"字缝合常用于肌肉、肌腱、韧带的缝合或较大血管的止血贯穿缝扎。

（5）皮内缝合（Endothelial Suture）

皮内缝合分为皮内间断缝合和皮内连续缝合（图3-16）。选用细小三角针和细丝线（0号或0/2号）或细的可吸收缝线，缝针与切缘平行交替穿过切缘两侧的真皮层，最后抽紧。此法的优点是皮肤表面不留缝线、切口瘢痕小而整齐。此法多用于外露皮肤切口的缝合，如颜面部、颈部手术缝合。

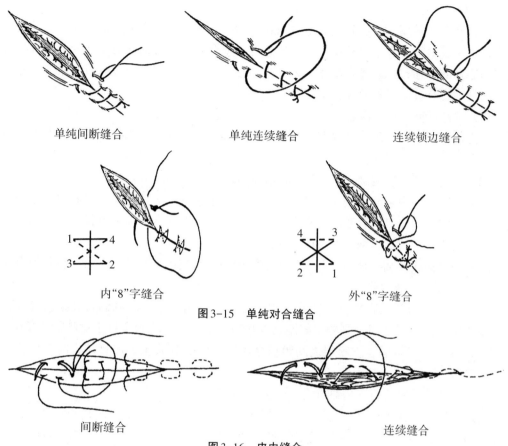

单纯间断缝合   单纯连续缝合   连续锁边缝合

内"8"字缝合   外"8"字缝合

图 3-15　单纯对合缝合

间断缝合   连续缝合

图 3-16　皮内缝合

（6）减张缝合（Retention Suture）

　　减张缝合常用于较大张力切口的加固缝合，减少切口张力。如张力较大的腹部切口依常规方法缝合手术后可能发生切口裂开，此时可在常规缝合腹壁各层组织的同时，每间隔2～3针加缝一针减张缝合，针距3 cm左右。其方法是采用粗丝线或不锈钢丝线，于切口一侧距切缘2 cm处皮肤进针，达腹直肌后鞘与腹膜之间出针，再从切口对侧的腹直肌后鞘与腹膜之间进针，穿过除腹膜外的腹壁各层达切口对侧皮肤的对应点出针（图3-17）。为避免缝线割裂皮肤，在结扎前，缝线上需套一段橡皮管或硅胶管以做枕垫，减少缝线对皮肤的压力。

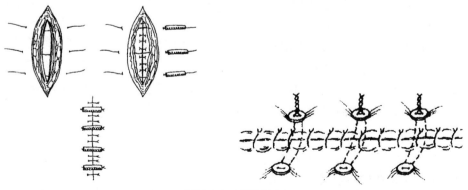

图 3-17　减张缝合

2.内翻缝合法

内翻缝合法常用于胃肠道吻合和膀胱的缝合（图3-18）。其优点是缝合后切缘成内翻状态，浆膜层紧密对合，有利于伤口粘连愈合；愈合后伤口表面光滑又减少了伤口与其邻近组织器官的粘连；内翻缝合防止了因黏膜外翻所致的伤口不愈或胃肠液、尿液外漏。但是，内翻过度有可能引起内腔狭窄。

（1）单纯间断全层内翻缝合（Simple Interrupted Varus Suture）

首先从一侧腔内黏膜进针穿浆膜出针，对侧浆膜进针穿黏膜出针，线结打在腔内同时形成内翻。此法常用于胃肠道的吻合。

（2）单纯连续全层内翻缝合（Simple Continuous Varns Suture）

单纯连续全层内翻缝合用于胃肠道的吻合，其进出针的方法同单纯间断内翻缝合，只是一根缝线完成吻合口前后壁的缝合。现已很少使用，因缝合不当可引起吻合口狭窄。

（3）间断垂直褥式内翻缝合（Lembert缝合）

间断垂直褥式内翻缝合为胃肠道手术最常用的浆肌层内翻缝合法，可在胃肠道全层吻合后加固吻合口、减少张力，也用于子宫壁切口缝合。其特点是缝线穿行方向与切缘垂直，且线不穿透肠壁黏膜层。具体缝合方法是于距一侧切缘0.4～0.5 cm处浆膜进针，缝针经浆肌层与黏膜层之间自同侧浆膜距切缘0.2 cm处引出，跨吻合口于对侧距切缘0.2 cm处浆膜进针，经浆肌层至黏膜层之间距切缘0.4～0.5 cm处浆膜引出打结，吻合胃肠壁自然内翻包埋。

（4）连续全层平行褥式内翻缝合（Connell缝合）

连续全层平行褥式内翻缝合适用于胃肠道前壁全层的吻合。其方法是开始第一针从一侧浆膜进针通过全层，对侧黏膜进针浆膜出针，打结之后，距线结0.3～0.4 cm的一侧浆膜进针穿过肠壁全层，再从同侧肠壁黏膜进针，浆膜出针引出缝线；缝线达对侧肠壁相对应部位，同法进针和出针，收紧缝线使切缘内翻。如此连续缝合整个前壁后打结。同侧进、出针点距切缘0.2 cm，进、出针点连线应与切缘平行。

（5）连续水平褥式浆肌层内翻缝合（Cushing缝合）

连续水平褥式浆肌层内翻缝合可用于胃肠道前后壁浆肌层的缝合、中期妊娠剖宫取胎最后一层子宫肌层缝合，缝合方法类似于Connell缝合，只是缝合的层次有所不同。这种方法缝针仅穿过浆肌层而不是全层，缝线穿行于浆肌层与黏膜层之间。

（6）间断水平褥式内翻缝合（Halsted缝合）

间断水平褥式内翻缝合可用于胃肠道吻合口前壁浆肌层的缝合。进出针类似于Connell缝合，缝针仅穿过浆肌层而不是全层，缝线穿行于浆肌层与黏膜层之间，缝一针打一个结。

（7）荷包缝合（Purse-string Suture）

荷包缝合是小范围的内翻缝合，以欲包埋处为圆心，于浆肌层环形连续缝合一周，结扎后中心内翻包埋，表面光滑，利于愈合，减少粘连。荷包缝合常用于阑尾残段的包埋、胃肠道小伤口和穿刺针眼的缝闭、空腔脏器造瘘管的固定等。

（8）半荷包缝合

半荷包缝合适用于十二指肠残端上下角部或胃残端小弯侧部的包埋加固。

（9）"U"字叠瓦褥式缝合

"U"字叠瓦褥式缝合适用于实质脏器的断面如肝、胰腺断面或脾的缝合，从创缘一侧包膜进针，穿脏器实质达对侧包膜出针；再从出针同侧包膜进针，穿脏器实质达对侧包膜出针，缝线两端在创缘的一侧打结。缝下一针时，进针点应在上一针结扎的范围以内，使相邻的两针重叠，通过组织之间的结扎，挤压创缘的管道结构，达到止血或防止液体漏出的目的。如果实质脏器较厚，一针难以穿过，则可在实质脏器的创缘中间出针，再从出针处进针达对侧包膜，缝合结扎后两侧创缘呈内翻状态。

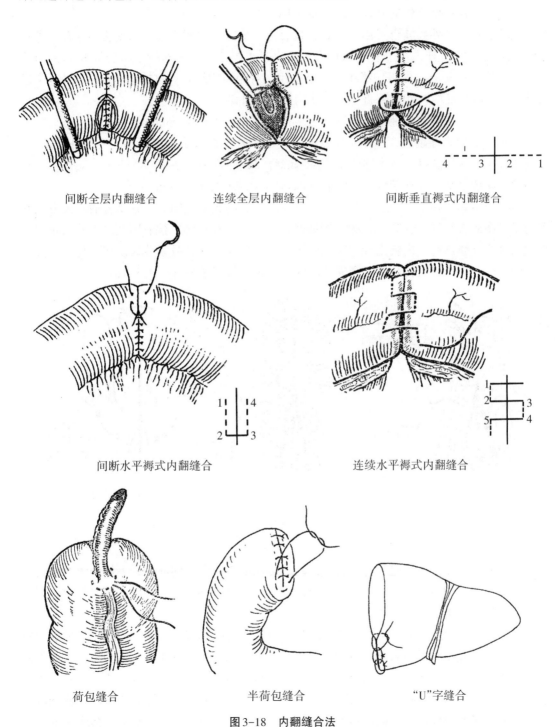

间断全层内翻缝合　　　　连续全层内翻缝合　　　　间断垂直褥式内翻缝合

间断水平褥式内翻缝合　　　　　　连续水平褥式内翻缝合

荷包缝合　　　　　　半荷包缝合　　　　　　"U"字缝合

图3-18　内翻缝合法

3.外翻缝合法

外翻缝合法常用于血管的吻合和较松弛皮肤的吻合（图3-19）。血管吻合后吻合口两侧的血管边缘组织向外翻出，而血管内壁光滑，遗留线头少，避免血栓形成；也有人将此法应用于缝合腹膜或胸膜，可使腹腔、胸腔内壁光滑，减少内脏与腹壁或胸壁的粘连；松弛的皮肤缝合后皮肤切缘外翻，真皮层和表皮层对合良好，利于皮肤伤口的愈合。

（1）间断垂直褥式外翻缝合（Interrupted Vertical Mattress Suture）

间断垂直褥式外翻缝合可用于阴囊、腹股沟、腋窝、颈部等较松弛皮肤的缝合。方法是距切缘1 cm处进针，穿过表皮和真皮，经皮下组织跨切口至对侧于距切缘1 cm的对称点穿出，接着再从出针侧距切缘0.3 cm处进针，对侧距切缘0.3 cm处穿出皮肤，由4个进出针点连接的平面应与切口垂直，结扎使两侧皮缘外翻。

（2）间断水平褥式外翻缝合（Interrupted Horizontal Mattress Suture）

间断水平褥式外翻缝合适用于血管破裂孔的修补、血管吻合口有渗漏处的补针加固。与连续水平褥式外翻缝合所不同的是此法每缝合一针便打一个结。

（3）连续水平褥式外翻缝合（Continuous Horizontal Mattress Suture）

连续水平褥式外翻缝合适用于血管吻合或腹膜、胸膜的缝闭。血管吻合的具体方法是采用无损伤血管针线，在吻合口的一端做对合，缝合一针打结，接着距线结2～3 mm于线结同侧血管外膜进针，内膜出针，对侧内膜进针，外膜出针，收紧缝线使切缘外翻。如此连续缝合整个吻合口后打结。同侧进、出针点连线应与切缘平行（图3-18）。

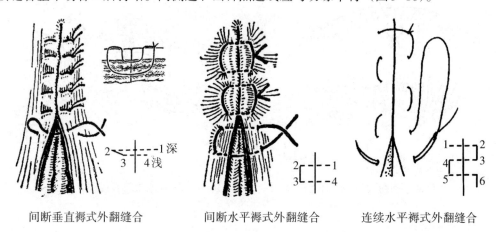

间断垂直褥式外翻缝合　　　间断水平褥式外翻缝合　　　连续水平褥式外翻缝合

图3-19　外翻缝合法

（三）缝合的注意事项

1.组织分层缝合、严密对合，勿留死腔，是保证伤口愈合的前提，不同的组织对合将导致伤口不愈。如表皮对筋膜、空腔脏器的黏膜对浆膜、伤口深面积液等都是招致伤口延迟愈合及伤口感染的主要原因。

2.根据不同的组织器官类型，选择适当的缝针、缝线和缝合方法。皮肤伤口的缝合宜选用三角针，软组织的缝合一般选用圆针。粗丝线可耐受较大的张力和避免脆性组织的割裂，细丝线可减少组织反应，可吸收缝线在伤口愈合后被机体组织吸收而不留异物，无损伤针线用于血管吻合可避免在血管内壁形成血肿。内翻缝合一般用于胃肠道和膀胱的缝合，既避免了黏膜外露所致的伤口不愈或瘘的形成，又可使伤口表面平滑，粘连较少。

3.针距边距应均匀一致，整齐美观，过密和过稀均不利于伤口的愈合。

4.缝合线的结扎松紧度取决于缝合的对象，如血管缝扎的打结应稍紧一些，而皮肤切口的缝合结扎应以切口两侧边缘靠拢对合为准，缝线结扎张力过大时，即结扎太紧易致切口疼痛或局部血液循环障碍，组织肿胀，缺血坏死，切口感染化脓，愈合后遗留明显的缝线瘢痕；结扎过松则不利于切缘间产生纤维性粘连，影响切口愈合，甚至遗留间隙或死腔而形成积液，导致伤口感染或延迟愈合。

五、手术野的显露

手术野的充分显露是保证手术顺利进行的先决条件，在良好的显露情况下，可使手术野内解剖关系清楚，不但操作容易、方便，也更安全。显露不充分，特别是深部手术，将造成手术操作困难，不利于辨别病变性质，甚至误伤重要组织或器官，导致大出血或其他严重后果。以下五项因素是确保最佳显露的必备条件。

（一）麻醉选择

合适的麻醉，使病人有良好的肌肉松弛，才能获得良好的显露，特别是深部手术，手术野狭窄，操作困难，手术很难顺利完成，造成不应发生的损伤。

（二）切口选择

选择合理的正确的切口是显露病灶或组织器官的重要的决定性因素之一。对切口的选择，需要全面考虑。选择切口应注意以下几点。

1.据病灶越近越好

距病灶最近的部位做切口最容易暴露病灶部位。

2.切口便于延长和侧向移动

切口长短需根据手术的需要来确定，必要时应易于延长。切口过长将造成组织不必要的损伤，过短则不易显露病灶。

3.易避开重要的解剖结构

尤其是能避开重要血管、神经，以免造成损伤和影响器官功能。

4.愈合牢固

愈合牢固的切口不易裂开，不易形成切口疝。

5.不影响形象、功能

面、颈部切口应与皮纹相一致；正常皮肤具有一定张力，其所受的张力与皮纹相一致，所做切口应尽量沿皮纹方向进行。尤其面、颈外露部位更须注意。关节部位做切口要以手术后瘢痕收缩不影响功能为原则。避免在负重部位做切口。

（三）体位选择

合适的体位，常可使深部手术获得较好的显露。一般是根据切口、手术的性质与需要选择合适的体位。但同时考虑体位对患者的舒适及对局部或全身的影响。例如时间较长的过曲或过伸的体位将影响呼吸深度及交换量；侧卧时间过久，可能影响肢体循环或发生神经压迫等。

（四）牵开选择

充分应用牵开器，增加显露范围和深度，保证手术野充分显露，是手术顺利进行的保障条件之一。

1.牵开器的选择与正确使用

牵开器简称拉钩，以其形状、大小、长短、功能等不同有多种，根据切口长度、深浅、操作目的选择适宜的牵开器。拉钩的作用是牵开伤口及附近脏器或组织，以显露深部组织或病变，使用拉钩将附近脏器或组织牵开时，位置适当，应以湿盐水纱布垫，置于拉钩与组织之间，以免滑动，便于阻止附近脏器涌入手术区域，妨碍手术野的显露及操作，同时也可以保护周围器官或组织免受损伤。

2.牵开与手术操作默契配合

助手应了解手术进程，若助手不知道手术的进程及手术的意图，则不能很好地主动配合、及时调整拉钩的位置。故手术前详细的讨论、沟通与手术中的配合是必要的。

3.牵拉动作要轻柔

在牵拉过程中，避免用力过猛，因病人在局部浸润麻醉或硬膜外腔神经阻滞麻醉时，内脏神经敏感仍存在，牵拉或刺激内脏过重时，可能引起反射性疼痛、肌肉紧张、恶心、呕吐致内脏涌入手术野，妨碍操作。遇此情况，除牵拉动作及手术操作应尽量轻柔以减少对内脏的刺激外，必要时，用0.5%普鲁卡因或利多卡因，进行肠系膜根部或内脏神经丛封闭，以减轻或消除上述现象，改善显露情况。

4.牵开与体位及脏器特点的结合

（1）与体位相结合

除利用盐水纱布垫将内脏与手术野隔开外，还可利用体位使内脏坠向一方。如：右半结肠手术，可将手术台偏向左侧，使大部分小肠坠向左侧，再用盐水纱布垫隔开，达到较满意的显露。

（2）用内脏本身的特点

常用的方法是将内脏托起，使深处的手术部位变浅些。胆总管手术时，将盐水纱布塞入小网膜孔，使胆总管向前，有助于显露及操作。或利用某些组织的结构，牵引内脏，如利用圆韧带将肝脏向下牵引可使肝脏下移，显露肝顶部及肝后缘的病变。向上轻轻牵引，可使胆总管附近的结构变浅些，利于手术操作。将内脏体积或内容物减小，也是常用的辅助方法之一，例如颅内手术可进行脱水，使脑容积缩小；盆腔手术可留置尿管，以排空膀胱；手术中胃肠胀气显著时，可在无菌技术下进行穿刺减压等等。同时再辅以牵拉，便可获得良好的显露。

（五）良好的照明

可采用多孔无影灯、子母无影灯、冷光源拉钩、冷光源额灯等。

六、剪线与拆线

（一）剪线

结扎血管或缝合组织后打结的线头，均应剪断。手术者在完成打结后，应将双线提起偏向一侧，以免妨碍剪线者的视线。剪线者用"靠、滑、斜、剪"四个动作剪线，先手心朝下，微张开剪尖，以一侧剪刃靠紧提起的线，向下滑至线结处，再将剪刀倾斜（约45°）将线剪断。倾斜的角度取决于需要留下线头的长短，一般皮肤缝线的线头可留

0.5～1 cm，便于拆线；胃肠吻合丝线应留0.2～0.3 cm，可吸收缝线应留0.5～0.8 cm，不锈钢丝留0.5～0.6 cm，并需将钢丝两断端拧紧（图3-20）。

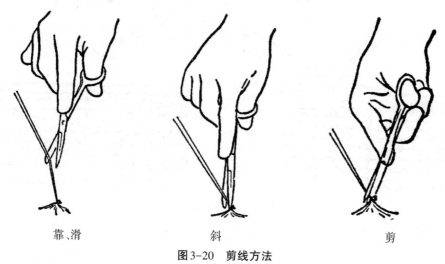

靠、滑   斜   剪

图3-20 剪线方法

（二）拆线

1.拆线的时限

（1）一般拆线时限

皮肤缝线均为异物，不论是何种伤口均需拆线。胸、腹部及四肢切口缝线在手术后7天拆除；头皮及颈部切口缝线5天拆除；背中缝线切口拆线时间较晚，可延至术后7～9天拆线；四肢关节处10～12天拆线。大多数愈合良好的切口，在7天时拆除普通缝线，14天拆除张力缝线。肠线可以不拆，待其自然吸收脱落。

（2）特殊情况下伤口拆线时限

在特殊情况下，可不按上述规定拆线，可依据伤口愈合情况延期拆线或分期间隔拆线。如，切口太长、太大、缝线太紧，或病人有贫血、营养不良、其他并发症或疾病，以致切口未能按期愈合时可延期拆线；伤口的部分因感染等原因不能预期愈合，可先拆除已愈合部分伤口的缝线，其余待愈合后再拆除。但晚拆线有异物长时间刺激伤口，具有感染机会增多、瘢痕较大等缺点，所以提倡早期拆线。

2.拆线方法

拆线方法是先夹起线头，用剪刀插进空隙从由皮内拉出的部分将线剪断（图3-21）。这样，由于抽紧线头，必然会引起疼痛。同时，如前所说，手术后创口总不免有暂时性的水肿现象，如果缝线结扎太紧，就会嵌到皮内，使拆线困难，更加重拆线时的疼痛。因此，拆线时，可先用生理盐水棉球轻压伤口，借此分散病人的注意力，并除去血迹结痂，使缝线清晰暴露，以干棉球擦干，再用酒精棉球消毒（一般缝合伤口，若无血迹结痂，则仅用酒精棉球消毒即可。但黏膜及会阴部不可使用酒精，可用0.1%新洁尔灭棉球消毒），然后用小型尖头锐利剪刀，在缝线的中央剪断，沿皮肤平面再剪去无线结一端的全部皮外线头，或直接齐皮肤平面剪断无线结的一端，最后用镊子夹住有线结的一端的线头，将缝线呈垂直方向抽出。上述三种拆线方法，可按不同情况，灵活采用。但无论采用何法拆线，均不可使皮外部分缝线再从伤口内通过，以免增加感染机会。拆线时，剪刀应插入缝线下面，这样，不仅可以减少疼痛，且可防止误剪皮肤。拆线后，如发现愈合不良而有裂开的可能，则可用蝶形胶布将伤口固定，并以绷带包扎。

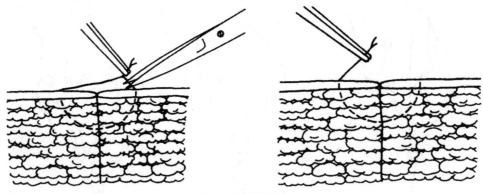

图3-21　拆线方法

七、引流

外科引流是将人体器官、体腔或组织内积聚的内容物（脓液、积血、渗出液、坏死组织等）通过引流管或引流条引流出体外或通过引流道手术重建导流到体内空腔脏器的技术。正确使用引流术可防止感染的发生或扩散。用于引流的医用器材称为引流物。

（一）引流的分类

1.根据引流目的分类

（1）预防性引流

为预防手术后发生积血、积液、感染吻合口漏等并发症而使用者，如腹腔大手术后（肝、胆、胰、脾及胃肠手术）等，多用胶管引流及烟卷引流，一般留置时间在24～48小时内。如留置时间过长，可致逆行感染。

（2）治疗性引流

为使组织间或体腔内脓液、各种积液等流于体外的引流，如胆瘘、胰瘘、肠瘘、脓肿切开引流，多用胶管、套管引流，时间较长，多在疾病需要治疗时使用。没有脓液或瘘液、胆汁、胰液等即可拨出。

2.根据引流的作用原理分类

（1）被动引流

利用体内液体与大气之间的压力差，或引流物的虹吸作用及各种体位相关作用，使液体排出体外。

（2）主动引流

借助外力用负压吸引将体内液体吸出，其优点是可防止逆行污染，可使死腔迅速缩小，主动引流可分为闭式吸引和半开放套管吸引等。

（二）引流物的种类

1.纱条

包括油纱条、盐水纱条、抗生素纱条等，用于表浅或慢性感染伤口。

2.橡皮片

用橡皮手套剪成，用于表浅伤口治疗及预防性引流。

3.烟卷

用橡皮片卷纱布条制成，常用于腹腔短时间引流。

4.膜管

用橡皮片卷成空心管状，用于表浅创口的治疗及预防性引流。

5.引流管

常用的有硅胶管、软塑管、乳胶管、导尿管、蕈状导尿管、胃管、十二指肠引流管、T形管、双腔套管等，常用于体腔及深部组织引流（图3-22）。

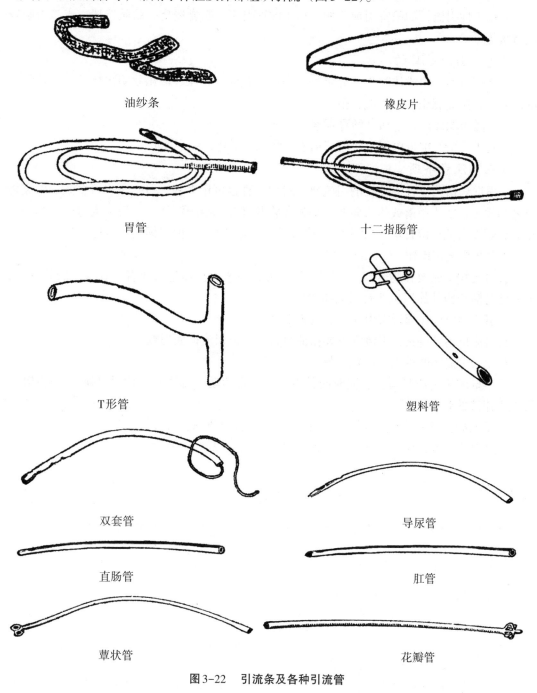

油纱条	橡皮片
胃管	十二指肠管
T形管	塑料管
双套管	导尿管
直肠管	肛管
蕈状管	花瓣管

图3-22 引流条及各种引流管

（三）引流的适应症

1.各种化脓性感染或脓肿及积液、积血。

2.软组织广泛性的减压术后防止继续渗血。

3.伤口严重污染、感染，坏死组织未能彻底清除，手术后存留残腔。

4.胃肠穿孔或破裂、腹腔污染严重，修补术后防止可能有瘘的发生者。

5.肝、胆、胰、脾及泌尿系统手术后，为防止渗血、胆汁、胰液、尿外漏者。

6.胸腔积液、外伤性血气胸及胸腔手术后，为防止积血、积气，以利于肺扩张。

7.减压性引流，如脑室引流、胆总管T形管引流、胆囊造瘘、膀胱造瘘、十二指肠残端造瘘等。

（四）引流的目的

1.将创口内组织或体腔中的分泌物、积血、积液、积脓、渗出物引出体外，去除细菌的培养基，阻止感染的发生或扩散。

2.刺激组织渗出，中和、稀释毒素。

3.刺激渗出纤维蛋白原，使局部粘连，病灶局限化，缩小死腔。

（五）注意事项

1.根据病情选择合适种类的引流物，可用一种也可用多种，可一条也可多条。引流物要妥当固定，防止脱落或落入腹腔，但避免将其缝合到组织深处。一般引流物放置24～28小时，烟卷引流可留置48～72小时，管状引流不超过1周，但根据病情可适当延长。

2.要严格无菌操作。

3.引流物禁忌放在吻合口上及穿孔修补处，不要直接压迫大血管、神经、肠管等处，尤其注意防止腹外加压包扎对引流物的压迫。

4.引流物要放在邻近需引流部位的最低处。

5.引流口不要过紧，引流管不要扭曲打折，保证引流彻底通畅。

6.记录引流物的种类、位置、数量。

7.尽量缩短引流时间。引流时间长者，要经常活动引流物并要按时更换，以免堵塞，影响引流液的观察。

8.要观察、记录引流内容物的性质、数量，用以判断病情，供治疗参考。

9.有引流瓶者，应注意连接，24小时更换一次，以防止引流瓶内容物倒流。

第四章　外科无菌术

第一节　无菌术的基本概念

自1846年到1890年，无菌术经历了漂白粉洗手、石炭酸溶液伤口消毒和冲洗手术器械、手术器械蒸汽灭菌法、手臂消毒和戴橡皮手套等几个阶段才得以完善。该技术从简单的洗手换衣发展到今天，已形成了一整套先进、系统和行之有效的措施。它不但使手术感染的发生率大大减少，促进了近代外科学的发展，而且随着临床医学的进步，无菌术的范畴从单纯的灭菌和消毒扩展为预防医院内感染、提高医疗质量的重要措施之一。它不但是外科医生手术的基本技能，也是医务工作者从事医疗卫生工作的基本素养。

一、无菌术的概念

1.无菌术（Asepsis）

针对污染来源所采取的预防措施，是指在执行医疗、护理过程中，防止一切微生物侵入机体和保持无菌物品及无菌区域不被污染的操作技术和管理方法，包括灭菌法、消毒法、操作规则、设施、管理制度。

2.无菌物品

经过物理或化学方法灭菌后，未被污染的物品称为无菌物品。

3.无菌区域

经过灭菌处理而未被污染的区域，称为无菌区域。

4.非无菌物品或区域

未经灭菌或经灭菌后被污染的物品或区域，称为非无菌物品或区域。

二、外科无菌术的概念与方法

外科无菌术是贯穿于各种手术（含穿刺、注射、插管、换药等）操作的全过程（手术前、手术中、手术后），以预防手术后感染为主的操作技术，由特定的方法、操作技术、管理制度构成。其意义是对无感染的外科病人起到预防感染作用，对已有感染的患者则是为了防止扩散或发生交叉感染。

外科无菌术包括除菌、消毒、灭菌、无菌、无菌术、设施、制度等方面。

1.除菌（Degerming）

除菌指用机械的方法（扫除、洗涤、空气过滤等）最大限度减少局部空气、物品、皮肤等附着的细菌和污物，以利于消毒剂和细菌的接触，能提高杀菌效果。

2.消毒（Disinfection）

消毒指用化学消毒剂喷洒、浸泡或涂擦的方法，达到改变细胞膜通透性、蛋白质变性、破坏代谢酶等效果，消灭全部或绝大部分细菌，将病原微生物的数量减少到无害的程度，即失去致病能力（相对无菌）。

3.灭菌（Sterilization）

灭菌指用物理（温度、压力、照射、射线、超声波等）的方法，达到破坏细菌生存必需的酶、凝固蛋白质、破坏细菌细胞膜等效果，彻底消灭所有的微生物。

4.无菌

经过灭菌和消毒的物品，在一定期限（有效期）内所处的状态，即无菌状态，包括储存无菌物品的包装、密封、保存方法、保存期限以及启用的方法与规则。

5.无菌术

无菌术指在使用无菌物品的全过程中（使用前、使用过程、使用后）保证无菌物品（除接触污染的物品被隔离外）始终处于无菌状态的操作技术。避免已消毒的部位或已灭菌的物品发生再污染、防止接触性污染是无菌术的核心技术。

三、手术室的条件

医院住院部和门诊部都设有手术室，一个标准化的手术室应具备以下几个基本条件。

（一）安静

手术室的地点，首先要有安静的环境，使手术人员能专心地进行手术。

（二）清洁

清洁最为重要。自天花板到地面上的一切用具，都需彻底保持清洁，各种建筑和用具的材料应坚固耐洗；地面须有一定的倾斜度，并设有排水的地漏。墙角及其与天花板相接处应呈圆角，以便清洁；为了防止发生灰尘及微生物侵入，要有双层窗户；室内不应有不必要的装置或凹凸雕刻。总之，手术室的一切构造力求不积灰尘又便于清洗。

（三）采光

手术室内的采光甚为重要，好的采光是保证手术顺利进行的重要因素之一。室内应避免日光直接射入，以免手术时影响视力，一般在手术台上方的室顶悬吊可转动的无影灯，并备有能搬动的照明立式灯。无影灯的光源经多方面的反射镜反射到手术区，操作时不会挡住灯光，便于进行手术，无影灯产生的热量较少，不致影响室温，可减少手术人员出汗。

（四）通风与调温设备

手术室内应有良好的通风设备和调温设备，温度以20～25 ℃为宜，而湿度以48%左右为宜。

四、手术室功能分区

手术室按功能流程和无菌技术的要求，设置相互隔离、避免交叉感染的三条出入通道，即工作人员通道、病人通道、器械敷料等循环供应通道。根据洁净程度，分为有菌区和无菌区。有菌区包括卫生通道用房、办公用房等。无菌区包括手术用房、手术辅助用房。有菌区和无菌区严格隔离，并有醒目的分界标志。无菌区又划分为"相对无菌区"和"绝对无菌区"。摆放手术器械及敷料的区域为"绝对无菌区"，未穿手术衣者应禁止在此区穿行；摆放麻醉器械处为"相对无菌区"，非手术人员的活动范围局限于此区。

五、手术室的管理制度

手术室的管理制度主要包含以下七方面：

1. 进入手术室的要求

进入手术室的人员，必须更换手术衣、裤、鞋，戴手术帽及口罩。临时出手术室需换外出衣裤和鞋，帽子要盖住全部头发，口罩要求遮住口鼻，参加手术的人员应修剪指甲、除去甲缘污垢。

2. 手术人员的要求

保持安静，禁止吸烟及大声喧哗，禁止使用移动电话。

3. 参观手术人员的要求

尽量减少参观人员，参观者按要求更衣等，在指定地点参观，不得靠手术台太近或过高，不得触碰手术人员，参观感染手术后，不得再到其他手术间参观。

4. 手术安排要求

平诊手术需提前一天递送手术通知单，注明患者体位及备用特殊手术器械；急诊手术可临时递送手术通知单。

5. 手术室使用要求

无菌手术间和有菌手术间应相对固定，如连台手术，应先做无菌手术，后做污染或感染手术，严禁在同一个手术间内同时进行无菌手术及污染手术。

6. 手术室清洁要求

每次手术完毕后，应彻底洗刷地面、清除污液、敷料及杂物。及时清洁或消毒处理用过的器械及物品，对具有传染性病人的手术器械及废物应做特殊处理，手术间亦需按要求特殊消毒。手术室内应定期进行空气消毒，每周至少彻底大扫除一次。

7. 其他要求

患有手臂化脓性感染或呼吸道炎症的人员不能进入手术室；手术室外的推车及布单等严禁进入手术室，手术病人应在隔离区换乘手术室推床。

六、无菌操作原则

1. 环境要清洁、宽敞、定期消毒。进行无菌技术操作前半小时，须停止清扫地面等工作，避免不必要的人群流动，防止尘埃飞扬。每日用紫外线照射消毒一次。进行无菌操作时，操作者身体应与无菌区保持一定距离。手臂应保持在腰部或治疗台面以上，不可跨越无菌区，手不可接触无菌物品。

2.进行无菌操作时，衣帽穿戴要整洁。帽子要把全部头发遮盖，口罩须遮住口鼻，常修剪指甲，七步洗手法洗手（见后），避免面对无菌区谈笑、咳嗽、打喷嚏。

3.无菌物品与非无菌物品应分别放置；无菌物品取放时应直视无菌区；存放于无菌包或无菌容器内，不可暴露在空气中；一经使用，必须再经无菌处理后方可使用；从无菌容器中取出的物品，虽未使用，也不可放回无菌容器内。

4.无菌包应注明名称、消毒灭菌日期，按时间先后顺序排放，固定放置，以便取用。无菌包在未被污染及未开启的情况下，5月1日至10月1日期间有效期为1周，10月1日至次年5月1日期间有效期为2周。过期受潮应重新灭菌。开包后的无菌包和开封后的无菌溶液有效期均为24小时，无菌盘有效期限不超过4小时。

5.取无菌物品时，必须用无菌钳（镊）。未经消毒的物品不可触及无菌物或跨越无菌区。无菌持物钳取放时钳端闭合，不可触及容器口边缘及溶液以上的容器内壁。使用时应保持钳端向下，不可倒转向上，用后立即放入容器中。如到远处夹取物品，无菌持物钳应连同容器一并搬移，就地取出使用。无菌持物钳只能用于夹取无菌物品，不能用于换药和消毒皮肤。无菌持物钳及其浸泡消毒容器每周清洁、消毒2次，同时更换消毒液，门诊换药室或使用较多的部门，应每日清洁、消毒一次。每个容器只放一把无菌持物钳。

6.使用无菌瓶内的溶液时，不可将无菌敷料堵塞瓶口倾倒无菌溶液，或直接伸入溶液瓶内蘸取，以免污染剩余的溶液。

7.无菌包内物品不慎污染或无菌包浸湿，外界微生物可渗入包内，造成污染，需重新消毒灭菌。

8.戴手套时应注意未戴手套的手不可触及手套外面，而戴手套的手则不可触及未戴手套的手或另一手套的里面。戴手套后双手始终保持在腰部或操作台面以上视线范围的水平，如发现破损，应立即更换。脱手套时，须将手套口翻转脱下，不可用力强拉手套边缘或手指部分，以免损坏。

9.进行无菌操作时如器械、用物疑有污染或已被污染，即不可使用，应更换或重新灭菌。

10.一套无菌物品，只能供一个病员使用，以免发生交叉感染。

第二节　手术野的细菌来源和控制途径

为了防止细菌进入手术野或伤口，必须对细菌的来源有所了解，才能有针对性地采取措施。细菌的来源大致有五个方面：

一、皮肤上的细菌

（一）细菌来源

人体皮肤上附有大量的细菌，细菌不仅存在于皮肤的表面（称暂存菌），而且还可深居于毛囊、汗腺、皮脂腺及皮肤皱褶处，其上有皮脂掩盖（称常住菌）。暂存菌存在于皮肤上一定时期后，可深入毛囊、汗腺、皮脂腺或皮肤皱褶处转化为常住菌；常住菌可随出汗、皮脂分泌而移行至皮肤表面转化为暂存菌。这些细菌可以由于外伤性皮肤破裂进入伤口，或通过医护人员在治疗工作中（手术、换药等）传播到病人的伤口而引起感染。

（二）控制办法

1.为了避免存在于皮肤表面的暂存致病菌转化为常住菌，凡接触病人创口脓液或其他污物后，应立即用肥皂洗手，避免在工作中给病人带来危害。

2.皮肤有化脓性病灶的医护人员不应进入手术室和无菌隔离区。

3.病人皮肤上的细菌也是自身感染的可能来源，因此，手术区皮肤在手术前应进行清洁及彻底消毒处理。

4.为不让头发外露，防止附着的细菌脱落，工作人员应勤洗头，并戴好工作帽。

5.手术人员按规程洗（刷）手，并消毒、隔离皮肤。

二、鼻咽部的细菌

（一）细菌来源

人的鼻咽部有大量的细菌，这些细菌每当深呼吸、说话、咳嗽、打喷嚏时随着飞沫排到空气内，落在伤口或与伤口接触的物品上而引起感染。

（二）控制办法

口罩是防止飞沫散播细菌唯一而有效的方法，阻菌效果可达90%以上，发挥口罩的最大阻菌效果在于正确使用：

1.口罩应盖住鼻孔和口。

2.戴得松紧要适当，过松则飞沫可能不完全附着在口罩上而折向空气内；过紧则妨碍呼吸，引起不适。

3.口罩潮湿后阻挡飞沫的效力降低，必须及时更换，口罩戴过一段时间，即使不潮湿也应该更换，否则，遗留在口罩上的细菌会越积越多。

4.避免高声谈笑，大声讲话、咳嗽、打喷嚏时，仍有大量细菌透过口罩；不得已咳嗽或打喷嚏时，应背向无菌区，面向地面。

5.急性上呼吸道感染者不能进入手术室参观手术或参加手术操作。

三、空气中的细菌

（一）细菌来源

空气中的细菌除附着于飞沫外，主要附着于空气中的微尘上，飞沫中的细菌最终也必然附着于微尘上，当微尘落到伤口或与伤口接触的器械、物品上时，就会进入伤口而有可能引起感染。新鲜空气内细菌数量少，但在扫地或过多人走动微尘飞扬时，细菌明显增多。在手术室内，微尘的主要来源是工作人员的衣物、病人的物品（包括被褥），以及从门窗吹进的风带入。

（二）控制办法

1.严格遵守手术室规程

（1）保持室内清洁、门窗严密。

（2）工作人员进手术室前须更换手术室专用衣、裤、鞋、帽及口罩。

（3）室内人数不宜过多，动作须轻巧。

（4）病人进入手术室前，亦应更换衣、鞋，戴好手术室专用帽子，特别是病室的被褥禁止带入手术室内。

（5）换药和做其他治疗前不宜进行扫地或铺床等活动，保持外科病室清洁。

（6）按规定打开窗户通气，用新鲜空气取代室内污浊空气。

2.采取除菌措施，最大限度减少空气中的细菌量

（1）采用"超滤"法过滤器过滤进入手术室内的空气，以减少空间的微粒（净化手术室）。

（2）采用严密包裹法阻挡或隔离细菌侵入，如采用以双层布包裹的无菌包（有效保存期7～10天）、加盖的金属或玻璃、搪瓷等容器（有效保存期15～30天）、密封灭菌的金属或玻璃器材（如注射液、罐头，有效保存期一年）。

3.尽可能消灭空气中的细菌

采用物理方法和化学方法，如紫外线照射、药物喷雾（新洁尔灭、石炭酸）或气体熏蒸（乳酸、甲醛）等方法杀灭或减少空气中的细菌。

四、器械、用品、药物、溶液等带入的细菌

（一）细菌来源

经过灭菌的物品不该成为感染的细菌来源，但在下列情况下可能成为感染的来源：个别工作人员责任心不强，没有按照操作规程进行灭菌消毒处理；灭菌器发生故障或消毒溶液失效而未及时发现；使用了过期的灭菌物品；灭菌后又被污染等。

（二）控制办法

1.严格遵守规章制度。

2.加强责任心，分工明确，责任到人。

五、病灶中的细菌

（一）细菌来源

感染病灶和有腔脏器内容物中的细菌，一般不可能用灭菌消毒的方法达到无菌状态，是手术后感染的重要来源。

（二）控制办法

1.手术操作时严格实施隔离技术，避免污染。

2.手术中污染和被疑似污染的物品应与无菌物品分开。

3.污染的手套应用无菌生理盐水冲洗或更换无菌手套。

4.手术临终时用等渗盐水反复冲洗污染手术区和切口。

第三节　外科灭菌与消毒

手术器械和物品的灭菌和消毒是外科无菌技术最重要的环节。消毒法只能杀灭病原菌与其他有害微生物，但不能杀死细菌的芽孢；灭菌法比消毒法对细菌的杀灭更为彻底可

靠，但因不适用于所有手术器械物品的灭菌，必须结合消毒法应用；除菌法可减少局部细菌，并有利于消毒剂和细菌的接触，能提高杀菌效果。具体实施时，原则上能用灭菌法灭菌的器械物品不用消毒法处理；消毒法和灭菌法均需借助除菌法减少局部细菌数量，创造有利于消灭细菌等微生物的条件。

一、物理灭菌法

物理灭菌法有高温灭菌法（High Temperature Sterilization）和辐射灭菌法（Radiation Sterilization）两大类。

（一）高温灭菌法

利用加热的方法产生高温，随着加热时间的延长，温度随之升高。高温能使微生物的蛋白质较快变性或凝固而死亡。高温灭菌法作用可靠，操作简便，是应用最广泛和最有效的灭菌方法。

高温灭菌法又可分为湿热灭菌法（高压蒸汽灭菌法、煮沸灭菌法、流动蒸汽灭菌法）和干热灭菌法（火烧灭菌法）。湿热灭菌法是指物质在灭菌器内利用高压蒸汽或其他热力学灭菌手段杀灭细菌，灭菌能力甚强，为热力学灭菌中最有效及用途最广的方法。干热灭菌法是指物质在干燥空气中加热达到杀灭细菌的方法。

1.高压蒸汽灭菌法（High Pressure Steam Sterilization）

高压蒸汽灭菌法的原理是用饱和水蒸气在高温、高压下杀死细菌，是目前外科应用最普遍、安全可靠、最有效的灭菌方法。

高压蒸汽灭菌法用于能耐受高温、高压的物品灭菌，最适宜布类用品的灭菌，也适宜于手术器械的灭菌。但不适宜精密内窥镜、锐利金属器械、特殊材料制成的导管、有机玻璃制品、生物制品等的灭菌。易燃、易爆物品（如升汞、碘仿等）绝对忌用。

高压蒸汽灭菌器是现代外科不可少的灭菌设备。大型高压蒸汽灭菌器应设在手术室和病房楼以外的专用房间内，使用时应有专人负责，严格执行操作规程和灭菌要求。每次灭菌前要注意检查各种部件是否失灵、安全阀性能是否良好。加热过程中要随时掌握压力和时间，以免压力过高发生爆炸事故。

高压蒸汽灭菌器的主要功能是通过水的加热产生蒸汽，随着气压的增加提高容器内温度，达到灭菌的目的。当蒸汽压力达到102.97～137.30 kPa时，温度可达到121～126 ℃，维持30分钟，不但可以杀灭一切细菌，且能杀灭有顽强抵抗能力的细菌芽孢，达到完全灭菌的目的，有效期2周。

高压蒸汽灭菌法对各种物品灭菌所需时间、温度和压力见表4-1。

表4-1　高压蒸汽灭菌所需时间、温度及压力

物品种类	灭菌所需时间（分）	蒸汽压力（kPa）	表压（lbf/in²）	饱和蒸汽温度（℃）
橡胶类	15	104.0～107.9	15～16	121
敷料类	15～45	104.0～137.3	15～20	121～126
器械类	10	104.0～137.0	15～20	121～126
器皿类	15	104.0～137.0	15～20	121～126
瓶装溶液类	20～40	104.0～137.0	15～20	121～126

高压蒸汽灭菌效果监测有以下三种方法。

（1）工艺监测

工艺监测又称程序监测，根据安装在灭菌器上的量器（压力表、温度表、计时表）、图表、指示针、报警器等，指示灭菌设备工作正常与否。此法能迅速指出灭菌器的故障，但不能确定待灭菌物品是否达到灭菌要求。此法作为常规监测方法，每次灭菌均应进行。

（2）化学指示监测

化学指示监测利用化学指示剂在一定温度与作用时间条件下受热变色或变形的特点，以判断是否达到灭菌所需参数，是临床广泛使用的常规监测手段。常用的有：

自制测温管：将1%新三氮四氯的琼脂密封于玻璃管，该物在压力达到120 kPa，温度达到120℃，并维持15分钟时，管内琼脂变为蓝紫色，表示已达到灭菌要求。也有使用硫黄粉纸包放于包裹内中间的监测方法，硫黄熔化表示达到消毒要求，但因为所用硫黄的品种、纯度不同，多数熔点为114～116℃，故用此物监测结果并不可靠。

3 M压力灭菌指示胶带：此胶带上印有斜形白色指示线条图案，是一种贴在待灭菌的无菌包外的特制变色胶纸。其粘贴面可牢固地封闭敷料包、金属盒或玻璃物品，在121℃经20分钟，130℃经4分钟后，胶带100%变色（条纹图案即显现黑色斜条）。3 M胶带既可用于对物品包装表面情况的监测，又可用于对包装中心情况的监测，还可以代替别针、夹子或带子使用。

（3）生物指示剂监测

生物指示剂是一类特殊的活微生物制品，可用于确认灭菌设备的性能、灭菌程序的验证，灭菌效果的监控等。生物指示剂监测是最可靠的监测方法。生物指示剂按培养时间可分为通用型生物指示剂和快速型生物指示剂。通用型生物指示剂监测根据芽孢复苏后指示菌种新陈代谢引起培养液pH值改变，通过酸碱指示剂变色来进行判读，时间一般在24或48小时以上；而快速型生物指示剂监测根据芽孢复苏后的酶促反应，通过荧光进行判读，时间一般为3～4小时。

高压蒸汽灭菌的注意事项：

（1）灭菌包不应过大，一般应小于55 cm×22 cm×33 cm。包裹不宜过紧。

（2）灭菌器内包裹放置不宜太紧、太密。以免阻碍蒸汽透入，影响灭菌效果。

（3）包裹之间务必放入灭菌效果监测剂，进行灭菌效果监测。

（4）易燃、易爆物品（如碘仿、苯类等）禁用高压蒸汽灭菌。

（5）锐利器械，如刀、剪等不宜用此方法灭菌，以免变钝。

（6）已灭菌物品应做记号，标明时间，以便使用时识别。

2.煮沸灭菌法（Boiling Sterilization）

凡能够耐热、耐湿而且体积不大的物品，如金属、玻璃、搪瓷、橡皮类物品，均可用煮沸灭菌法。在煮沸时，物品必须完全浸没在水中，并严密关闭煮沸器盖，防止其他物品落入，并保持沸水的温度。灭菌时间应从水沸腾开始计算。如果途中加入其他物品，应重新计算时间。锐利的器械（刀、剪）不宜应用，以防煮沸后锋刃变钝。

一般细菌在100℃沸水中，持续15～20分钟可被杀灭，但带有芽孢的至少需1个小时才能被杀灭，必要时可加入抑菌剂，如三氯叔丁醇、甲酚、氯甲酚等，以提高灭菌效果。如果在水中加入碳酸氢钠，使之成2%碱性溶液时，沸点可高达105℃，灭菌时间可缩短至10分钟，并能防止金属生锈。高原地区气压低，水的沸点亦低，煮沸时间应适当延长。一般海拔每高出300米，需延长灭菌时间2分钟。为了节省时间和保证灭菌质量，可用压力锅进行煮沸灭菌，压力锅的气压一般可达到130 kPa，锅内水的温度能达到124 ℃左右，10分钟即可达到灭菌目的。

3.流动蒸汽灭菌法（Flowing Steam Sterilization）

即蒸笼灭菌法，本法只在缺少高压蒸汽灭菌器时使用。操作时将灭菌物品放在蒸笼的最上格内，并与沸水保持一定距离，以防过潮。时间应从水沸上汽开始计算，并蒸1～2小时。一般多用于敷料、手术衣、手套的灭菌。

流动蒸汽灭菌时温度不易控制，为监测可将熔点为85 ℃的明矾末，装入玻璃管内密封，然后放在灭菌包内。如蒸后明矾熔化成为白色液体，证明达到操作要求。流动蒸汽对于带有芽孢的细菌不能一次杀菌。需用间歇灭菌法才能杀灭。即每天灭菌5次，每次2个小时，连续3天，才可达到完全灭菌。

4.火烧灭菌法

火烧灭菌法因其简便、快速，可在紧急情况下，用于金属器械的灭菌。操作时，在搪瓷或金属盆内，倒入95%的高浓度酒精少许，点燃后，用长钳夹持需灭菌的器械，在火焰上部烧烤，即达到灭菌目的。不得把需灭菌器械放在盆内，倒上酒精燃烧，因为火焰底部温度低，达不到灭菌目的。火燃灭菌对器械的损害大，非紧急情况尽量不用。

（二）辐射灭菌法

辐射灭菌法是利用电磁辐射产生的电磁波杀死大多数物质上的微生物的一种有效方法，通过特定的方式控制微生物生长或杀死微生物。不宜用其他灭菌方法的医疗器械、容器、不受辐射破坏的药品等均可应用。辐射灭菌法有两种类型：一种是电磁波辐射，如紫外线（UV）、红外线、微波；一种是电离辐射，如可引起被照射物电离的X射线、γ射线。

利用电离辐射杀灭致病微生物的能力对一次性医疗用品进行消毒处理，外用消毒用品的材料包括金属（针头、刀片等）、塑料（针筒、导管等）、橡胶（手套等）、棉纤维（纱布、绷带等）以及玻璃制品（试剂瓶等）。

1.电磁波辐射灭菌法

（1）紫外线灭菌法（Ultraviolet Light Sterilization）

紫外线灭菌法指用紫外线（能量）照射杀灭微生物的方法，紫外线不仅能使DNA分子中相邻的嘧啶形成嘧啶二聚体，抑制DNA复制与转录等功能，使核酸蛋白变性，而且能使空气中的氧气产生微量臭氧，从而达到共同杀菌目的。紫外线的穿透力很弱，不能穿透一般包装材料，如玻璃、塑料薄膜、纸等。玻璃能强烈吸收小于350 nm的紫外线，石英玻璃能吸收小于200 nm的紫外线。因此，它主要用于空气和物体表面消毒，特制的紫外灯装置也可用于水的消毒。

紫外光波长在136～390 nm之间，使被照射物分子或原子的内层电子提高能级，但不引起电离，波长260 nm左右能破坏核酸，杀菌作用最强。紫外线消毒的效果与光源的功率、光源与被照射物的距离、照射时间、温度和湿度等因素有关。紫外灯照射强度距离1 m处不低于70 μW/cm^2，操作面上要求强度达40 μW/cm^{2}以上。一般每10 m^{2}装30 W灯管1支，照射时间30～60 min。紫外灯的输出功率随使用时间增加而降低。超过灯管平均寿命时达不到预期效果，必须更换。

紫外线可对眼、皮肤造成损伤，照射过程中产生的臭氧对眼、鼻腔有刺激，臭氧过多时使人头晕、胸闷、血压下降。

（2）红外线灭菌法（Infrared Light Sterilization）

通过加热碳化硅板产生的辐射热能，由空气传导加热灭菌。如红外线烤箱，温度可达180 ℃左右。热效应的特点是由表及里。

（3）微波灭菌法（Microware Sterilization）

微波灭菌主要是利用其热效应，微波加热升温快，温度高且均匀，杀菌作用强。热效应特点是由里及表。不同性质的物品吸收微波的能力不同，其热效应和消毒效果也不同。微波有一定穿透力，但不强，对人体有害，要注意防护。

2.电离辐射灭菌法

电离辐射消毒灭菌法是通过将最终产品的容器和包装暴露在由适宜放射源（通常用 ^{60}Co）辐射的γ射线或适宜的电子加速器产生的射线中，达到杀灭细菌的目的。电离辐射消毒灭菌法可以保证灭菌质量，具有不升温、干燥，穿透力强，灭菌效率高，不改变镀铬金属、乳胶、聚丙烯等材料的理化结构等特点。

电离辐射消毒灭菌法包括γ射线（^{60}Co）灭菌法、X射线灭菌法和加速电子束灭菌法，射线的能量高、穿透力强，能使细胞内各种活性物质氧化或产生自由基（OH·H）再作用于生物分子，或者直接作用于生物分子，打断氢键、使双键氧化、破坏环状结构或使某些分子聚合等方式，破坏和改变生物大分子的结构，从而抑制或杀死微生物。灭菌的物品温度升高很小，一般仅约5℃，故又称"冷灭菌"。

本法最常用的是 ^{60}Co-γ射线辐射灭菌。γ射线辐射灭菌所控制的参数主要是辐射剂量（指灭菌物品的吸收剂量）。该剂量的制定应考虑灭菌物品的适应性及可能污染的微生物最大数量及最强抗辐射力，事先应验证所使用的剂量不影响被灭菌物品的安全性、有效性及稳定性。常用的辐射灭菌吸收剂量为25 kGy，适合于热敏物料和制剂的灭菌，常用于维生素、抗生素、激素、生物制品、中药材和中药方剂、医疗器械、药用包装材料以及高分子材料的灭菌。对最终产品、原料药、某些医疗器材应尽可能采用低辐射剂量灭菌。灭菌前，应对被灭菌物品微生物污染的数量和抗辐射强度进行测定，以评价灭菌过程赋予该灭菌物品的无菌保证水平。

加速电子束灭菌法有定向性好、功率密度高、灭菌速度快、灭菌时间短、物品的氧化效应小、材料性能退化小、辐照时间短等特点。

辐射灭菌存在直接和间接两个方面的安全问题。直接作用是指射线对人体细胞DNA分子的共价键的破坏作用，对操作人员存在潜在危险性；间接作用是指食品、药品辐射灭菌后的安全性。1984年美国农业部食品安全实验室用辐射处理的鸡肉喂饲小鼠，发现小鼠患睾丸肿瘤增加，包括加重癌病损害；还可能使某些药物（特别是溶液型）药效降低或产生毒性和发热物质等，因此 ^{60}Co辐射用于食品和药品都应经过安全试验，进行科学的、全面的评价，高剂量的辐射药品更应慎重。

二、化学消毒法

化学消毒法是利用某些化学消毒剂的杀菌作用进行消毒的方法。化学消毒法是指用化学消毒药物作用于微生物和病原体，使其蛋白质变性，失去正常功能而死亡。一般只限于不能应用高热灭菌的物品，例如各种内窥镜的光学部分、锐利器械（刀、剪）、特殊原料制成的导管等。化学消毒法有两种：一种是溶液浸泡与涂抹法；另一种是气体熏蒸法。前者是较常用的方法，适用于器械、皮肤等的消毒；后者是利用化学剂在气体或蒸发状态下杀死细菌，适用于不耐高热和浸泡的器械和室内空气的消毒。

（一）常用的化学消毒剂及其分类

1.根据化学消毒剂对微生物的杀菌能力，可将消毒剂分成高效、中效、低效三个类别。

（1）高效消毒剂

高效消毒剂指可杀灭一切细菌繁殖体（包括分枝杆菌）、病毒、真菌及其孢子等，对细菌芽孢也有一定杀灭作用，使其达到高水平消毒要求的制剂。高效消毒剂包括含氯消毒剂、臭氧、甲基乙内酰脲类化合物、双链季铵盐等，例如甲醛、戊二醛、环氧乙烷、过氧乙酸、二氧化氯、双氧水等，这类消毒剂也被称为灭菌剂。

（2）中效消毒剂

中效消毒剂指仅可杀灭分枝杆菌、真菌、病毒及细菌繁殖体等微生物使其达到消毒要求的制剂。中效消毒剂包括含碘消毒剂、醇类消毒剂、酚类消毒剂。

（3）低效消毒剂

低效消毒剂指仅可杀灭细菌繁殖体和亲脂病毒使其达到消毒要求的制剂。低效消毒剂包括苯扎溴铵等季铵盐类消毒剂，氯己定（洗必泰）等双胍类消毒剂，汞、银、铜等金属离子类消毒剂及中草药消毒剂，如洗必泰、新洁尔灭、玉洁新等。

2.根据消毒剂的化学特性，化学消毒剂可分为八大类，它们的杀菌机理和特点如下：

（1）过氧化物类消毒剂

其杀菌机理是释放出新生态原子氧，氧化菌体中的活性基团；杀菌特点是作用快而强，能杀死所有微生物，包括细菌芽孢、病毒，又称为化学灭菌剂。过氧化物类消毒剂以表面消毒为主，如过氧乙酸、过氧化氢、过氧戊二酸、臭氧、二氧化氯等。该类消毒剂的优点是消毒后在物品上不留残余毒性，但由于化学性质不稳定，需现用现配，使用不方便，且因其氧化能力强，刺激性强，长期使用对人和动物眼睛、呼吸道黏膜、环境有强力的破坏。

（2）含氯消毒剂

含氯消毒剂指溶于水产生具有杀灭微生物活性的次氯酸的消毒剂，其杀微生物有效成分常以有效氯表示。次氯酸分子小，易扩散到细菌表面，并穿透细胞膜进入菌体内，使菌体蛋白氧化导致细菌死亡。含氯消毒剂可杀灭各种微生物，包括细菌繁殖体、病毒、真菌、结核杆菌和抗力最强的细菌芽孢。含氯消毒剂以表面消毒为主，性质不稳定，杀菌效果受环境条件影响大，如次氯酸钠、"84"消毒液、优氯净等。该类消毒剂为中效消毒剂，可以作为一般消毒剂使用。消毒过程中易产生三致物质（致癌、致畸、致突变，如三氯甲烷等），使用时应注意防护。

（3）醛类消毒剂

醛类消毒剂为一种活泼的烷化剂，杀菌机理是使蛋白变性或烷基化；杀菌特点是对细菌、芽孢、真菌、病毒均有效。但温度影响较大。如甲醛、戊二醛等。该类消毒剂毒性大，可做灭菌剂使用，在医院中用于医疗器械的消毒或灭菌，且经消毒或灭菌的物品，必须用灭菌水将残留的消毒液冲洗干净才可使用。由于它们对人体皮肤、黏膜有刺激和固化作用，并可使人致敏，因此不可用于空气、食具等消毒。

（4）酚类消毒剂

其杀菌机理是使蛋白变性、沉淀或使酶系统失活；杀菌特点是对真菌和部分病毒有效。此类消毒剂包括苯酚、甲酚、卤代苯酚及酚的衍生物。常用的煤酚皂，又称来苏尔，其主要成分为甲基苯酚。卤代苯酚可增强苯酚的杀菌作用，例如，三氯羟基二苯醚作为防腐剂已经广泛用于临床消毒、防腐。环氧乙烷又名氧化乙烯，属于高效消毒剂，可杀灭所有微生物。由于它的穿透力强、对大多数物品无损害，可用于精密仪器、贵重物品的消毒；尤其对纸张色彩无影响，常将其用于书籍、文字档案材料的消毒。

（5）醇类消毒剂

其杀菌机理是使蛋白变性，干扰代谢；杀菌特点是对细菌有效，对芽孢、真菌、病毒无效。醇类消毒剂最常用的是乙醇，乙醇属于中效消毒剂，它可凝固蛋白质，导致微生物死亡，可杀灭细菌繁殖体，破坏多数亲脂性病毒，如单纯疱疹病毒、乙肝病毒、人类免疫缺陷病毒等。醇类杀微生物作用也可受有机物影响，而且由于容易挥发，应采用浸泡消毒或反复擦拭以保证作用时间。醇类常作为某些消毒剂的溶剂，而且有增效作用，常用浓度为75%。据国外报道，80%乙醇对病毒具有良好的灭活作用。近年来，国内外有许多复合醇消毒剂，这些产品用于手部皮肤消毒。

（6）含碘类消毒剂

含碘类消毒剂包括碘酊和碘伏，它们可以卤化微生物蛋白质使其死亡，可杀灭细菌繁殖体、真菌和部分病毒，可以用于皮肤、黏膜消毒，医院常用于外科洗手消毒。一般碘酊的使用浓度为2%。碘伏使用浓度为0.3%～0.5%。

（7）杂环类气体消毒剂

杂环类气体消毒剂特别适合环境消毒以及不耐加热灭菌的医用器具、设备和设施的消毒。常用的有环氧乙烷、环氧丙烷等。采用气体消毒剂时，应注意灭菌气体的可燃可爆性、致畸性和残留毒性。

本法中最常用的气体是环氧乙烷，一般与80%～90%的惰性气体混合使用，在充有灭菌气体的高压腔室内进行。该法可用于医疗器械、塑料制品等不能采用高温灭菌的物品灭菌。含氯的物品及能吸附环氧乙烷的物品则不宜使用本法灭菌。

采用环氧乙烷灭菌时，灭菌柜内的温度、湿度、灭菌气体浓度、灭菌时间是影响灭菌效果的重要因数。可采用下列灭菌条件：温度：$54\pm10\ ℃$；相对湿度：$60\%\pm10\%$；灭菌压力：$8\times10^5\ Pa$；灭菌时间：90 min。

灭菌过程中，应严密监控腔室的温度、湿度、压力、环氧乙烷浓度及灭菌时间。必要时使用生物指示剂监控灭菌效果。灭菌后，应采取新鲜空气置换，使残留环氧乙烷和其他易挥发性残留物消散，并对灭菌物品中的环氧乙烷残留物和反应产物进行监控，以证明其不超过规定的限度，避免产生毒性。

（8）其他杀菌剂

其机理是使蛋白变性、沉淀或溶解；杀菌特点是能杀死细菌繁殖体，但对芽孢、真菌、病毒、结核病菌作用差。碱类消毒剂，杀菌作用弱，有强腐蚀性，如硝酸银、火碱等，只能作为一般性预防消毒剂。另外，一些双胍类和季铵盐类消毒剂，属于阳离子表面活性剂，如新洁尔灭、度米酚、消毒净等。该类消毒剂为中低效消毒剂，可以作为一般消毒剂使用。

（二）外科常用化学消毒剂

1.活力碘消毒液

活力碘消毒液（又名安尔碘）为深棕红色澄亮液体，有效碘含量>0.5%，久置不沉淀，不凝固，能迅速杀灭各种致病菌，是目前最理想的新一代绿色环保杀菌消毒液。活力碘消毒液是一种以表面活性剂为载体生成的碘络合物，其在杀菌过程中，持续不断地释放出具有强烈杀菌作用的"活力碘"，使致病细胞中巯基化合物、肽类、蛋白质、酶、脂质等成分比较迅速地氧化或碘化，从而具有速效的杀菌效果。活力碘消毒液可杀灭肠道致病菌、化脓性球菌、致病性酵母菌、绿脓杆菌、淋病双球菌、梅毒螺旋体、艾滋病病毒、乙肝病毒（5分钟内乙肝病毒杀灭率达100%），对真菌、滴虫等临床常见致病菌均有良好的杀灭作用。活力碘消毒液对皮肤、黏膜无刺激，对金属器械、设备等无腐蚀，也无不愉快的臭味，适用于手术部位皮肤、穿刺或注射部位皮肤，手术前手术者手臂消毒，各种感染处理，外科器械清洗消毒等。

2.新洁尔灭与洗必泰

两者都是新兴的表面活性抗菌剂，皆为阳离子清洁剂。新洁尔灭为阳离子表面活性消毒剂。一般情况下细菌表面带阴离子，新洁尔灭的阳离子部分和细菌的细胞膜融合，改变其通透性，使菌体内酶、辅酶、代谢中间产物逸出而死亡。洗必泰的杀菌作用比新洁尔灭强。两者浸泡消毒的浓度均为0.1%溶液，常用于浸泡刀片、剪刀、针等，浸泡时间均为30分钟。因为两者对人体细胞均有一定毒性，使用时要用无菌盐水冲洗。另外还要注意，这类阳离子表面活性剂与碱、肥皂、碘酊、酒精等多种物质接触后会失效。

3.酒精

常用浓度为75%。浓度过低则不足以使细菌蛋白凝固变性，减弱杀菌作用。浓度过高，又能使细菌表面蛋白凝固过快，妨碍作用深入。外科常用于皮肤消毒，并有脱碘作用。消毒锐利器械时，须浸泡30分钟至1小时。酒精易蒸发，应每周过滤一次，并核对其浓度是否达到要求。

4.碘酒（碘酊）

碘酒由碘、碘化钾溶解于酒精溶液而制成。碘是一种固体，碘化钾有助于碘在酒精中的溶解。碘具有强氧化作用，可以使病原体的蛋白质发生变性。碘酒可以杀灭细菌、真菌、病毒、阿米巴原虫等，可用来治疗许多细菌性、真菌性、病毒性等皮肤病。用于皮肤消毒的碘酊浓度一般为2%，手术区消毒为2.5~3%。大面积使用碘酒可致大量碘吸收而出现碘中毒；使用浓度过高会引起皮肤起疱、脱皮及皮炎；不使用于发生溃烂的皮肤、婴幼儿皮肤、面部皮肤、黏膜；禁用于碘过敏者。禁止与红汞（俗称红药水）同时涂用，以免产生汞中毒（生成碘化汞），碘化汞是剧毒物质，它对皮肤、黏膜以及其他组织能产生强烈的刺激作用，甚至能引起皮肤损伤、黏膜溃疡。如果碘化汞进入人体，还会使牙龈发炎，严重时可导致心力衰竭。

5.碘伏（强力碘）

碘伏是聚乙烯吡咯烷酮与碘的复合物，即碘的水溶液与表面活性剂相结合的不定型络合物，含有效碘9%～12%。碘伏主要通过释放单质碘，结合菌体蛋白质的氨基酸使细菌变性，其氧化作用可破坏细菌膜的通透性，使蛋白漏出或与酶起碘化反应使细胞失活，也可氧化细菌原浆蛋白的活性基团，导致微生物死亡。碘伏具有杀灭细菌、病毒及芽孢的双重功能，目前成为碘酒的更新替代品。碘伏杀菌效力和杀菌谱与碘酒相似，水溶液对细菌繁殖体、真菌都有良好的杀菌作用，且去污力强、使用方便、无毒、对皮肤无刺激、无腐蚀性。用于皮肤、黏膜消毒的浓度一般为0.5%，黏膜消毒需稀释10倍。碘有一定的腐蚀性，不宜用于金属物品的浸泡消毒。

6.甲醛

甲醛能使蛋白变性，不仅杀菌力强，且能杀灭细菌芽孢，即有灭菌作用。但甲醛有强烈的刺激性气味和对人体细胞的损害作用。常用10%甲醛溶液，浸泡塑料管和有机玻璃物品，浸泡时间为4～6小时，使用时应彻底用无菌盐水冲洗干净。

7.来苏尔

来苏尔可与菌体蛋白结合并发生沉淀而杀灭细菌。来苏尔不溶于水，易溶于肥皂液中，故制成5%煤酚皂液备用。来苏尔浸泡金属器械需1小时，使用该器械时要用灭菌盐水冲洗干净。

（三）消毒剂浸泡消毒注意事项

1.应用化学消毒剂浸泡器械物品时，在浸泡前应将物品洗净并擦去油脂（有机脂类可影响消毒效能）。

2.消毒物品须全部浸入溶液内，有轴节器械（如剪刀），应将轴节张开。

3.空腔管瓶需将空气排净，管腔内外均应有消毒液浸泡。在浸泡消毒中间，如加入物品，应从加入物品时重新计算时间。

4.因化学消毒剂对人体大多有毒性和侵蚀性，故在器械使用前，需用无菌盐水将附着其上的药液冲洗干净，以免组织受到损害。

5.消毒液均为外用药，不得口服。

总之，使用后的器械和用具等，都必须经过一定的处理，才能重新进行灭菌、消毒，供下次手术使用。处理方法随物品种类、污染性质和程度不同而定。金属器械、玻璃、搪瓷类物品，使用后都需清洗干净，特别注意沟、槽、轴节等处的去污，金属器械还须擦油、防锈。橡皮和塑料等管道要注意腔内冲洗。接触过一些感染的手术用品应做特殊处理。

（四）外科常用化学消毒法

1.常规消毒是手术区皮肤、注射区皮肤化学消毒的总称。方法是碘酒均匀涂擦皮肤1～2遍，待干燥后再用75%酒精以同样的涂擦方法脱碘至少2次。常规消毒又因消毒皮肤的范围大小、中心区的消毒效果分为平行消毒法和环形消毒法（见手术区皮肤消毒）。

2.器械防锈消毒法所用器械防锈消毒液的配方是石炭酸20 g，甘油266 mL，95%酒精26 mL，碳酸氢钠10 g，加蒸馏水至1000 mL。浸泡锐利器械为30分钟。

3.甲醛蒸气熏蒸消毒法是用直径24 cm的蒸格铝锅，蒸格下放一量杯，加入高锰酸钾

2.5 g，再加入40%甲醛5 mL，盖紧熏蒸1小时，即可达到消毒目的；如果部件较大而采用大型熏蒸器时，可参照以上比例用药。

4.绿脓杆菌感染手术后，要先用乳酸进行空气消毒后进行清扫，清扫时用0.1%新洁尔灭溶液，并以此液擦洗室内物品后再通风。

5.破伤风、气性坏疽手术后，可用40%甲醛溶液，按每立方米空间2 mL，高锰酸钾1.0 g计算。将甲醛倒入高锰酸钾内即产生甲醛蒸气，闭封房间12小时后打开通风。

6.HBsAg阳性病人手术后，地面和手术台等，可洒0.1%次氯酸溶液，30分钟后清扫。

三、机械除菌法

一般是指用肥皂水刷洗通过摩擦作用，除掉物品和皮肤上的污物和附着的细菌。通过肥皂的皂化作用，可以除去油垢和所附着的细菌；水的作用主要是冲洗。其除菌的效果与刷子的软硬、肥皂产生泡沫的多少、刷擦时所用力的大小、刷洗时间的长短等因素有关。一般说来，机械方法可以有效地除掉用品表面和皮肤表面暂存的细菌，但不能达到彻底灭菌的目的，所以不能单独应用，而需要与其他灭菌方法结合应用。

近年来使用的超声波灭菌器，也属于机械除菌法，其机理是超声波在介质（水）中形成周期性的压缩与疏松的振动，疏松部分形成无压力的空洞区，而紧密部分则出现强烈的机械性压缩，致使介质中细菌发生剧烈的碰撞，每秒钟达几万至百万次强烈的冲击，可将细菌细胞膜破坏而除菌。

超滤在外科主要用于净化手术室空间，但亦用于某些药液的除菌，属机械除菌的方法。

第四节　手术人员的手术前准备

手术人员在进行手术之前，要做好手术前的准备工作，包括洗手前准备、手臂清洁消毒（简称洗手）和穿手术衣、戴手套共三个步骤。

一、洗手前准备

1.更换手术室专用衣、裤、鞋

领缝穿向后，衣袖卷至上臂上1/3处，上衣下摆掖在裤腰内，系好领口带和腰带；裤腿口不低于脚背或外踝尖；更换专用鞋。

2.戴好消毒帽子、口罩

口罩必须遮住口与鼻孔，帽子完全遮住头发。冬季，戴眼镜者为了防止呼吸时的水蒸气使镜片模糊，可在镜片上涂少许肥皂液，然后用布擦干，或用宽胶布将口罩上缘粘于面部皮肤，或先戴好口罩再戴眼镜，以镜框下缘压口罩上边缘，均可获得良好效果。

3.检查双手

修剪指甲、倒刺，除去甲缘下积垢。手部皮肤破损、感染者不得参加手术。

有效完成上述三项准备后，方可进入洗手间。

二、洗手

洗手的目的是最大限度地清除和消灭手臂部皮肤表层和深层细菌，使其减少到最小限度。

（一）洗手的方法

洗手的方法有多种，经典的洗手法是依据洗手用清洁剂和泡手用消毒剂命名，如肥皂（清洁剂）洗刷酒精（消毒剂）浸泡法、氨水洗手酒精浸泡法、肥皂洗刷新洁尔灭浸泡法等。也有因手术时间紧迫而使用的洗手法，如连续手术洗手法、急诊手术洗手法。近年来，临床也使用新的洗手法，如外科七步洗手法等。

1.经典的洗手法

只介绍常用洗手法，供手术人员选择应用。

（1）肥皂洗刷酒精浸泡法（Soap-scrubbing Method）

利用机械洗刷，通过皂化作用，使皮肤浅表细菌的数量大为减少；刷手后再浸泡化学消毒剂消灭深层细菌。操作步骤如下：

①粗细

将双手双臂部先用肥皂及清水按普通洗手法仔细清洗一遍，约需时间1分钟（图4-1）。

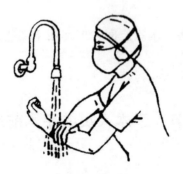

图4-1　粗洗

②刷手

消毒毛刷沾肥皂水刷洗手臂。洗刷的顺序、步骤与要求是：分三部（手和腕、前臂、肘和肘上10 cm），左右交替对称刷洗；由远到近地刷洗。从粗洗后开始，手始终高于肘、无漏刷或返回补漏刷、经过洗刷的皮肤不得与其以外的任何部位或物品（除洗手皂、消毒巾）接触；尽可能避免手指接触对侧皮肤。刷洗3遍，每遍刷洗3分钟。

具体操作如下：取无菌毛刷（用甲醛熏蒸24 h）沾肥皂水刷洗，顺序如下：第一部，从指尖、拇指（按照桡侧—背侧—尺侧—掌侧—指间（虎口）的顺序）到食指、中指、无名指、小指（每个手指和指间均按拇指同样顺序刷洗）、手掌、手背、腕部（掌、桡、背、尺侧面）；第二部，前臂（掌面、桡侧面到背、尺侧面）；第三部，从肘部至肘上10 cm。

刷洗第一部时特别注意沿着皮肤皱褶方向刷洗甲缘、指缝、指蹼、掌纹及腕纹的皮肤皱褶处，同样方法刷洗对侧手和腕部；由近到远刷洗前臂，同样方法刷洗对侧前臂；刷洗肘部和肘上10 cm臂部，同样方法刷洗对侧肘和臂部。刷洗时动作要快速且稍用力，刷完一遍后用自来水冲洗干净。在刷洗和冲洗的过程中，应保持手指在上，手部高于肘部，使污水顺肘部流下，以免流水污染手部（图4-2）。

更换毛刷，同样方法再刷洗两遍，共刷洗三遍。粗洗一次和刷洗三遍共计10分钟。

③擦手

用无菌毛巾先擦干手指、手掌、手背，然后将无菌毛巾折叠成三角形，三角的尖向手指方向横搭于腕背，一只手握毛巾下垂的两角，向上臂方向由近到远旋转拭干已刷洗过的部位，无菌毛巾边缘不得接触臂部衣袖。同样的方法擦另一侧。手不得接触先前擦拭时已接触了皮肤的毛巾面。

④泡手

将手和臂部伸入泡手桶，于70%酒精中浸泡，范围达肘上6 cm。注意手臂皮肤不得接触液平面以上桶壁、手指不得触摸桶底。浸泡期间用水桶中毛巾搓擦甲缝、手指、指蹼、手虎口、掌纹及腕纹的皮肤皱褶。5分钟后，悬空举起双手前臂，使手上酒精沿肘流入泡手桶中，同时捏干桶中毛巾，同样方法擦干手臂。

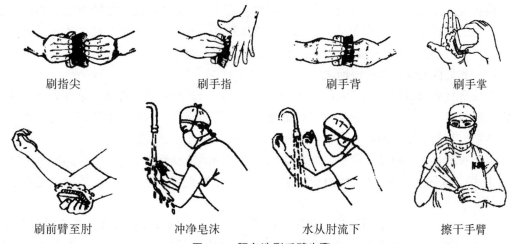

刷指尖　　　　　　　刷手指　　　　　　　刷手背　　　　　　　刷手掌

刷前臂至肘　　　　　冲净皂沫　　　　　水从肘流下　　　　　擦干手臂

图4-2　肥皂洗刷手臂步骤

在刷洗过程中，如不慎污染了已刷洗的部位，则必须重新刷洗。如经消毒液浸泡处理后不慎被污染，必须重新刷洗5分钟，拭干，并再在70%酒精中浸泡5分钟。

⑤刷手和泡手完毕，双手上举呈胸前拱手姿势，手要远离胸部30 cm以外，向上不能高于下颌，向下不能低于剑突，进入手术间（图4-3）。

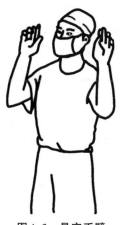

图4-3　悬空手臂

第一助手或承担患者皮肤的消毒者，应在消毒皮肤后再次酒精泡手1～3分钟后，方可穿手术衣、戴手套。

（2）氨水洗手法（Ammonia-washing Method）

利用氨水能溶解皮脂，促使酒精（或其他消毒液）渗入皮肤皱褶，达到深层次消毒效果，预防皮肤深层细菌在手术过程中移向表面污染伤口。操作步骤如下：

①氨水的配制

取消毒盆两个，各盛热水2000 mL，每盆中加入10%的氨水10 mL，配成0.05%的氨水。氨水温度约30～39 ℃，温度过高氨分解快，温度过低离子活动性差。每盆内放入消毒小毛巾两块，可供两人使用，但两人必须同洗第一盆后再同洗第二盆，不得各洗一盆后再交叉洗。本法的缺点是氨水具有轻度刺激性，尤其对眼睛有刺激作用。

②洗手步骤

粗洗手臂一遍（同前），自来水冲洗干净；在第一盆氨水中，用小毛巾顺序、交替揉擦双侧指尖、手指、手掌、手背、前臂、肘部、肘上10 cm处。注意擦洗甲缘、指蹼、掌纹和腕部的皮肤皱褶处，避免遗漏，总共擦洗3分钟；第二盆氨水中，按上述方法重复擦洗一边，时间也为3分钟；擦手、泡手及其他步骤同肥皂洗刷酒精浸泡法。

（3）肥皂洗刷新洁尔灭浸泡法

本法适宜酒精过敏的手术人员。新洁尔灭为阳离子表面活性消毒剂，杀毒力强、性能稳定，但对芽孢作用甚弱。新洁尔灭遇肥皂可减弱灭菌效果，因肥皂中硬脂酸为阴离子表面活性剂，与新洁尔灭的阳离子结合，使新洁尔灭无法再与细菌结合。

操作步骤如下：粗洗、刷手、擦手均同肥皂洗刷酒精浸泡法；泡手方法同肥皂洗刷酒精浸泡法，桶中消毒液为1∶1000新洁尔灭溶液，浸泡5分钟后不擦手，悬空举起双手待其自干。

注意事项：泡手前必须冲洗干净手臂的肥皂；泡手桶内液体不可放入小毛巾或纱布，以免吸附阳离子而减弱新洁尔灭的消毒功能；浸泡毕举起手臂待其自干，不必用毛巾擦拭，以免影响新洁尔灭在皮肤表面上所形成的药膜；每桶新洁尔灭只能浸泡40人次，否则无效。

（4）活力碘或碘伏洗手法

本法为目前手术人员使用的一种简洁、快速、有效的洗手法。步骤是完成洗手前准备后，用清水和肥皂清洗一遍双手及前臂和上臂下1/3处，用浸润10%活力碘（含有效碘1%）的纱布或海绵块涂擦双手及前臂至肘上10 cm共3分钟，清水冲净。取无菌毛巾将碘伏擦干，无须泡手。再取活力碘纱布（或海绵）两手交替依次涂擦手指、指蹼、手掌、前臂至肘上6 cm，不脱碘即可穿手术衣、戴手套。

（5）灭菌王洗手法

灭菌王是不含碘的高效复合型消毒液。首先用清水冲洗双手及手臂，用无菌毛刷蘸灭菌王液3～5 mL刷手和前臂至肘上10 cm，时间为3分钟，清水冲洗后，无菌小毛巾擦拭干。然后，再用浸润灭菌王的纱布（或海绵块）涂擦手和前臂至上肘6 cm处，待干后穿手术衣和戴手套。注意：禁与肥皂、甲醛、红汞、硝酸银合用。

（6）连续手术洗手法

如有几个手术连续进行，手套与手术衣更换以及泡手的方法如下：

手术后洗净手套上的血渍，先脱手术衣，后脱手套。脱手术衣时，可将手术衣自背部向前反折脱去，此时，手套的腕部就随着翻转于手上。先用仍戴手套的右手脱去左手手套，不触及左手的皮肤；后以左手拇指伸入右手手套掌部之下，并用其他各手指协助提起右手手套的翻转部，将右手手套脱下。总的要求是使手部皮肤不得与手术衣和手套的外面接触。

在70%酒精（或其他消毒液）内浸泡5分钟后，悬空举起双手前臂，待干后即可穿手术衣、戴手套。

进行第一个手术时，如双手已被污染（脱去手套时发现手上有血迹），则在做第二个手术之前，必须重新洗手，消毒手臂。

（7）急诊手术洗手法

在病情十分紧急的情况下，来不及做常规准备，按下列步骤于2～3分钟内即可参加手术。

①换洗手衣、裤、鞋，戴好手术帽及口罩。

②用肥皂洗手臂，只要求一般清洁，也不用酒精灭菌。

③戴干手套，将手套上端翻转部展平盖于腕部，然后穿手术衣，将衣袖留在手套腕部外面，由手术护士用无菌纱布将衣袖扎紧。

在紧急情况下，也可用2.5%～3%碘酒涂擦手及前臂一次，再用70%酒精擦净碘酒，接着戴手套，然后穿手术衣。最后戴第二副手套，将手套口翻折部翻转并包盖于手术衣的袖口上。采取这些方法，注意手套必须完整。除非病情十分紧急，以不用为宜。

（8）七步洗手法

分为一般洗手法和无菌手术洗手法。一般洗手法是医务人员进行操作前清洁自己手的洗手方法，达到清除手部污物和细菌、预防接触感染、减少传染病传播的效果。无菌手术洗手法是手术人员用于手臂清洁的洗手方法。其特点是：必须完成洗手前准备、洗手后需泡手。操作步骤如下（图4-4）：

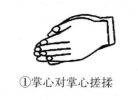①掌心对掌心搓揉　②手指交叉掌心对手背搓揉　③手指交叉掌心对掌心搓揉

④双手互握搓揉手指　⑤拇指在掌中搓揉　⑥指尖在掌心中搓揉　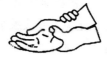⑦螺旋式擦洗手腕交替进行

图4-4　七步洗手法步骤

第一步：洗手掌，流水湿润双手，涂抹洗手液（或肥皂），掌心相对，手指并拢相互揉搓；

第二步：洗背侧指缝，手心对手背，手指交叉沿指缝相互揉搓，双手交换进行；

第三步：洗掌侧指缝，掌心相对，双手交叉沿指缝相互揉搓；

第四步：洗指背弯曲，各手指关节，半握拳把指背放在另一手掌心旋转揉搓，双手交换进行；

第五步：洗拇指，一手握另一手大拇指旋转揉搓，双手交换进行；

第六步：洗指尖弯曲，各手指关节，把指尖合拢在另一手掌心旋转揉搓，双手交换进行；

第七步：洗手腕、手臂，旋转揉搓手腕、手臂直至肘部，双手交换进行。

注意事项：具备无接触洗手池；备好洗手液（或肥皂）、干燥的无菌擦手巾；检查手部无伤口，剪平指甲；穿好洗手衣（一般洗手需收好袖口），戴好口罩、帽子；每步骤至少揉搓5次，双手交替进行；全过程要认真揉搓双手60秒（一般洗手大于15秒）以上。

以下情况下，医务人员需七步洗手法洗手：直接接触病人前、后；接触不同病人时；移动病人身体的污染物时；接触病人黏膜、破损皮肤或伤口前、后；接触病人的血液、体液、分泌物、排泄物、伤口敷料之前、后；穿脱隔离衣前、后；摘手套后；进行无菌操作前、后；处理清洁、无菌物品之前，生理污染物品之后；当医务人员的手有可见的污染物或者被病人的血液、体液等蛋白性物质污染后；戴手套前、脱手套后；处理药物或配餐前；直接为传染病患者进行检查、治疗、护理或处理传染病患者污物之后。

三、穿无菌手术衣、戴无菌手套

手和手臂消毒仅能清除皮肤表面的细菌，而在皮肤皱褶内和皮肤深层如毛囊、皮脂腺等存在的细菌不易完全消灭。手术中这些细菌会逐渐转移到皮肤表层，所以在手和手臂消毒后还必须穿无菌手术衣和戴无菌手套，以防细菌污染手术野造成感染。

（一）穿无菌手术衣的方法

手术衣有传统后开襟手术衣和全遮盖式手术衣两种（图4-5）。

1.后开襟手术衣穿衣步骤

（1）手臂消毒后，以拱手姿势进入手术间。取手术衣（自上而下，手不得触及下面的手术衣，确保不污染下一件），双手提起衣领两端，远离胸前及手术台和其他人员，认清手术衣无菌面，抖开手术衣，衣里朝向自己。

（2）将手术衣向空中轻掷，两手臂顺势插入袖内，并略向前伸。

（3）由巡回护士在身后协助拉开衣领两角并系好背部衣带，穿衣者将手向前伸出衣袖（可两手臂交叉将衣袖推至腕部，或用手插入另一侧手术衣袖口内面，将手术衣袖由手掌部推至腕部，避免手部接触手术衣外面）。

（4）穿上手术衣后，稍弯腰，使腰带离开衣面处于悬吊位置（避免手指触及手术衣），两手交叉（避免手触及衣袖）提起腰带中段（腰带不交叉）递于巡回护士。

（5）巡回护士从背后系好腰带（避免接触穿衣者的手指）。

（6）穿手术衣全过程，手不得接触手术衣面，以避免接触污染。

2.全遮盖式手术衣穿衣步骤

（1）同传统后开襟手术衣穿法步骤。

（2）双手提起衣领两端，向前上方抖开，双手插入衣袖中。

（3）双手向前伸出衣袖，巡回护士从身后协助提拉并系好衣带。

（4）戴好无菌手套后，提起腰带，由器械护士接取或由巡回护士用无菌持物钳接取。

（5）将腰带由手术者身后绕到前面（穿衣者可原位转身配合）。

（6）由穿衣者将腰带系于腰部前方。带子要保持无菌，使穿衣者背侧全部由无菌手术衣遮盖。

3.注意事项

（1）穿衣必须在手术室比较宽、空的地方进行。一旦接触未灭菌的物件，立即更换。

（2）若发现手术衣有破洞，应立即更换。

（3）穿衣后如手术不能立即开始，应将双手以无菌巾包盖置于胸前特制的衣袋中，并选择手术室较宽、空处站立等待。

（4）若估计手术进行时手术者的背部会触及参加手术的器械护士、助手或器械台等，则应加穿一件特制的无菌背心，或用一块消毒无菌巾固定于手术者的背部。

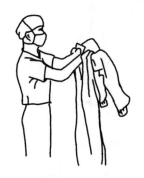
向空中掷起，双手插入

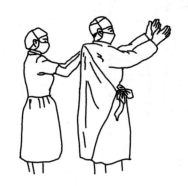
巡回协助提拉衣领并系带

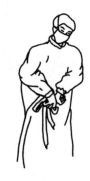
戴好无菌手套，解开腰带

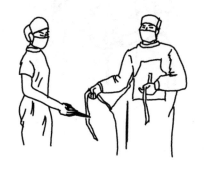
巡回用无菌钳接取腰带

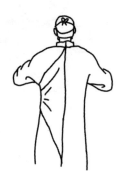
腰带由身后绕至前面递回穿全遮盖式手术衣

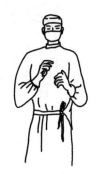
腰带系于腰部前方

穿全遮盖式手术衣

图4-5 穿无菌手术衣

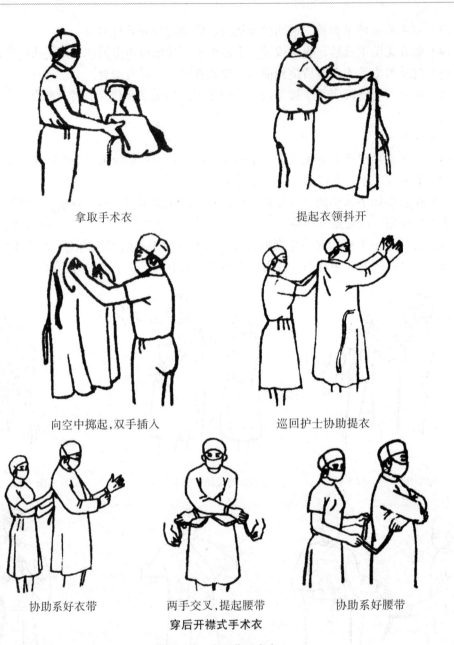

拿取手术衣　　　　　　　　　提起衣领抖开

向空中掷起,双手插入　　　　巡回护士协助提衣

协助系好衣带　　两手交叉,提起腰带　　协助系好腰带

穿后开襟式手术衣

续图4-5　穿无菌手术衣

（二）戴无菌手套的方法

戴手套分戴干手套和戴湿手套两种办法。

1.戴无菌干手套（图4-6）

（1）穿好手术衣后，取出手套袋（或盒）内的无菌滑石粉小纱包，将滑石粉涂在手心，然后均匀地涂抹在手指、手掌、手背上，再从手套包（或盒）内取出手套。

（2）一手从手套袋内提住手套套口翻折部，将其取出，使手套双侧拇指向前，掌面靠拢，不得接触手套外面。

（3）左手提起手套口，张开右手套口，先对准手套手指，将右手插入手套内。

（4）再用已戴上手套的右手食指、中指、环指、小指插入左手手套的翻折部之间，张开左手套口，对准手套手指，将左手插入手套内。已戴好手套的右手不可接触左手皮肤及手套的翻折面。

（5）将手套翻折部翻转至腕关节向上包住袖口。

（6）无菌生理盐水冲洗手套外面的滑石粉，以免刺激组织，产生异物反应。冲洗时指尖朝上，腕关节外侧最低位，冲洗完毕，双手放置胸前。

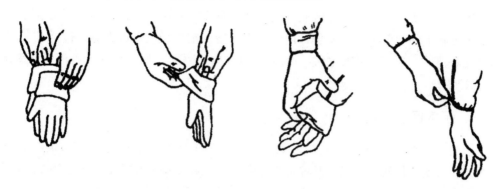

图4-6　带干无菌手套

2.戴湿手套的方法（图4-7）

双手经泡手后即乘湿戴手套。先戴手套，后穿手术衣。方法是：先取出手套，用戴无菌干手套相同的方法戴好双手手套。举起双手，挤出手套内的水，使水由前臂沿肘流下。手套戴好后，穿手术衣。

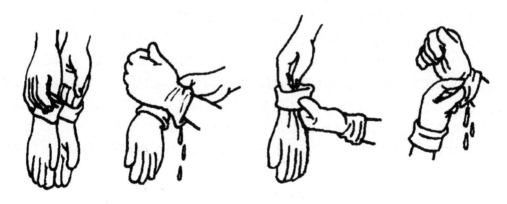

图4-7　带湿无菌手套

3.注意事项

手套有各种不同的号码，常用的有6、6.5、7、7.5和8号，手术人员应根据自己手的大小选择合适的手套。一定要掌握戴手套的原则，即未戴手套的手，只允许接触手套向外翻折的部分（内面），不可触及手套的外面，已戴手套的手则不可触及未戴手套的手或另一手套的内面。手套破损须更换时，应以手套完整的手脱去应更换的手套，但勿触及该手的皮肤。

第五节 手术病人手术区皮肤清洁、消毒与巾、单铺序

任何手术都要通过病人一定区域的皮肤（或黏膜）做切口，进入病变部位进行操作。为了防止皮肤上的细菌进入手术创口内，手术区域一定要做特殊的准备，包括五个步骤：手术区皮肤清洁、手术区皮肤消毒、铺无菌巾（单）隔离、切开皮肤前再消毒和无菌巾（单）保护切口。

一、手术区皮肤清洁

手术前剃毛始于1850年，传统的剃毛备皮是简单地剃除表面毛发。20世纪20年代起，医务人员便将其列为常规，但对它的价值，近年来有人提出怀疑。研究表明，手术前剃刀备皮者，手术后有5.6%的伤口感染率，而使用脱毛剂或不做备皮者其伤口感染率仅为0.6%；剃毛、剪毛和去除毛发三种不同备皮方法的伤口感染率分别为2.3%、1.7%和0.9%；美国疾病预防控制中心（CDC）和美国手术室护理协会（AORN）对于不备皮、剃刀剃毛、备皮器备皮、化学脱毛剂备皮比较研究也发现，手术区域无须备皮时，不备皮比剃刀剃毛更利于降低外科手术部位感染（Surgical Site Infections，SSI）；备皮器备皮是预防SSI的更好的方法，腹部清洁伤口手术，化学脱毛剂更利于降低SSI。因此，传统的剃毛法更容易造成皮肤损伤及细菌移生，反而会增加切口感染率。

目前，外科手术前备皮大体分为剃毛备皮法和不剃毛备皮法两类。在欧美及日本等医疗水平发达国家，自20世纪80年代起，已开始普遍选用不剃毛备皮法。不剃毛备皮是指彻底清洁手术区域皮肤而不去除毛发，或仅对手术切口周围可能影响手术操作的毛发如较长的汗毛、阴毛、腋毛等予以去除。不剃毛备皮法又可以分为脱毛剂备皮法、推毛备皮法和清洁剂清洁法3种。美国手术室护理协会对备皮给出了以下操作性建议：

1.备皮需在手术当天进行，建议手术前2小时以内进行，而且备皮过程的执行应在手术室之外；

2.只应对妨碍手术进行的毛发部位进行备皮；

3.应使用备皮器进行备皮，备皮器可以是一次性使用的电动/电池备皮器，也可以是可重复使用的备皮器，前提是备皮器的可重复使用的备皮器头应消毒后才可以在下一位病人身上使用。

二、手术区皮肤消毒

（一）消毒原则

皮肤消毒需遵循由清洁区向相对不清洁区的原则。如系清洁手术，消毒液应自手术中心部（切口处）向四周涂擦，即通常所称的离心性消毒。如系肛门会阴及感染伤口的手术，消毒顺序与之相反，即消毒液应由外周向中心部涂擦，通常称之为向心性消毒。

（二）消毒范围

以手术切口为中心向四周延展的区域为消毒范围，一般约15～20 cm，头颈部10 cm，四肢、躯干20 cm，以保证有足够的安全范围为原则。延展消毒范围可防止因手术巾移动或手术时病人流汗而污染手术区，也为必要时延长或改变切口留有余地。各部位手术皮肤的准备及消毒范围见图4-8。

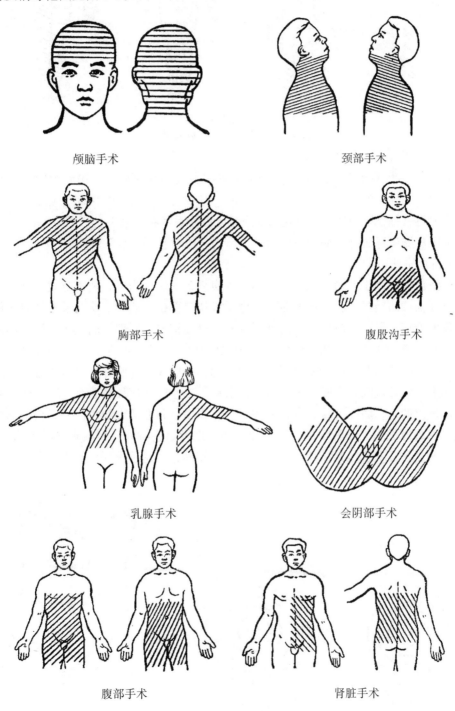

颅脑手术　　　　　　　　　　　　　　　颈部手术

胸部手术　　　　　　　　　　　　　　　腹股沟手术

乳腺手术　　　　　　　　　　　　　　　会阴部手术

腹部手术　　　　　　　　　　　　　　　肾脏手术

图4-8　各部位手术皮肤消毒范围

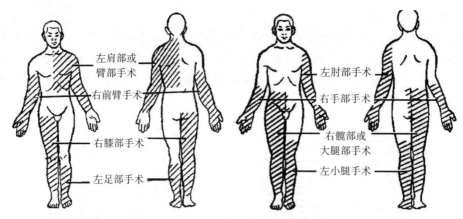

左肩部或
臂部手术
右前臂手术
右膝部手术
左足部手术

左肘部手术
右手部手术
右髋部或
大腿部手术
左小腿手术

四肢手术

续图4-8　各部位手术皮肤消毒范围

（三）手术区皮肤消毒法

一般由第一助手在手臂消毒后，在穿手术衣和戴手套前进行。用海绵钳夹折叠纱布（或棉球）蘸2.5%～3%碘酊涂擦皮肤1～2遍，待干后，再用70%酒精涂擦2遍，脱尽碘渍。完成消毒，铺无菌巾后，再次泡手3分钟方可穿手术衣、戴手套。

手术区皮肤消毒法有两种：平行消毒、环形（或螺旋形）消毒（图4-9）。

1.平行消毒法

平行消毒法适用于大的手术区域消毒。以腹部正中切口为例，消毒方式如下：用海绵钳夹纱布或棉球沾碘酊，首先自上而下涂擦手术切口部位，然后依次向手术切口两侧自上而下对称地涂擦，最后涂擦手术区的外周皮肤，已经接触外周部位的纱布或棉球不得再返回中心区域，涂擦时注意不留空白点。待碘酊干后，再用70%酒精以同样的方法脱碘2次，用酒精涂擦范围开始应在碘酊所涂范围之内，最后涂至外围部位时酒精范围应超过碘渍。腹部手术消毒范围，一般是上界达乳头水平，下界达耻骨联合平面，两侧至腋中线。

值得提出的是，脐孔又深又脏，要注意消除积垢后并在消毒前用汽油、松节油或乙醚等洗净。消毒时先滴入碘酊浸泡，可增加局部浓度及杀菌时间，用纱布（或棉球）拭净。继用70%酒精滴入脐孔，最后用纱布（或棉球）拭净，如遇手术区皮肤有膏药、胶布污迹时，亦可用同法洗净。

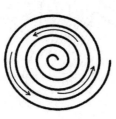

离心性环形消毒法

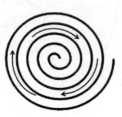

向心性消毒法

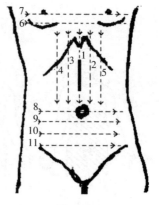

平行消毒法

图4-9　手术区皮肤消毒法

2.环形消毒法

环形消毒法适用于于小手术、皮肤感染、体表开口部位黏膜手术的消毒，也用于各种穿刺、注射等的皮肤消毒。环形消毒法又有两种：离心性环形消毒法和向心性环形消毒法。

（1）离心性环形消毒法

适用于皮肤小手术、各种穿刺、注射等的皮肤消毒。用海绵钳或消毒镊夹纱布或棉球蘸碘酊，以手术切口处或穿刺进针部位为中心，由中心向外周做同心圆涂擦。夹酒精纱布或棉球以同样方式脱碘1～2次。

（2）向心性环形消毒法

适用于皮肤感染区、体表有孔裂部位黏膜的清洁消毒和手术区皮肤消毒。用海绵钳或消毒镊夹纱布或棉球蘸碘酊，先由远离中心的部位开始，由外周向中心涂擦，距离中心越近，涂擦次数越多，保证中心部位更干净。夹酒精纱布或棉球以同样方式脱碘数次。

（四）注意事项

1.每次纱布（或棉球）浸蘸的消毒液不要过多，以免流散四周，损伤组织，涂擦、消毒皮肤时适当用力，以增加消毒液渗透力。

2.进行皮肤消毒时，最重要的是助手应持长柄海绵钳（环钳）夹住纱布或棉球进行消毒，注意双手勿与患者皮肤或其他有菌物体接触。

3.涂擦时要从清洁区向相对不清洁区进行；向切口上、下、两侧顺次对称进行，不留空白区。消毒范围宜大不宜小。

4.婴幼儿、口腔、面部、肛门会阴部、外生殖器等处皮肤和黏膜不能用碘酊；有碘过敏者忌用碘酊。

5.不能用碘酊消毒的手术区皮肤或黏膜，可用1：1000洗必泰酊、1：1000硫柳汞酊或1：1000新洁尔灭溶液消毒，方法同上，但不需再用酒精。供皮区的消毒可用70%酒精涂擦2～3遍即可。眼部周围皮肤可用4%的红汞溶液。会阴部的消毒须用肥皂水及无菌冲洗干净，再用2%～4%红汞溶液，1：1000硫柳汞酊或1：1000新洁尔灭溶液消毒。国外皮肤消毒常用溴化十六烷三甲胺和洗必泰、碘–异丙基醇涂剂、聚维酮碘或硫柳汞酊等。目前提倡用碘伏清洁液做皮肤消毒。

三、铺无菌巾（单）

皮肤消毒后需铺无菌巾（单），用来隔离有菌区与无菌区。铺巾（单）的原则是：先遮盖相对"脏"处，后盖"干净"处。不同的手术及不同部位的手术，铺巾（单）的方法和层数不同。

（一）常用铺巾（单）法

1.包头法

口腔颌面部的外形不规则，且有腔道、孔裂存在，头皮部生有头发，其手术铺巾（单）具有一定的难度。一般应在消毒前戴帽遮发；消毒后以消毒巾包头，以防污染。方法如下：主动或被动抬头，将重叠的两块消毒巾置于头颈下手术台上。头部放下后，将上层消毒巾分别自两侧耳前或耳后向中央包绕，使头和面上部均包于消毒巾内并以巾钳固定。

2.手术野铺巾法

（1）孔巾铺置法

适用于门诊小手术。将孔巾之孔部对准手术区遮盖手术区以外的皮肤，以巾钳或缚带固定。

（2）三角形手术野铺巾法

适用于口腔、鼻、唇及颊部手术。用三块消毒巾分别铺置，呈三角形遮盖手术区周围皮肤，以巾钳固定。

（3）四边形手术野铺巾法

适用于腮腺区、颌下区、颈部、腹部、腰部、四肢多部位的大型手术。以四块消毒巾分别铺置，呈四边形遮盖手术区周围皮肤，以巾钳或缝合法固定。

使用三角形手术野铺巾法或四边形手术野铺巾法均应按手术的需要，调整其大小及形状，并保证消毒区大于手术野暴露区。在手术野铺巾周围铺巾后，再用消毒的中单和大单遮盖全身。大单之孔裂要对准手术区。对手术中有可能扩大手术范围者，消毒、铺巾时应有所考虑和准备，避免临时再扩大消毒和重新铺巾。手术区铺巾完毕后，再用一中单将手术区与麻醉区隔开。

（二）铺巾的次序

以腹部手术为例，铺巾的方法和次序如下（图4-10）。

1.无菌巾的铺法与铺序

铺无菌巾的方法：器械护士先将无菌巾一边折叠1/4，递给皮肤消毒完的第一助手，注意两者双手切勿触碰。铺巾时，无菌巾反折面向下，折边对向手术切口，用布巾钳夹住无菌巾围成的四边孔的交角处，亦可用薄膜手术巾覆盖固定无菌巾。

铺序：第一块先盖切口下方（脚侧），第二块铺盖铺巾者对侧，第三块铺盖上方（头端），第四块铺盖铺巾者同侧，无菌巾遮盖处距切口约2 cm。

2.中单铺法与铺序

由已穿好手术衣、戴好手套的两位手术人员共同完成，先铺下方，后铺上方。

3.铺有孔大被单（剖腹单）

有孔大被单为双层，由铺中单的手术人员执行。先将有孔被单的孔对准手术切口部，然后将被单向手术床两侧（左、右侧）展开，再向手术床两端（脚、头端）展开，使被单上端遮盖过患者头部和麻醉架，下端遮盖过患者足端，两侧部应下垂过手术床缘30 cm以下。

（三）铺放无菌巾（单）注意事项

1.铺巾（单）时，操作者双手应保持在手术台面和腰部平面以上进行，不得进入有菌区。

2.无菌巾（单）遮盖范围的大小层次，因手术性质和部位而不同，例如：表浅小手术（浅表小肿瘤切除）仅需铺一层无菌巾或小孔巾；稍大手术在手术区周围，一般应有3～4层无菌巾单遮盖，其外周至少有2层。

3.巾（单）铺下后，只允许将巾（单）自手术区向外移动，而不允许向内移动，以免污染手术区。

4.巾（单）被水或血渗湿，则失去无菌隔离作用，应另外加无菌巾（单）遮盖，不能忽视。

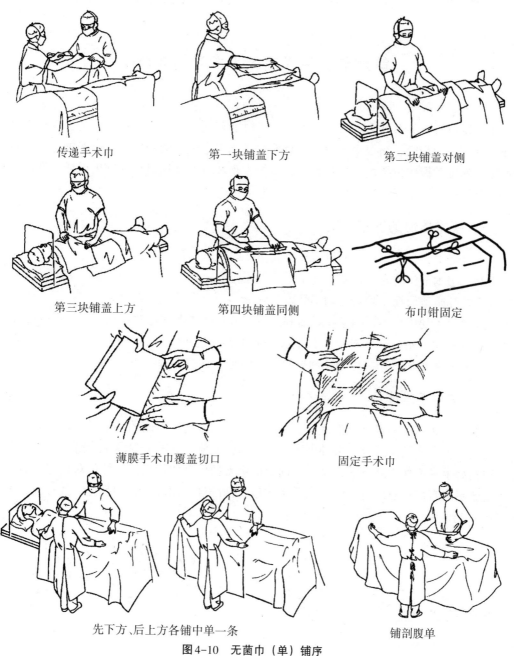

传递手术巾　　　　　　　第一块铺盖下方　　　　　　　第二块铺盖对侧

第三块铺盖上方　　　　　　第四块铺盖同侧　　　　　　　布巾钳固定

薄膜手术巾覆盖切口　　　　　　　　　固定手术巾

先下方、后上方各铺中单一条　　　　　　　　铺剖腹单

图4-10　无菌巾（单）铺序

四、切开皮肤前再消毒

切开皮肤前再消毒，一般用有齿镊夹70%酒精棉球进行，消毒范围仅限于切口及其附近，其目的是杀灭铺巾（单）过程中随空气新落入切口区的细菌。

五、无菌巾保护切口

当皮肤、皮下组织切开后，用血管钳钳夹各出血点，用细丝线结扎。应在切口两侧各置无菌巾一块，以遮盖切口周围的皮肤，并用巾钳或缝合法固定，严密隔离和保护切口，其目的是防止皮肤附件（毛囊、汗腺、皮脂腺）中隐藏的细菌进入创口引起感染。

第六节　手术病人手术时的体位

手术体位直接关系到手术者在为患者手术时能否充分显露手术视野，是否有利于手术操作、减小手术难度、缩短手术时间，直接关系到患者生命的安危。体位安置应遵循一定的原则，熟练掌握体位摆放的操作程序，根据生理和解剖知识最大限度地保证患者安全和舒适，降低因体位安置不当给患者和手术带来的风险。

一、手术体位的安置原则

1.安全舒适，骨性突出处要衬海绵或软垫，以防压伤。
2.利于手术部位的充分显露，利于手术者操作。
3.保持呼吸道通畅，呼吸运动不受限制。
4.大血管不受压，不影响组织供血和静脉回流。肢体需固定时要加软垫，不可过紧。
5.避免压迫或牵拉损伤神经。如上肢外展不得超过90°，以免损伤臂丛神经；下肢要保护腓总神经不受压；俯卧位时小腿要垫高，使足尖自然下垂。

二、常用手术体位

体位是指病人在手术台上为适应手术显露所处的位置。不同的手术常需要不同的手术体位，同一手术体位又适合于多种手术，手术体位既要达到充分显露手术野和方便手术操作，以提高手术成功率的目的，又要全面考虑患者的生理代偿功能，体位对生理功能的影响不能超越患者的代偿能力。常见的手术体位有仰卧位、俯卧位、侧卧位、截石位、坐位等（图4-11）。

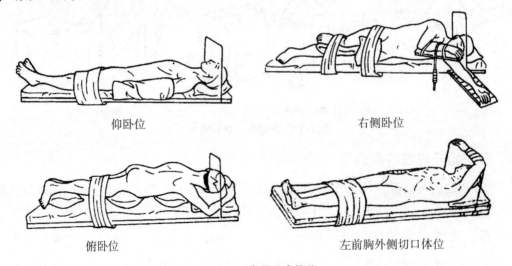

仰卧位　　　　　　　　　　　　右侧卧位

俯卧位　　　　　　　　　　　左前胸外侧切口体位

图4-11　常用手术体位

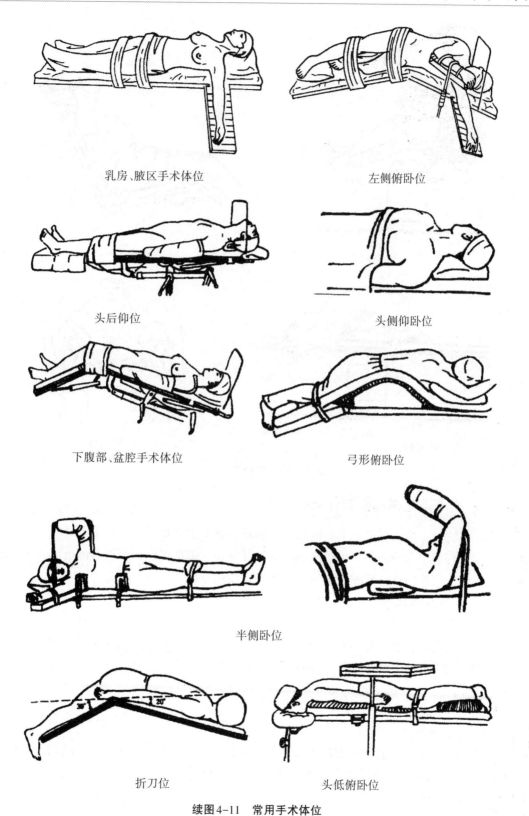

乳房、腋区手术体位 左侧俯卧位

头后仰位 头侧仰卧位

下腹部、盆腔手术体位 弓形俯卧位

半侧卧位

折刀位 头低俯卧位

续图4-11 常用手术体位

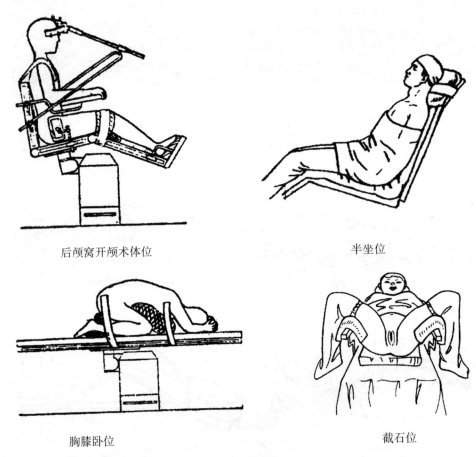

后颅窝开颅术体位   半坐位

胸膝卧位   截石位

续图4-11　常用手术体位

三、手术体位不当所致并发症

不正确的手术体位可造成手术野的显露困难，增加手术难度，延长手术时间，并且对呼吸、循环有着很大的影响，也可造成周围神经损伤、眼部损伤，严重者可造成失明，还可造成皮肤、黏膜损伤，红肿、水疱，重者皮肤坏死等。

（一）周围神经损伤

1.常见原因

神经的过度牵拉和压迫引起神经局部缺血；手术前可能存在周围神经病变如合并糖尿病、动脉硬化等，手术体位不当可加重神经损伤；气压止血带时间过长、压力过大或直接压在骨质上。

2.常见神经损伤

（1）臂丛神经损伤

俯卧位时，头处于背伸侧屈时头与肩的角度扩大；仰卧位时托手架使上肢过度外展或手术者站位不当；上肢滑脱于手术台边处于外展后伸位或上肢悬吊外展超过90°等，均可使臂丛神经受牵拉而损伤。

（2）桡神经损伤

外展的上臂推向支架挤压桡神经、长时间过度外旋可致桡神经损伤。

（3）坐骨神经损伤

侧卧位时，一侧臀部受压挤压沿梨状窝走行的坐骨神经；截石位时，大腿和小腿过度外旋，膝关节外伸，坐骨神经也可受牵拉而受损。

（4）腓总神经损伤

截石位时腘窝弯曲的金属支架紧靠腓骨，可致腓总神经损伤。

（二）生殖器官压伤

俯卧位要注意避免挤压损伤女性乳房；使用骨盆固定器要注意男性外生殖器不能与体位垫接触，避免受压。

（三）眼部损伤

俯卧位头圈、头托放置不当或大小不合适均可导致眼球受压或擦伤角膜，严重者可造成失明。

（四）皮肤黏膜损伤

局部皮肤长时间受压，体位垫使用不当，受力部位未保护好，可致局部皮肤红肿、水疱，重者皮肤坏死等。

（五）对循环系统的影响

仰卧位腹腔内巨大肿瘤、妊娠子宫压迫腹腔内大血管致回心血量减少；截石位双下肢抬高，回心血量增加加重心脏负担；俯卧位体位不当可致下肢静脉受压。

（六）对呼吸的影响

体位不当可压迫气道致呼吸道狭窄、呼吸困难；俯卧位体位垫放置不当影响腹式呼吸。

（七）急性肺水肿、顽固性低血压

心肺功能低下的患者，手术中过度抬高或快速放平双下肢时，可造成急性肺水肿和顽固性低血压。

（八）局限性脱发

仰卧位手术时较长时间体位固定不变可引起皮肤缺血和脱发。

第七节　手术进行中必须遵循的原则

手术进行中必须遵循的原则有三个方面，即无菌原则、微创原则和无瘤原则。

一、手术进行中的无菌原则

参加手术人员在手术过程中，必须严格实施无菌操作，否则已建立的无菌环境、已经灭菌的物品及手术区域，仍有受到污染、引起伤口感染的可能，有时可使手术因细菌感染而失败，甚至危及病人生命。手术中如果发现有人违反无菌原则，必须立刻纠正。在整个手术进行中，必须按以下规则施行：

1.手术人员一经洗手，手和前臂即不准再接触未经消毒的物品。穿无菌手术衣和戴无菌手套后，背部、腰部以下和肩部以上都应认为是有菌地带，不能接触，手术台以下的床单也不能接触。禁止高声谈笑，和工作无关的谈论，避免强力呼气、咳嗽、打喷嚏，不得已时须转头背向手术区，以防飞沫污染。

2.不可在手术人员背后传递器械及手术用品，手术人员不能伸手自取，应由器械护士传递，坠落到无菌巾或手术台边以外的器械物品，不准捡回再用。

3.手术过程中，同侧手术人员如需调换位置，应背靠背进行交换，出汗较多或颜面被血液污染，应将头偏向一侧，由他人代为擦拭，以免落入手术区内。

4.手术中如手套破损或接触到有菌地方，应更换无菌手套，前臂或肘部触碰到有菌地方，应更换无菌手术衣或加套无菌袖套。如果无菌布单已被湿透，其无菌隔离作用不再可靠，应加盖干的无菌单。口罩潮湿后，应及时予以更换。

5.手术开始前要清点器械、敷料，手术结束后，检查胸、腹等体腔，认真核对器械、敷料（尤其是纱布块）无误后，方能关闭切口，以免异物遗留体内，产生严重后果。

6.手术如需额外添加器械，应由巡回护士用无菌钳夹送，并记录增加物品种类及数目，以便术后核对，手术人员严禁自行取物。

7.切口边缘应用大纱布块或手术巾遮盖，并用巾钳或缝线固定，仅显露手术切口。切皮肤用的刀、镊等器械不能再用于体腔内，应重新更换。做皮肤切口以及缝合皮肤之前，应用消毒液再次涂擦消毒皮肤一次。

8.切开空腔器官之前，先用纱布垫保护好周围组织，以防止或减少污染。

9.参观手术人员不可靠近手术人员或站得过高，应远离手术人员或手术台至少20 cm，尽量减少在室内走动和说话。有条件的医院应设专门的隔离看台，或以手术现场录像供参观用。

10.手术进行中，因特殊原因逼迫停止手术，或因等待病理报告、X射线摄片造影等，手术人员不得离开手术台，切口用无菌巾覆盖，并注意保护手术台无菌区不被污染。

二、手术进行中的微创原则

微创原则指手术操作过程中对组织轻柔爱护，最大限度地保存器官组织及其功能，促进伤口的愈合。事实上微创原则贯穿于手术操作的整个过程中，包括：严格的无菌操作，对组织轻柔爱护，准确、彻底、迅速止血，减少失血，仔细解剖避免组织器官不必要的损伤，用细线结扎组织，以及手术切口尽可能沿体表的皮纹走向，适应局部解剖和生理特点，使切口尽可能少地影响局部的功能和美观等。

（一）选择适当的手术切口

不同类型的切口会影响创口的愈合。手术切口的选择应能充分显露手术野，便于手术操作，在切开时减少组织损伤，尽可能按郎格氏线的分布切开皮肤，以便于切口的愈合，最大限度地恢复功能和外观。一般腹部横行切口的愈合并发症要少于直切口，清洁切口愈合好于污染切口。腹部无论何种切口，均应尽量避免切断腹壁胸神经，以免腹肌萎缩。在保证能较好完成手术治疗的前提下，可适当缩小切口。

（二）精细分离组织

手术分离，分为钝性分离和锐性分离。锐性分离利用刀刃和剪刀的切割作用，能将致密的组织切开，切缘整齐，其边缘组织细胞损伤较少。钝性分离使用血管钳、刀柄、手指和剥离子等，通过推离作用，能分开比较疏松的组织。但如操作粗暴，钝性分离往往残留许多失活的组织细胞，损伤较大，手术过程中了解两种分离方法各自的特点，加上对局部解剖和病变性质的熟悉，就能正确运用，取得良好的效果。另外，解剖分离时尽量在解剖结构间固有的组织间隙或疏松结缔组织层内进行，这样比较容易，且对组织损伤较少。同时还应尽可能避免打开不必要的组织层面。分离解剖神经、血管时，应使用无齿镊或无损伤血管钳，避免使用压榨性钳或有齿镊，以防损伤神经和血管。手术显露过程中要轻柔，避免使用暴力或粗鲁的动作牵拉压迫，导致组织挫伤、失活。

（三）严密地保护切口

手术中避免手术后切口感染最有效的方法是保护切口，防止污染。除了遵循无菌原则外，打开切口后，用大的盐水纱布保护切口两缘及暴露的皮肤对避免腹腔内感染病灶污染切口有一定的帮助。关闭切口前，用等渗生理盐水冲洗掉其中的细菌、脂肪碎片、血凝块等，也是预防感染的重要手段。

（四）迅速、彻底止血

手术中迅速、彻底止血，能减少失血量，保持手术野清晰，还可减少手术后出血并发症的发生。不彻底的止血和异物残留是切口感染的重要原因。创口局部积聚的血液、血浆，是细菌良好的培养基。伤口中残留异物显然将导致创口的延期愈合。另外，结扎残端亦是一种异物。因此，在可能的情况下，结扎的线越细，结扎的组织越少，由此产生的异物就越小，就越有利于创口的愈合。

（五）分层缝合组织

创口缝合的时候，应按解剖结构逐层缝合，避免脂肪或肌肉夹在中间，影响愈合。缝合后不能留有死腔，否则血液或体液积聚在里面，有利于细菌生长，导致切口感染。此外，皮肤缝合时两边要对合整齐，打结时应避免过紧，防止造成组织坏死。

（六）不可盲目扩大手术范围

能够用简单手术治愈的疾病，不可采用复杂的手术治疗；能用小手术治愈的疾病，不可做大范围的手术。

总之，微创是外科操作的基本要求，也是手术治疗的重要原则。初学者一开始就应养成爱护组织的良好习惯。近年来，随着外科医生对微创重要性的认识逐渐加深及现代影像系统的发展，出现了以腹腔镜技术为代表的微创外科技术，使外科手术进入了一个崭新的领域。

三、手术进行中的无瘤原则

1890 年，Halsted 创立乳腺癌根治术，首次阐述了肿瘤外科手术的基本原则，即不切割原则和整块切除原则。20 世纪 60 年代以后，以防止复发为目的的无瘤原则逐渐得到重视。无瘤原则是指应用各种措施，防治手术操作过程中离散的癌细胞直接种植或播散。不恰当的外科操作可以导致癌细胞的医源性播散，因此，肿瘤外科必须遵循无瘤原则。

（一）无瘤原则的技术措施

无瘤原则的技术措施主要包括不可挤压措施、隔离肿瘤措施、锐性解剖措施、减少癌细胞污染和扩散措施、整块切除措施。

1.不可挤压措施

手术中尽可能避免挤压瘤体，以防癌细胞脱落，造成扩散转移。如肿瘤部位的探查应由远到近、动作轻柔，不直接挤压瘤体。

2.隔离肿瘤措施

切除肿瘤前，应用纱布垫包裹肿块，以隔离肿瘤与其他脏器组织的接触。

3.锐性解剖措施

瘤体的解剖需沿组织间隙做锐性分离，钝性分离易挤压瘤体。

4.减少癌细胞污染和扩散措施

接触过肿瘤的物品不再使用，应放在弯盘内，手术后进行有效处理。解剖时避免出血或渗出，被渗出液或冲洗液污染的敷料应丢弃不用，并及时更换。探查肿瘤后及时更换手套。肿瘤手术关闭体腔或皮肤前，应用40～42℃无菌蒸馏水（或加抗癌剂）冲洗体腔或创口，浸泡10～15分钟，吸净后再用无菌生理盐水冲洗2～3次。

5.整块切除措施

在不挤压的同时要防止切破瘤体，保证瘤体被完整切除，必要时可扩大切除范围。

（二）手术中的无瘤技术

1.宜选大的手术切口，避免小切口。

2.保护手术切口

使用腹膜保护巾；使用3L腹壁保护圈；晚期癌症伴大量腹水，在皮肤切口处铺好双袋式切口膜，使溢出的腹腔液体流入袋中，以防止癌细胞在创面种植。

3.肿瘤探查由远到近探查、动作要轻柔，完毕后更换手套。

4.减少扩散机会

使用一次性止血纱布；处理肿瘤血管先在根部结扎静脉，然后处理动脉和淋巴管，以阻断癌细胞手术中血行转移；结扎用的缝线不应重复使用；应用电刀或氩气刀切割、止血或解剖，减少止血结扎时挤压肿瘤的机会；切除病灶后更换手套和器械；关闭腹腔前手术野用蒸馏水或抗肿瘤药物冲洗。

5.冲洗与热灌注化疗

43℃的蒸馏水是一种低渗性液体，可破坏肿瘤细胞膜的完全性，杀灭手术过程中脱落的癌细胞；洗必泰冲洗液可以迅速吸附细胞质，使胞胞浆成分外渗，抑制细胞多种酶的活性；碘伏溶液冲洗可以预防腹腔感染并防止肿瘤细胞扩散；在生理盐水或蒸馏水中加入抗癌药（如5-Fu），其作用原理是种植或游离的癌细胞较长时间浸润在高浓度药物中，增强了抗癌药物的直接杀伤作用。

（三）手术台的无瘤管理

1.树立无瘤操作的观念。洗手护士的手要保持无菌和无瘤状态，手术中应密切监测并配合手术医生严格执行无瘤技术。

2.器械台划分相对"有瘤区"和"无瘤区"。器械护士整理无菌器械台，准备好相关器械。当肿瘤切除后，所有接触过肿瘤的器械均放置于"有瘤区"，严禁再使用于正常组织，以免将器械上的肿瘤细胞带入其他组织。

3.体表肿瘤，如头面部肿瘤或乳腺肿瘤等，若肿瘤表面有破溃流脓或菜花样外翻时，在手术中应采取隔离措施。

4.胸腹腔肿瘤手术时，手术中要注意保护癌浆膜面。

5.带蒂的肿瘤用无菌密封袋将瘤体装入袋内，使其与其他正常组织和创面隔离。

6.肿瘤切除及清扫淋巴必须使用两套器械。

7.切下的肿瘤标本及淋巴结要用弯盘接递，不得用手直接接触。在肿瘤切除后，要在切口周围加盖无菌单，更换所用过或接触过肿瘤的物品（诸如手套、缝针、纱布等）。

8.手术中要准备两把电刀，肿瘤切除后应及时更换，这是因为电刀切割不仅可减少出血，还可封闭淋巴管或血管，减少肿瘤的血道播散和局部种植。

9.手术中器械护士应用无菌盆装冲洗液冲洗手术野，冲洗时将冲洗液灌满创面各间隙并保留3～5 min再吸出，不能用纱布垫擦吸，以免癌细胞种植。

10.手术过程中要贯彻标准预防的措施。手术后物品的处理按常规程序进行。

第八节　手术人员的分工、配合及手术记录书写

一、手术人员的分工

手术人员为统一的整体，在手术进行过程中既要有明确的分工以完成各自的工作任务，又必须做到密切配合，以发挥整体的力量，共同完成手术学实习任务。外科手术实习小组中，除手术者、第一助手、器械护士、巡回护士外，另有一人兼任第二助手和麻醉师。参加手术人员的基本分工如下：

1.手术者（主刀）

对所进行的手术全面负责。手术前必须详细、全面地了解病情，拟定手术方案并了解和落实手术前准备情况。手术者右手持刀，一般站在易于看清手术野和有利于操作的位置，如进行上腹部手术时，手术者一般站在病人（或动物）的右侧；进行盆腔手术时，手术者则站在左侧。手术者应负责切开、分离、止血、结扎、缝合等项操作。手术完毕后书写手术记录。在手术过程中如遇到疑问或困难，应征询带教老师或上级医生和其余参加手术人员的意见，共同解决问题。

2.第一助手

手术前查对病人（或动物），摆好手术体位，应先于手术者洗手，负责手术区域皮肤的消毒与铺巾。手术时站在手术者的对面，为手术者创造有利的操作空间。负责显露手术野、止血、拭血、结扎等，全力协助手术者完成手术。手术完毕后负责包扎伤口，如有特殊情况，手术者因故离去，应负责完成手术。负责手术后的医嘱处理及病检申请单填写，也可在手术者授权后完成手术记录。

3.第二助手

根据手术的需要，可以站在手术者或第一助手的左侧。负责传递器械、剪线、拉钩、吸引和保持手术野整洁等工作。

4.器械护士

最先洗手，在手术开始之前，清点和安排好手术器械。在手术过程中，器械护士一般站在手术者右侧，负责供给和清理所有的器械和敷料，手术者缝合时，将针穿好线并正确地夹持在持针钳上递给手术者。器械护士需要了解手术方式，随时关注手术进展，默契适时地传递手术器械。此外，在手术结束前，认真、详细地核对器械和敷料的数目。

5.麻醉师

负责取、送动物（在临床上负责接、送病人）。实施麻醉并观察和管理手术过程中病人（或动物）的生命体征，如呼吸或循环的改变。如有变化应立即通知手术者并设法急救。

6.巡回护士

负责准备和供应工作。协助第一助手摆好体位。打开手术包，准备手套，协助手术人员穿好手术衣，随时供应手术中需要添加的物品。配合器械护士清点、记录与核对手术器械、缝针和纱布，负责手术污染物的处理及手术室的清洁和消毒等。

以上尽管列出了参加手术人员明确、具体的分工，但是在临床上实施手术，实际上是一个以病人为中心，顺利完成高质量手术为目的的手术小组的集体活动。参加手术人员切不可拘泥分工的教条，而应该相互尊重、相互帮助、团结一致、精诚合作、默契配合。

二、手术人员之间的配合

1.手术者与助手的配合

手术者与助手的配合直接关系到手术的进程和效果。手术者的每一个操作几乎都离不开助手的配合。心领神会的配合是手术者与其助手长期同台手术磨合的结果。这种娴熟默契的配合不仅有利于顺利完成高质量的手术，而且还可以避免手术人员之间的意外损伤。作为手术者应熟练掌握手术常规步骤，并及时给予助手以如何配合的暗示，不可一人包揽全部操作；作为助手更应主动、积极地领会手术者的意图和操作习惯，正确做好配合操作，不可随意发表意见扰乱手术者的思路情绪，更不可代替手术者操作。例如：手术者在切割皮肤和皮下组织时，伤口出血，助手应立即用纱布压迫并持血管钳钳夹出血点；手术者在做深部组织切开时，助手应及时用纱布或吸引器清理手术野，以便手术者在直视下完成下一步操作；手术者分离组织时，助手用血管钳或手术镊做对抗牵引，以更清楚地显露组织层次；在游离带有较大血管的网膜、系膜、韧带时，手术者先用血管钳分离出要切断的血管，助手应持血管钳插入手术者所持血管钳的对侧，用两钳夹住血管，手术者在两钳之间将血管切断，然后将血管结扎；手术者在缝合时，助手应抓住线尾并及时清理手术野，可用纱布擦拭，吸引器清除渗血、渗液，充分显露缝合的组织，在缝针露出针头后应夹持固定在原处，避免缝针回缩，以便手术者夹针、拔针；助手结扎时，手术者轻轻提起血管钳，将夹持组织的尖端固定在原处，待助手抽紧缝线做第一个单结可靠后，才可撤去血管钳。遇张力较大时手术者还要帮助夹住近线结处，以免在做第二个单结时前一个单结松滑。手术中的配合需要手术者和其他参加手术人员灵活机动地进行，然而，手术者是手术小组的核心，助手的任何操作都不应影响手术者的操作，所以，助手的操作动作应在尽可能小的范围里进行，为手术者提供充分的操作空间。

2.器械护士与手术者的配合

器械护士密切注意手术进程，及时准备和递送手术所需的物品，最好熟悉手术者的操作习惯，领会手术者的暗示性动作，主动递送各种适当的手术用具。

3.麻醉师与手术者的配合

麻醉师只有使病人无痛和肌肉松弛，手术者才能更好地手术，手术中密切观察病人的生命体征，如有异常，及时通报手术人员做出相应的处理，保障病人的生命安全。

三、手术记录的书写

手术记录是对手术过程的书面记载。手术记录不仅是具有法律意义的医疗文件，也是医学科学研究的重要档案资料，所以，手术者在完成手术以后，应立即以严肃认真、实事求是的态度书写。在书写手术记录时，首先要准确填写有关病人的一般项目资料如姓名、性别、年龄、住院号。还要填写手术时间、参加手术人员和手术前后的诊断及手术名称（术式）。然后书写最为重要的手术经过。手术经过一般包括以下内容：

1.麻醉方法及麻醉效果。

2.手术体位，消毒铺巾范围。

3.手术切口名称、切口长度和切开时所经过的组织层次。

4.手术中探查肉眼观病变部位及其周围器官的病理生理改变。一般来说，急诊手术探查从病变器官开始，然后探查周围的器官。如腹部闭合性损伤，应首先探查最可能受伤的器官，如果探查到出血或穿孔性病变，应立即做出相应的处理，阻止病变的进一步发展，以后，再探查是否合并有其他器官的损伤；平诊手术探查应从可能尚未发生病变的器官开始，最后探查病变器官。如肿瘤手术应首先探查肿瘤邻近器官，注意是否有肿瘤的转移或播散，在进行肿瘤探查时尚需保护好周围的器官，以免导致医源性播散。

5.根据手术中所见病理改变，做出尽可能准确的诊断，及时决定施行的手术方式。

6.使用医学专业术语，实事求是地描写手术范围及手术具体步骤。

7.手术出血情况，如手术中出血量、输血输液总量，手术中引流方式及各引流管放置的位置等。

8.清理手术野和清点敷料、器械结果。确认手术野无活动性出血和敷料、器械与手术前数量相符后，才能缝闭手术切口。

9.手术中病人发生的意外情况及手术后标本的处理。

10.病人手术后的处理及注意事项。

第九节　手术人员的基本素质与安全防护

一、手术人员的基本素质

1.加强个人手术基本功的训练，不断提高业务水平。

2.手术前访视病人，详细了解病情，做好各方面的准备工作，充分估计手术中可能发生的意外情况。

3.以手术者为中心，相互尊重，精诚合作，积极配合。及时完成术者所下医嘱，随时向手术者汇报病情。

4.手术中各司其职，有条不紊，遇到意外情况一定要沉着冷静。

5.聚精会神，以充沛的精力和旺盛的热情完成手术。

6.严格执行无菌、无瘤、微创原则，避免因违犯操作原则所致手术野的病原污染、肿瘤播散或不必要的组织损伤。

7.尊重病人及病人的隐私，实行保护性医疗制度。

二、手术人员的安全防护

手术人员在对疾病的诊疗过程中，难免接触病人的机体、组织、血液、分泌物或被污染的医疗器械。如果手术人员在进行诊疗操作时，不注意自身的安全防护，就有可能导致自身的损伤或染上疾病。手术人员的安全防护应包括以下内容：

（一）生物感染的防护

1.视病人为血源性病原（如细菌、病毒、肿瘤等）的携带者。处理血液、体液或污染的手术用品，均应戴手套。

2.如需接触病人的黏膜或破损的皮肤，需戴手套。

3.对患有严重传染性疾病的病人进行手术操作时，应戴眼罩或面罩。

4.手套破损、手术衣渗湿后应立即更换。

5.特异性感染手术时需戴两副手套，能防止感染和降低感染率。

6.在接触病人或其体液的操作中均应戴手套，脱手套后洗手。

7.手术中的各种废物必须分别装入不同颜色和标记的污染袋中。

8.待检标本（组织、血液、体液、排泄物等）放置于标本袋或瓶内。

9.当有血液或体液溅出时，应先喷洒消毒剂，然后擦净。

10.手术操作和配合操作人员既要避免自身损伤，也要防止损伤他人。一旦被污染的尖锐物刺伤，应立即做出相应处治，并动态观察。

11.乙肝抗体阴性者预防性接种乙肝疫苗。

12.如有皮肤破损则不应参加手术。

（二）化学危害因素的防护

1.淘汰臭氧、甲醛、汞等有毒化学消毒剂。

2.麻醉时应先检查麻醉机是否密闭，以减少空气中的药液污染浓度。

3.盛装消毒剂的容器应加盖，尽量减少消毒剂的挥发。

4.接触消毒剂应戴橡胶手套，避免消毒剂对皮肤的刺激。

5.腹腔镜手术建立气腹前检查气腹各连接管道是否密闭，减少二氧化碳的泄漏污染。

6.定时开窗换气、添置空调设备、完善排污系统。

7.手术结束后尽快用肥皂和流动水冲净涂有消毒液的双手和前臂。

（三）物理危害因素的防护

1.锐器使用的防护：所有锐器均应妥善放置，以防误伤；使用锐器时要提高警惕，防止刀、针、剪及其他锐利器械的损伤；手术中传递刀、针、剪等锐利物时，严格执行传递方法，防止取放时刺伤；手术后及时将锐利器械收回放入弯盘中，与其他器械分开放置，防止清洗时损伤自己。

2.尽量避免X射线照射，在无法躲避时尽量使身体不进入直射线中，妊娠期禁止与X射线接触。

（四）防止疲劳过度

1.调节情绪，矫正一般职业性紧张，预防过久站立及走动产生的危害。

2.设法改善站立和走动的强制性体位，注意保持良好的操作姿势和习惯。

3.培养良好的心理素质，尽量保持有规律的生活习惯，适当参加体育运动和健康的娱乐休闲活动。

第五章　麻醉

　　麻醉（Anesthesia）是在安全条件下，使手术病人的整个机体或机体的某部分痛觉暂时消失，为手术操作创造良好的条件。随着医学科学的发展，麻醉已远远超出单纯解决手术无痛的范围，也包括临床麻醉、疼痛治疗、急救复苏、重症监测和科学研究等。临床麻醉的目的除了手术期间消除病人疼痛，保障病人安全，创造良好手术条件外，还应对病人的各种生理功能进行监测、调节和控制，减少麻醉的并发症，促进病人术后迅速恢复。手术室护士在麻醉的过程中担负着大量的护理、配合工作，这不仅要求掌握各种护理技术、麻醉的护理配合，也应了解和熟悉麻醉的基础知识及各种现代化监护技术，对麻醉有一个较全面、系统的认识。

第一节　麻醉方法分类

　　随着麻醉药品、器材、仪器的不断进步，新的理论技术不断应用，特别是将几种麻醉药或方法互相配合，综合平衡，复合应用，使麻醉方法的分类更加复杂，现将麻醉方法简单分类如下：

一、局部麻醉（Local Anesthesia）

　　1.表面麻醉（Surface Anesthesia）

　　2.局部浸润麻醉（Local Infiltration Anesthesia）

　　3.区域阻滞麻醉（Regional Block Anesthesia）

　　4.神经阻滞麻醉（Nerve Block Anesthesia）

二、椎管内麻醉（Intrathecal Anesthesia）

　　1.蛛网膜下腔阻滞麻醉（Subarachnoid Anesthesia）

　　2.硬脊膜外腔阻滞麻醉（Epidural Anesthesia）

　　3.腰硬联合阻滞麻醉（Combined Spinal Epidural Anesthesia，CSEA）

三、全身麻醉（General Anesthesia）

　　1.吸入麻醉（Inhalation Anesthesia）

　　2.静脉麻醉（Intravenous Anesthesia）

3.基础麻醉（Basal Anesthesia）

第二节　麻醉前准备

麻醉前准备的目的在于消除或减轻病人对麻醉与手术产生的恐惧与紧张心理，利于麻醉的诱导与维持，以减少麻醉并发症及意外。

一、病人体格和精神方面的准备

1.增强病人对麻醉和手术的耐受力

麻醉前应尽力改善病人的营养状况，纠正生理功能紊乱与治疗潜在的内科疾病，使病人各器官功能处于最佳状态。

2.麻醉前病人的准备

要特别注意呼吸道不受呕吐和误吸的威胁。因此，择期手术，成人一般应在麻醉前至少6小时，最好12小时前开始禁食禁饮；小儿手术前也应至少禁饮禁食6小时；乳婴儿手术前4小时可喂一次葡萄糖水。对于急症病人，如果手术时间不过分紧迫，麻醉前亦应做比较充分的准备，否则按饱胃病人麻醉处理。

3.病人精神方面的准备

着重于消除病人对麻醉和手术的顾虑。手术麻醉师应在手术前访视病人，并向病人做好解释工作，如麻醉方法、手术体位及手术中可能出现的不适感，以解除思想顾虑，取得病人的信任和合作。

4.提前进行必要的训练

为了适应手术后恢复期的需要，指导病人进行一些必要的训练，如体位训练、在床上大小便训练，特别是呼吸方面的训练，指导病人深呼吸和咳痰，以减少手术后肺部并发症。

二、麻醉设备、监测仪器和药品的准备

对于常规设备、特殊用具、监测仪器和用物等都应认真准备并详细检查。对于危重病人所需要的特殊药品都应在麻醉前准备齐全，以保证麻醉、手术中能及时地取用，防止并发症及意外事件的发生，提高麻醉的安全性。

三、麻醉前用药

麻醉前用药亦称手术前用药，是手术麻醉前的常规措施，主要目的在于：解除焦虑，充分镇静和（或）产生遗忘；稳定血流动力内环境，减少麻醉药需求量；降低误吸胃内容物的危险程度；提高痛阈，加强镇痛；抑制呼吸道腺体活动；防止手术后恶心、呕吐。临床上常用药物有：苯巴比妥、哌替啶、安定、吗啡、异丙嗪、氟哌利多、阿托品和东莨菪碱等。

第三节　局部麻醉

用局麻药暂时阻断某些周围神经的冲动传导，使受这些神经支配的相应区域产生麻醉作用，称为局部麻醉（简称局麻）。局麻适用于较表浅局限的中小型手术，在这种麻醉下，病人保持清醒，重要器官功能干扰轻微，并发症较少，且简便易行，是一种较受欢迎的安全的麻醉方法。

一、常用局麻方法

（一）表面麻醉

将穿透力强的局麻药施用于黏膜表面，使其透过黏膜而阻滞位于黏膜下的神经末梢，使黏膜产生麻醉现象，称表面麻醉。眼、耳、鼻、咽喉、气管及支气管、尿道等处的浅表手术或内窥镜检查常用此法。

（二）局部浸润麻醉

将局麻药注射于手术区的组织内，阻滞神经末梢而达到麻醉作用，称局部浸润麻醉。如药液内含肾上腺素，其浓度为 1∶500000。因用药量大，一般应用最低有效浓度。

（三）区域阻滞麻醉

围绕手术区，在其四周和底部注射局麻药，以阻滞进入手术区的神经干和神经末梢，称区域阻滞麻醉。此法适用于一些小肿块切除或活检以及头皮手术和腹股沟疝修补术等。

（四）神经阻滞麻醉

在神经干、丛、节的周围注射局麻药，阻滞其冲动传导，使受它支配的区域产生麻醉作用，称神经阻滞麻醉。临床常用的有颈丛、臂丛神经阻滞，肋间、眶下、坐骨、指（趾）神经干阻滞等。

二、常用局麻药

局麻药有酯类和酰胺类，前者有普鲁卡因、丁卡因；后者有利多卡因、布比卡因。

（一）普鲁卡因

又名奴佛卡因，是一种弱效、短时间作用但较安全的常用局麻药。黏膜穿透力很差，不用于表面麻醉。由于毒性较小，适合用于局部浸润麻醉，常用浓度为 0.5%，其作用维持时间仅 3/4～1 小时。成人一次限量为 1 g。

（二）丁卡因

又名邦妥卡因，是一种强效长时间作用的局麻药。其黏膜穿透力强，适用于表面麻醉，常用浓度为 1%～2%，但用于滴眼的浓度为 0.5%～1%。由于此药起效较慢和毒性较大，一般不用于局部浸润麻醉，其作用维持时间 2～3 小时。成人一次限量，表面麻醉 40 mg；神经阻滞麻醉 80 mg。

（三）利多卡因

又名赛罗卡因，是效能和作用时间均属中等程度的局麻药。其组织弥散性能和黏膜穿透力都好，可用于各种麻醉方法。用于表面麻醉的浓度为2%～4%，用于局部浸润麻醉的浓度为0.25%～0.5%，用于神经阻滞麻醉的浓度为1%～2%，起效较快，作用维持1～2小时。成人一次限量为表面麻醉100 mg，局部浸润麻醉和神经阻滞麻醉400 mg。

（四）布比卡因

又名丁哌卡因或麻卡因，是一种强效和长效局麻药。此药用于神经阻滞，浓度为0.25%～0.5%，较适用于产科麻醉。它常用于分娩镇痛，浓度为0.125%，作用时间可持续5～6小时。成人一次限量为150 mg。

三、局麻药内加肾上腺素

（一）配制

可配制成1：20万～1：40万的浓度，一次用量0.1～0.2 mg。

（二）优点

收缩局部血管，延缓局麻药吸收，减少局麻药的毒性反应，延长麻醉作用时间；消除局麻药引起的血管扩张作用，减少创面渗血。

（三）注意事项

1.末梢部如指（趾）、会阴部，局麻药中不加肾上腺素，以防组织坏死。

2.气管内表面麻醉溶液中不加肾上腺素，因肾上腺素可引起支气管平滑肌扩张，加速局麻药吸收。

3.老年人、高血压、甲状腺功能亢进、糖尿病及周围血管痉挛病人，局麻药中不加肾上腺素。

4.氟烷麻醉时，不加肾上腺素，以防心律失常发生。

四、局麻药的不良反应

局麻药的不良反应包括毒性反应和变态反应两种。

（一）毒性反应

局麻药吸收入血液后，当浓度超过一定值时，就发生药物毒性反应，严重者可致死。

1.原因

（1）一次用量超过病人的耐受量。

（2）局麻药误注入血管内。

（3）作用部位血供丰富，未酌情减量或局麻药药液内未加肾上腺素。

（4）病人因体质衰弱等原因而耐受力降低。临床上有病人用小量局麻药后即出现毒性反应症状，称为高敏反应。

2.症状及体征

根据中枢神经系统症状及体征可分为轻、中、重三度。

（1）轻度

以精神异常为特征，病人失去理智，一般出现多言、烦躁不安，或沉默、嗜睡等。

（2）中度

以面部小肌肉震颤为特征，可出现恶心、呕吐等症状。

（3）重度

出现全身抽搐和惊厥，病人可因抽搐缺氧而死亡。

呼吸循环系统早期表现为兴奋，以后转为抑制，严重者呈现昏迷，肌肉松弛，面色苍白，皮肤湿冷，血压下降，脉搏细弱，呼吸浅慢。如抢救不及时，可因循环、呼吸衰竭而死亡。

3.预防

（1）勿超一次最大量。力求小剂量，分次注射；对老、幼、体弱、肝功能不全、营养不良者适当减量；几种局麻药混合使用时，应按毒性大小换算成一类中的一种局麻药剂量，总量不能超过该种局麻药的极量。

（2）对血管丰富的区域，如头、面、颈部或麻醉部位有炎性充血反应者，应适当减少局麻药用量。

（3）局麻时，无肾上腺素禁忌者，局麻药液内加用少量肾上腺素，减慢吸收。

（4）宜采用最低有效浓度。浓度越大，吸收越快，中毒机会越大。

（5）麻醉前用巴比妥类或苯二氮䓬类以提高病人对局麻药的耐受力。

（6）操作时必须回抽无血，方可注入，防止局麻药误注入血管。

（7）核对清楚药名及药物浓度。

4.处理

（1）立即停止用药，并给予吸氧、静脉输液。

（2）轻者可用安定 5～10 mg 或 0.1 mg/kg 肌注或静注。

（3）抽搐、惊厥者可用安定 10 mg 或 2.5%硫喷妥钠静脉注射，必要时可用司可林、气管内插管控制呼吸。

（4）呼吸循环支持：根据不同情况应用升压药或强心药等。

（5）如心搏骤停，应立即按心、肺、脑复苏处理。

（二）变态反应

两类局麻药中，以酯类发生较多，酰胺类极罕见。真正的变态反应是使用很少量局麻药后，出现荨麻疹、咽喉水肿、支气管痉挛、低血压以及血管神经性水肿等，可危及病人生命。对严重病人的抢救应立即静注肾上腺素 0.2～0.5 mg，然后给予肾上腺素、糖皮质激素和抗组胺药物。预防变态反应一般采用皮内敏感试验，但有假阳性和假阴性，故不是很可靠。如结合病史和皮内敏感试验，发现病人对酯类局麻药如普鲁卡因有过敏可疑时，可做酰胺类如利多卡因的皮内敏感试验，在试验阴性基础上改用利多卡因。

第四节　椎管内麻醉

椎管内麻醉包括蛛网膜下腔神经阻滞麻醉、硬脊膜外腔神经阻滞麻醉及骶管麻醉。此类麻醉病人神志清醒，镇痛效果确切，肌松弛良好，但可能引起一系列生理紊乱，且不能完全消除内脏牵拉反应。椎管内麻醉为我国常用的麻醉方法，其中硬脊膜外腔麻醉应用尤为广泛，约占麻醉总数的50%以上。

一、蛛网膜下腔神经阻滞麻醉

蛛网膜下腔神经阻滞麻醉又称脊椎麻醉，简称脊麻，亦称腰麻，是将局部麻醉药注入蛛网膜下腔脑脊液中，使一定范围内脊神经根暂时失去传导功能，产生麻醉效果。阻滞平面达到或低于胸$_{10}$为低平面腰麻，高于胸$_{10}$但低于胸$_4$为中平面腰麻，高于胸$_4$而在胸$_2$以下为高平面腰麻。目前高平面腰麻已很少用。如取坐位穿刺，将重相对密度的局麻药注入蛛网膜下腔，仅阻滞第3、4、5骶神经，即麻醉范围只限于肛门会阴区，称鞍区麻醉，简称鞍麻。

（一）腰麻的方法及步骤

1.体位

穿刺时病人一般可取侧卧位或坐位，以前者最常用。取侧卧位，两手抱膝，大腿贴近腹壁，头尽量向胸部屈曲，使腰背部向后弓成弧形，棘突间隙张开，同时背部与床面垂直，并平齐手术床边缘，避免前俯或后倾，以利于穿刺操作。

2.定位

成人应选第2腰椎以下棘突间隙，常选用腰3～4棘突间隙；小儿选第3腰椎以下棘突间隙作为穿刺点。定位方法为：取两侧髂嵴的最高点作连线，与脊柱相交处即为第4腰椎或腰3～4棘突间隙（图5-2）。

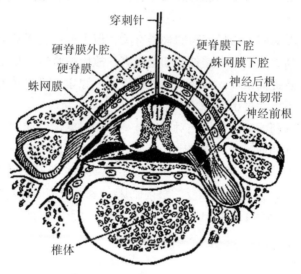

图5-1　脊椎椎管的横切面

3.穿刺与注药

必须在严格无菌技术下进行。消毒范围应上至肩胛下角，下至尾椎，两侧至腋后线。在预定穿刺点做局麻皮丘，并在皮下及棘间韧带逐层浸润。腰椎穿刺针（22～26 G）自皮丘处刺入，与背部皮肤垂直方向（即与棘突平行）逐层进入，针尖经过皮肤、皮下、棘上韧带、棘间韧带、黄韧带而进入硬膜外腔，再继续推进，刺破硬脊膜和蛛网膜就进入蛛网膜下腔。针尖穿过黄韧带及硬膜与蛛网膜时各有一次阻力消失的"落空"感，随即拔出针芯，如有脑脊液流出，穿刺即告成功（图5-2）。将预先准备好的麻药注入蛛网膜下腔，注药前后均应轻轻回吸见脑脊液，确保药液全部注入蛛网膜下腔。

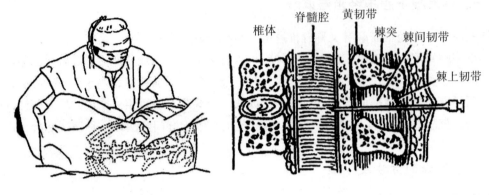

腰椎间隙定位图　　　　　　　　脊椎穿刺进针过程

图5-2　腰麻穿刺

（二）常用腰麻药及其配制

1.常用腰麻药

腰麻较常用的局麻药有普鲁卡因、丁卡因、利多卡因和布比卡因。使用这些药物时有几点值得注意：

（1）腰麻阻滞范围取决于局麻药的用量，为确保病人的安全，要严格控制，绝不超过最高剂量。

（2）腰麻的阻滞时间，与局麻药的种类有关，但主要取决于药物的浓度，浓度高持续时间长，但浓度过高，可引起脊髓神经细胞损害，故应按临床上规定的浓度施行，不得为延长麻醉时间而任意提高浓度。麻药中加入适量肾上腺素，可以减慢药物吸收，适当延长作用时间，但用量不应超过0.3 mg。

（3）腰麻的局麻药配制成"重相对密度"、"等相对密度"或"轻相对密度"溶液，配合体位的调节，使麻药向一定方向移动，从而有效地控制麻醉范围。例如使用"重相对密度"液时，取头低脚高位，可使阻滞平面上升；取头高脚低位，可使阻滞平面不再上升。用"轻相对密度"液，其结果则相反。目前临床上多主张将局麻药配成含5%葡萄糖的溶液，其相对密度可增加到1.024～1.026，成为"重相对密度"液，目前已很少采用"轻相对密度"液。

2.腰麻药液的配制方法

（1）普鲁卡因150 mg（白色晶体）溶解于5%葡萄糖液2.7 mL（或脑脊液2.7 mL）中，再加0.1%肾上腺素0.3 mL。

（2）丁卡因常用浓度0.33%，常用剂量10～15 mg。其配法为1%丁卡因1 mL、10%葡萄糖1 mL和3%麻黄碱各1 mL，配成所谓1：1：1溶液。

（3）利多卡因一般用量为100 mg，常用浓度为2%～3%，加用5%或10%葡萄糖液0.5 mL即可配成"重相对密度"溶液。

（4）布比卡因为目前最常用的药物，常用剂量为8～12 mg，一般用0.5％～0.75％浓度，用10％葡萄糖液配成"重相对密度"溶液。

（三）并发症

1.手术中并发症

（1）血压下降和心率缓慢

由于麻醉区域交感神经节前神经纤维被阻滞，使小动脉扩张；同时静脉回心血量减少，引起血压下降。可先快速静脉输液200～300 mL，根据情况也可用麻黄碱静脉（15 mg）或肌内（30 mg）注射予以处理。心率过缓时，可静注阿托品（0.5 mg）以降低迷走神经张力。

（2）呼吸抑制

呼吸抑制的程度与麻醉平面密切相关，严重时可发生呼吸停止。其处理方法为根据轻重程度予以鼻导管给氧或面罩下给氧。一旦出现呼吸停止，应立即做气管内插管人工呼吸进行急救。

（3）恶心、呕吐

可因麻醉平面过高、迷走神经亢进、牵拉腹腔内脏、手术中辅助药物而引发。应针对原因采取治疗措施，如提升血压、吸氧、暂停手术或施行内脏神经阻滞等。若恶心、呕吐较剧，可用异丙嗪或氟哌利多等药物镇吐。

2.手术后主要并发症

（1）头痛

系脑脊液漏至硬膜外腔，使颅内压下降所致，常于手术后24～72小时病人开始活动时发生，尤其在坐起时头痛加重，一般3～7天可自愈。用24～26 G细针穿刺缩小硬膜裂口，可预防其发生；手术后平卧6～12小时，手术中、手术后给予足量补液，亦为预防措施。有头痛者适当给予镇静止痛药，或用针刺止痛，也可于硬膜外腔内注入生理盐水，或5％葡萄糖液，或右旋糖酐15～30 mL。

（2）尿潴留

主要是支配膀胱的骶神经被阻滞后恢复较晚引起。下腹部或肛门、会阴部手术后切口疼痛以及病人不习惯于在床上排尿也都是发生尿潴留的重要因素。可用针刺、热敷、诱导等方法促其排尿，必要时导尿。

（四）适应症和禁忌症

1.适应症

腰麻适用于2～3小时以内的，下腹部以下手术，如阑尾切除，疝修补，膀胱、子宫及附件手术，肛门、会阴部手术，下肢手术等。

2.禁忌症

下述情况禁用：中枢神经系统疾病，如脑膜炎、脊髓前角灰白质炎、结核及肿瘤等；穿刺部位感染或败血症；心血管功能不全，如严重贫血、休克、心力衰竭、高血压、冠心病等；腹水或腹腔内巨大肿瘤；凝血机能障碍；呼吸系统疾患；脊柱畸形。

二、硬脊膜外腔神经阻滞麻醉

将局麻药注入硬脊膜外间隙，阻滞脊神经根，使其支配的区域产生暂时性麻痹，称硬脊膜外腔神经阻滞麻醉（简称硬麻）。若将局麻药从骶裂孔注入骶管，阻滞骶或其他脊神经根，则称骶管阻滞或骶管麻醉（图5-3），是硬膜外阻滞的一种，适用于直肠、肛门会阴手术，也适于小儿腹部手术。硬膜外麻醉有单次硬膜外麻醉和连续硬膜外麻醉之分，一般采用连续硬膜外麻醉，此法可根据病情和手术需要掌握用药量，安全性大，麻醉时间不受限制。

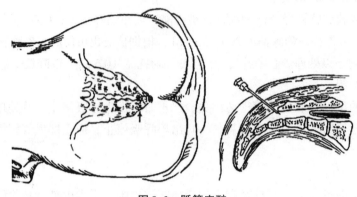

图5-3　骶管麻醉

（一）硬膜外麻醉的方法及步骤

1. 体位

与腰麻同。

2. 定位

穿刺点的选择应根据手术部位选定，一般取支配手术范围中央的相应棘突间隙。

3. 穿刺与注药

其穿刺方法有直入法和侧入法两种。病人准备与腰麻同。直入法是在穿刺间隙中点进行，穿过皮肤、棘上韧带和棘间韧带而达黄韧带（图5-4）。侧入法是在离棘突中线约1 cm处进针，针体与背部皮肤垂直，向前直抵椎板，稍退针使针体与正中线倾斜成30°左右角度。腰部穿刺时，针尖向前探索即可抵黄韧带，而胸部穿刺时，针尖应顺着椎板背面逐渐向头端倾斜，以寻找棘突间隙。两种方法当穿刺针到达黄韧带后，根据阻力的突然消失、负压的出现以及无脑脊液流出等现象，即可判断穿刺针已进入硬膜外腔内后，插入硬膜外导管，拔去穿刺针，留置导管3～5 cm，用胶布固定于患者背部。导管尾端接注射器，便于给药（图5-5）。注药时应先注入试验剂量，观察5～10分钟，无腰麻现象继续注

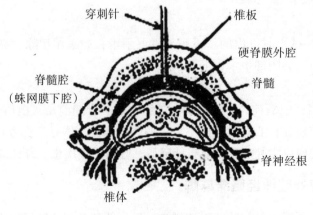

图5-4　硬膜外腔横断面

入首次总量，也称初量，以后可根据需要追加维持量。

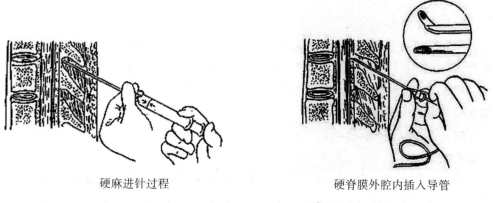

硬麻进针过程   硬脊膜外腔内插入导管

固定导管，接注射器

图5-5 连续硬膜外麻醉

（二）常用硬膜外麻药的配制

常用药物为利多卡因、丁卡因和布比卡因。临床上常利用几种药物混合，以提高麻醉效果和减少并发症。其中最可取的配伍是1%利多卡因和0.15%丁卡因混合液，内加肾上腺素。也可根据需要适当地提高或减低药物浓度。

（三）并发症

1.手术中并发症

（1）全脊髓麻醉

硬膜外阻滞时，穿刺针或硬膜外导管误入蛛网膜下腔而未能及时发现，超过脊麻数倍量的局麻药注入蛛网膜下腔，可产生异常广泛的阻滞，称为全脊髓麻醉，简称全脊麻。此为最严重的并发症，可导致低血压、意识丧失及呼吸停止，多在注药后数分钟出现，若处理不及时，可能发生心搏骤停。其处理原则是维持病人呼吸及循环功能，如气管插管行人工通气，加速输液速度，注入血管收缩药以升高血压等。避免穿破硬膜的措施是先注射试验剂量，用药后密切观察，以便及早发现进行急救处理。

（2）局麻药的毒性反应

硬膜外腔内有丰富的静脉丛，可因导管插入后误入血管而未被及时发现或吸收过快以及一次用药剂量超过限量而引起。其处理及预防措施详见本章第五节。

（3）血压下降

机制以及处理方法与腰麻相同。

（4）呼吸抑制

硬膜外阻滞对呼吸的影响主要在贮备功能，一般不削弱正常静息通气。平面愈高，对呼吸的影响愈大。但能控制局麻药的浓度，从而控制运动神经被阻滞的程度。因此，平面虽高，尚不致严重影响呼吸功能。

（5）恶心、呕吐

与腰麻同。

2.手术后并发症

硬膜外阻滞的手术后并发症一般较腰麻少。少数病人出现腰背痛或暂时尿潴留，一般多不严重。但它也可发生严重神经并发症，甚至截瘫，其致病原因为直接损伤脊髓或脊神经根，或血肿、脓肿压迫脊髓或脊神经根。感染和脊髓血管病变等。对于这些并发症，应采取预防为主，不使其发生。

（四）适应症和禁忌症

1.适应症

与腰麻相比，它的适应症范围要大得多。它最常用于横膈以下的各种腹部、腰部和下肢手术，且不受手术时间的限制。它也可用于颈部、上肢和胸壁手术，但麻醉操作和管理技术都较复杂，采用时要慎重。

2.禁忌症

其禁忌症与腰麻相似。对老年、妊娠、贫血、高血压、心脏病、低血容量等患者应非常谨慎，减少用药剂量，加强病人管理。

三、腰硬联合阻滞麻醉

蛛网膜下腔与硬膜外联合阻滞麻醉，简称腰硬联合阻滞麻醉，目前广泛应用于临床下腹部及下肢手术。不能简单地将腰硬联合阻滞麻醉理解是"腰麻基础上的硬膜外阻滞"，腰硬联合阻滞麻醉发扬两者的优点和长处，弥补两者的缺点和不足，显示出腰麻起效迅速、镇痛剂运动神经阻滞完善的优点，同时也发挥出硬膜外麻醉经导管间断给药以满足长时间手术需要。腰硬联合阻滞麻醉以小剂量的腰麻和合适的硬膜外麻醉相配合，只要阻滞平面控制在胸10以下，血流动力学平稳，对老年人同时合并其他系统疾病患者以及高危产妇安全性高，尤其对较严重合并症的高龄老年患者进行髋或下肢手术特别有利，较其他麻醉方法具有明显优势。不过，所有的麻醉技术都存在一定的风险，两种麻醉技术的联合应用为麻醉管理增加了复杂性、困难性和风险性；传统上以麻醉有无出现并发症作为判定麻醉效果的标准，硬联合阻滞麻醉时并发症也时有发生，麻醉风险必定存在。

四、椎管内麻醉的护理配合及注意事项

（一）护理配合

1.检查手术前用药是否已用，备好升压药、急救药、氧气、硬膜外穿刺包及硬膜外导管。

2.做好解释工作，取得病人配合，摆好麻醉体位。

3.协助进行麻醉药配制，并及时建立静脉通路。

4.注意观察生命体征，适时调整输液、输血速度，协助麻醉师进行手术中处理。

（二）注意事项

1.手术前应了解病人有无局麻药过敏史。

2.穿刺时，护士应在麻醉师的对面固定病人头颈部及双腿，防止扭动，使麻醉师顺利

操作。

3.穿刺完毕，硬膜外导管应固定妥当，手术后需行镇痛的病人尤为重要。

4.腰麻病人在腰椎穿刺前应建立静脉通路，以扩充血容量，并适时调整输液速度。

5.对麻醉的手术中并发症应做到心中有数，配合处理时应及时、迅速、准确。

第五节　全身麻醉

麻醉药经呼吸道吸入或静脉、肌内注射，产生中枢神经系统抑制，呈现神志消失，周身不感疼痛，也可有反射抑制和肌松弛等表现，这种方法称全身麻醉。这种抑制是可逆的或可控的，手术完毕，病人逐渐清醒，不留任何后遗症。全身麻醉药的种类较多，使用方法也不相同。全身麻醉过程主要有：全身麻醉诱导（病人由清醒到神志消失的过程）、气管内插管（将一气管内导管经口或鼻腔进入声门，插入气管内）、全身麻醉的维持（在手术过程中，根据手术的需要和病人的耐受能力，将麻醉维持在一定的深度，既保证病人安全又满足手术的需要）。

一、吸入麻醉

吸入全身麻醉是将麻醉气体或麻醉蒸气吸入肺内，经肺泡进入血液循环到达中枢神经系统而产生的全身麻醉。

常用的吸入麻醉药有安氟醚、异氟醚和氧化亚氮（笑气），偶尔也使用氟烷。

（一）常用麻醉药

1.安氟醚、异氟醚

安氟醚、异氟醚为现代最好的吸入麻醉药。麻醉效能强，诱导迅速，苏醒快而平稳，无燃烧爆炸的危险，对气道无刺激性，不增多分泌物，肌肉松弛作用好，对肝、肾的毒性低，对循环系统抑制轻微，尤其使用安氟醚时，心律稳定，与肾上腺素共用也不引起心律失常。麻醉方法多用紧闭法。

2.氧化亚氮（笑气）

笑气是一种不燃烧、不爆炸的气体麻醉药。笑气的麻醉作用较弱，笑气与氧常作为安氟醚、异氟醚、氟烷、乙醚、硫喷妥钠或芬太尼等麻醉的辅助麻醉药。

笑气于短时内使用，是毒性最小的吸入麻醉药，对循环系统基本上无抑制，不引起心率和血压的变化；对呼吸道无刺激性，不增加分泌物和喉部反射；对肝、肾器官也无影响。但笑气吸入后可弥散于含有气体的体腔内，而使这种体腔成倍地增大，以致给体内其他重要系统带来危害；同时长时间高浓度吸入笑气，可能对红细胞生成系统有一定损害，补充维生素K，可减少此副作用。

3.氟烷

氟烷为无色透明液体，带有苹果香味，对呼吸道无刺激性，用药后无不适感。其麻醉效能强，咽喉反射消失快，不易诱发喉痉挛及支气管痉挛。但麻醉稍深血压即下降，下降程度与吸入浓度成正比。麻醉后心率多减慢，阿托品可预防。氟烷易发生心律不齐，因此氟烷麻醉时禁用肾上腺素类药。氟烷能抑制子宫收缩，难产、剖宫产等禁用，以免增加产后出血。肌肉松弛不良，对肝脏有损害作用。

4.乙醚

乙醚具有镇痛好、麻醉效能强、安全范围广、有肌肉松弛作用、使用简单方便的优点。但乙醚有强烈的刺激性气味，病人难以接受，且易燃烧，易引起爆炸，目前已基本不用。

（二）麻醉装置

根据气体排出方式，将吸入全身麻醉装置分成四类，也是四种基本方法：开放法、紧闭法、半开放法、半紧闭法等，以开放点滴法最为常用。

1.开放法

指吸入气（麻醉混合气）和呼出气全部排出到大气中，无重复吸入。如开放点滴法、T形管法、吹入法。其特点是方法简单，呼吸阻力和死腔小，但麻醉气体逸出快，麻醉深度不易保持恒定。一般用于小儿。

2.紧闭法

吸入气和呼出气全由麻醉机控制，呼气中二氧化碳由钠石灰吸收。其特点是全身麻醉深度能长时保持稳定不变，便于人工通气和呼吸管理，但呼吸阻力和器械死腔较大。紧闭法中又有循环式和来回式二种，以循环紧闭式多用。

3.半开放法及半紧闭法

此两种方法的特点是介于开放法和紧闭法之间，呼出气都有一定程度的重复吸入，根据所用的活瓣和气体流量来控制，规定二氧化碳复吸入量半开放式应低于1%，半紧闭式则可高于1%。

二、静脉麻醉

将全身麻醉药注入静脉，经血液循环作用于中枢神经系统而产生全身麻醉的方法称为静脉全身麻醉。常用的静脉麻醉药有巴比妥类如硫喷妥钠，非巴比妥类如氯胺酮、异丙酚，静脉辅佐麻醉药如 γ-羟基丁酸钠、依托咪酯（乙咪酯）及咪唑安定等。

（一）硫喷妥钠静脉麻醉

硫喷妥钠为超短效的巴比妥类药，易通过血脑屏障，静脉注射后1分钟、肌内注射后2～5分钟即入睡，静脉诱导快而平顺，但对循环和呼吸有明显的抑制作用（与用药剂量、注射速度有关）。因此，对呼吸道有梗阻、危重病人及循环代偿功能差的病人慎用或禁用。此药还能抑制交感神经，兴奋副交感神经，麻醉可诱发喉痉挛和支气管痉挛，因此哮喘病人禁用。

1.适应症

硫喷妥钠适用于麻醉诱导、小儿基础麻醉、复合麻醉的辅助药。亦可用于小手术，如脓肿切开、人工流产等。

2.给药方法

（1）静脉注射

麻醉诱导用4～6 mg/kg，小手术可分次少量用药。当病人神志消失、眼睑反射消失、眼球固定、针刺或划皮无反应时即可手术。一次总量不超过1 g。

（2）肌内注射

配制硫喷妥钠浓度为2%～2.5%，以15～25 mg/kg肌内注射作为小儿基础麻醉，一次最大剂量不超过0.5 g，45～60分钟后可追加原剂量的1/2。硫喷妥钠基础麻醉仅为药物睡眠，止痛必须靠局麻或其他麻醉方能完成手术。

3.护理措施

（1）硫喷妥钠应现配现用。

（2）硫喷妥钠为强碱性药物，不能与酸性药物混合。

（3）注射时应避免漏到皮下或注入动脉，以免引起组织局部坏死。

（二）氯胺酮静脉麻醉

氯胺酮可选择性地抑制丘脑-新皮层系统及大脑联络径路，而延脑及边缘系统则呈兴奋状态。注射后表现为意识与感觉分离，外观似浅麻醉或浅睡眠状态，或清醒而表情淡漠，眼睑或睁或闭，眼球水平震颤，但有深度镇痛作用，这种选择性的抑制与兴奋作用被称为分离麻醉。该药清醒过程中可出现幻觉与噩梦，辅用安定类药有一定预防作用。氯胺酮对循环与呼吸系统有兴奋作用，并增加颅内压、眼内压和肺动脉压，因此有上述情况者禁用。

1.适应症

适用于小儿基础麻醉、作为复合麻醉辅助药及烧伤切痂植皮术及表浅手术。

2.给药方法

（1）静脉注射

1～2 mg/kg，1分钟起作用，维持10～15分钟，以后根据手术需要每10～15分钟追加1/2剂量，或用0.1%溶液静脉点滴维持。

（2）肌内注射

用于小儿，3～6 mg/kg，注射后3～5分钟起效，维持30～40分钟，以后可追加1/2量。

（三）γ-羟基丁酸钠静脉麻醉

γ-羟基丁酸钠（γ-OH）为中枢递质γ-氨基丁酸的中间代谢产物，毒性低，镇静催眠作用强。用药后产生类似自然睡眠的基础麻醉状态，副交感神经系统功能亢进，可出现心动过缓，阿托品可预防。该药用后可促使钾离子进入细胞内，使血清钾降低，故低血钾病人禁用。

1.适应症

此药适用于小儿基础麻醉、麻醉诱导及作为其他麻醉辅助药。

2.应用方法

静脉注射，小儿按80～100 mg/kg，缓慢推注，以每分钟1 g为度，维持时间45～60分钟。

（四）异丙酚静脉麻醉

异丙酚是新的快速、短效静脉麻醉药，临床制剂是乳剂。麻醉作用起效快，时限短，苏醒迅速而完全，无兴奋现象，无蓄积作用，无毒性作用。一次静脉注射1.5～2 mg/kg

后，眼睑反射消失，进入麻醉状态，维持时间约4~5分钟。此时血压有短时下降，心率稍增速，有时呼吸有短暂抑制或暂停。它既可用于麻醉诱导，也可与安定、N_2O同用作复合麻醉，或按每分钟50~150 μg/kg速度做静脉滴注以维持麻醉。

（五）依托咪酯静脉麻醉

依托咪酯（乙咪酯）为一种人工合成新型非巴比妥类快速作用的静脉麻醉药，按0.3 mg/kg静脉注射后几秒钟内病人便入睡，麻醉维持时间为3~5分钟，麻醉效果强于硫喷妥钠5 mg/kg静脉注射。依托咪酯对循环系统几乎无不良影响，常用于有心脏疾病病人的麻醉诱导。依托咪酯对呼吸系统无明显抑制，它也不释放组胺。依托咪酯麻醉后有可能发生肌震颤和局部注射处静脉疼痛，事先用芬太尼可预防。诱导剂量的依托咪酯注射完毕后，再以0.1~0.2 mg/kg剂量持续静滴以维持麻醉。

（六）咪唑安定静脉麻醉

咪唑安定具有抗焦虑、镇静催眠、抗惊厥、降低肌张力和顺行性遗忘等作用。其特点是起效快、半衰期短、安全性大，常用于静脉复合麻醉。小剂量咪唑安定对血流动力学影响小，且能改善冠脉循环；对呼吸影响也很小；对大脑皮层功能几乎无影响，却能降低脑血流和减低大脑的氧耗。小剂量咪唑安定对肝几乎没影响，因此是肝功能不良病人麻醉时的首选药物。咪唑安定可用于门诊小手术麻醉、诱导麻醉和静脉复合麻醉。诱导麻醉时以咪唑安定0.15~0.3 mg/kg静脉注射，可引致类似自然睡眠的麻醉状态，起效时间为3分钟。

（七）神经安定镇痛麻醉

神经安定镇痛麻醉是以神经安定药丁酰苯类如氟哌利多和强效镇痛药如芬太尼为主的一种静脉复合麻醉方法。病人表现为安静不动，对环境漠不关心，闭目嗜睡，唤之能应。神经安定镇痛麻醉多作为局麻的辅助，以减轻病人的不适。

三、全麻的护理配合及注意事项

（一）护理配合

1.备好麻醉用物，包括麻醉插管盘、麻醉药品、急救药品、麻醉机等。协助麻醉师检查麻醉机、氧气及吸氧用管，备好吸引器及吸痰用物。吸引器应处在良好备用状态。

2.建立静脉通路，协助进行麻醉诱导，气管插管。

3.注意观察生命体征、手术中失血情况，适时调整输液输血速度，协助麻醉师进行各种处理。

4.做好麻醉病人的护理。

（二）注意事项

1.病人进入手术室后，检查并核对病人手术前禁食禁饮、手术前用药情况。

2.麻醉前应取下病人的活动义齿，松开衣领、腰带，女病人应取下发夹及装饰物。

3.麻醉诱导时，护士应与麻醉师密切配合，保护病人，防止麻醉意外。

4.与麻醉师核对静脉用药，所有静脉用药物均应有明显标记，以防与其他药物混淆。

5.全麻病人应特别注意手术体位的摆放及体位护理。各种体位的摆放应按要求进行，同时注意不使肢体、神经受压，不影响呼吸、循环功能（体位摆放方法及注意事项见第四章第六节手术病人手术时的体位）。

第六章　常用的外科基础手术

第一节　表浅组织肿块手术

一、体表溃疡活检术

（一）适应症

对体表慢性溃疡及边缘隆起外翻、质地坚硬的肉芽性溃疡宜做局部活组织检查，以确定病变性质。

（二）手术步骤

1.于病变边缘的正常皮肤做局部浸润麻醉（图6-1）。

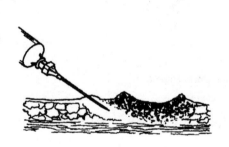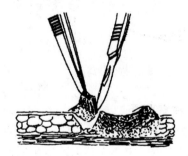

图6-1　溃疡活检术

2.分别于12、3、6和9四点切取病变与正常交界处组织，大小1.0 cm×1.0 cm。

3.创内压迫5～10分钟止血，如仍有渗出可用明胶海绵、止血粉等，纱布加压包扎止血。如有活动性出血应予以结扎止血。

（三）注意事项

1.活检部位除上述四点外，对质硬增殖隆起处应另做包括基底部组织的楔形切除，并一同送病理检查以增加阳性率。

2.尽量避免用血管钳钳夹或电刀切取，以保证组织块的完整。

3.取下的组织块应立即浸于10%甲醛溶液中固定并送病理检查。

二、皮脂腺囊肿切除术

（一）适应症

局部无感染的皮脂囊肿。

（二）手术步骤

1.局部浸润麻醉，因皮脂腺囊肿中央与皮肤粘连，故应以囊肿为中心做梭形切口将皮肤与囊肿一起切除，以免切破囊肿。

2.用组织钳将梭形皮肤夹住轻轻提起，仔细分离其周围组织直至囊肿完全摘除。

3.缝合皮肤切口（图6-2）。

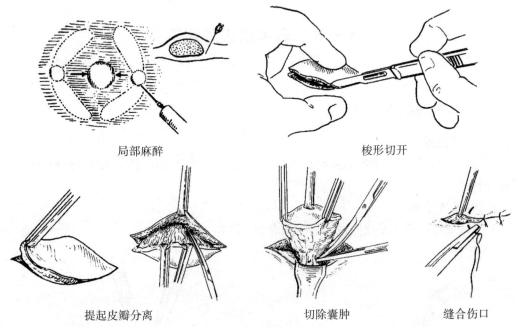

局部麻醉　　　　　　　　　　　　　梭形切开

提起皮瓣分离　　　　　　　切除囊肿　　　　　缝合伤口

图6-2　皮脂腺囊肿切除术

（三）注意事项

1.分离囊壁周围组织时，应注意不要穿破，万一穿破内容物溢出时宜擦干净，避免污染切口，且囊壁一定要完整剥除以免复发。

2.继发感染时应先用抗生素控制感染，否则会引起炎症扩散，切口感染。已化脓者，应切开排脓，待创口愈合以后，再行囊肿切除术。

3.梭形皮肤不宜切除过多，要使缝合无张力，手术前应先做好标记，以免局麻后组织肿胀，切口不够规则。

三、脂肪瘤切除术

（一）适应症

在局部无感染的情况下，身体各部位的脂肪瘤均可以考虑手术切除。

（二）手术步骤

1.在局部浸润麻醉下，以肿块为中心，沿皮纹切开，切口比肿块略长。

2.用组织钳提起切口皮下组织，以食指或血管钳沿分叶状肿瘤包膜外钝性分离。

3.用组织钳提起脂肪瘤，以剪刀边撑边剪其基底部，直到肿块完全摘除（图6-3）。

4.缝合皮肤切口后加压包扎。皮下空隙较大可置皮片引流，24～48小时后拔出引流皮片。

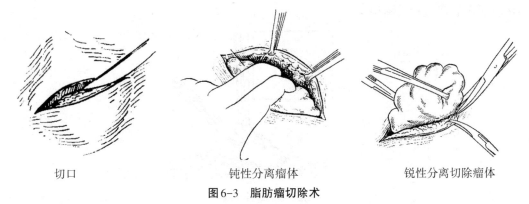

切口　　　　　　　钝性分离瘤体　　　　　锐性分离切除瘤体

图6-3　脂肪瘤切除术

（三）注意事项

1.切除不彻底，手术后易复发。有些脂肪瘤包膜不完整，为避免复发，切除范围要大于原估计的肿瘤范围，宁可多切除一些脂肪组织，也不要残留肿瘤细胞。

2.避免误将肩部脂肪垫做脂肪瘤切除，前者为肩部长期重压或摩擦引起的局部脂肪纤维组织增生所致，不属肿瘤范围，一般不需手术切除。

3.彻底止血，防止死腔存在致手术后血肿。血肿易引发感染，并影响切口愈合。

四、神经纤维瘤切除术

（一）适应症

起源于神经纤维鞘膜的影响功能的单发和多发神经纤维瘤，应手术切除。

（二）手术步骤

1.局部浸润麻醉。

2.沿肿瘤长轴切开皮肤、皮下组织，钝性分离肿瘤周围软组织直达肿瘤。

3.肉眼观肿瘤为白色、质硬、呈纺锤形并与神经粘连。宜用蚊式血管钳紧靠神经组织将肿瘤完整剥出。切勿切断神经纤维。

（三）注意事项

1.认清上述神经纤维瘤的大体观，不要将与肿块相连接的神经误认为粘连组织而切除。

2.术中遇到与条索样物相连接的纺锤形肿块时，应考虑到神经纤维瘤的可能，切勿盲目切断和切除与瘤体相连的条索状物。

五、体表黑痣切除术

（一）适应症

1.凡黑痣突然增大，颜色加深，发生疼痛、感染、溃疡或出血者应考虑恶变的可能。

2.对生长在体表易擦部位的黑痣，也宜手术切除。

（二）手术步骤

1.局部浸润麻醉。

2.沿皮纹做梭形切口，切口距黑痣边缘至少0.5 cm。将黑痣所在皮肤连同皮下脂肪一同切除后送病理检验（图6-4）。

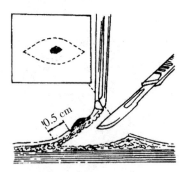

图6-4　黑痣切除

3.潜行分离皮下后缝合皮肤。

（三）注意事项

1.可疑黑痣切除后病理报告为恶变时应按恶性黑色素瘤立即再次手术（切除范围距黑色素瘤边缘至少3 cm）。

2.若局部皮肤缺损，可用中厚皮片行植皮术。

六、颈淋巴结摘除术

（一）适应症

1.颈淋巴结肿大，经临床检查或细胞穿刺尚不能确诊需进一步做淋巴活检者。

2.孤立的淋巴结结核，经长期抗痨治疗无效又无其他活动性结核病灶存在，全身情况良好者。

（二）手术步骤

1.仰卧，肩背部垫枕，头偏向健侧，局部浸润麻醉。

2.于要切除的淋巴结部位做皮纹切口，原则上应与大的神经血管走行相一致，以减少疤痕和损伤。

3.切开皮肤、皮下组织和颈阔肌后，用小拉钩拉开创口，用弯血管钳在能摸到的淋巴结周围做钝性分离，或直视下用血管钳提起淋巴结表面筋膜剪刀剪开，用剪刀沿淋巴结边缘做锐性分离（图6-5），分离过程中应注意颈内外静脉、副神经等组织的粘连，避免损伤。

（三）注意事项

1.在切除位置较深的淋巴结时，切口不可太小，以免暴露不好而损伤深部血管。万一损伤出血，应在直视下缝合或结扎，切不可盲目缝扎。

2.副神经位于胸锁乳突肌后缘上中1/3交界处斜向后下进入斜方肌，切取颈后三角淋巴结时，如不注意在出血时盲目钳夹可能损伤它。副神经损伤后，患者上肢活动和抬肩困难，严重影响肢体功能。

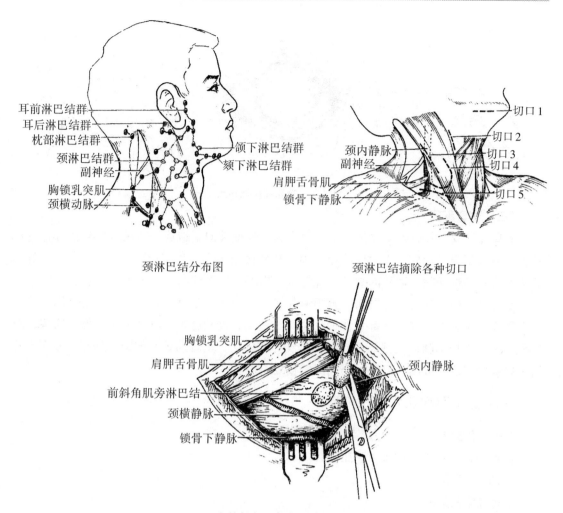

颈淋巴结分布图　　　　　　　　颈淋巴结摘除各种切口

右前斜角肌旁淋巴结摘除

图6-5　颈淋巴结摘除术

3.在做锁骨上淋巴结摘除过程中，如发现有乳糜样液体溢出，即提示胸导管的损伤，应予以结扎。手术中严重的损伤未予以发现，又未置引流，手术后可形成局部淋巴积液及并发瘘管。

七、腱鞘囊肿切除术

（一）适应症

好发于手背或足背，凡手法挤破失败或复发者可采用手术切除。

（二）手术步骤

1.局部浸润麻醉。

2.以囊肿直径为准做其表面皮肤的纵形"S"切口，以免损伤手背皮神经及浅静脉。

3.分离皮下疏松组织，显露囊肿表面。用小拉钩牵开皮肤。用蚊式血管钳钝性分离囊肿四周的疏松组织，用剪刀分离基底部，完整切下囊肿（图6-6）。

4.若腱鞘囊肿与关节腔或腱鞘相通，手术时应将相连的蒂部一并清除。敞开关节囊或腱鞘留下的缺口。

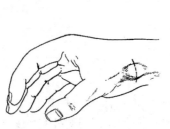
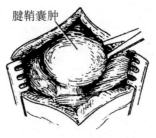
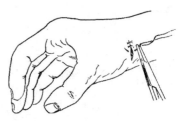

腱鞘囊肿

图 6-6　腱鞘囊肿切除术

（三）注意事项

1.囊肿复发，其原因主要是：①分离囊肿时囊壁破损，造成分离困难，致使部分囊壁残留，导致复发，因此手术时应小心分离将全部囊壁切除。②囊肿基底部与关节腔或腱鞘相通者应将蒂部切除，敞开的缺口不要缝合，更不应将蒂部结扎，否则容易复发。

2.血管、神经或肌腱的损伤。腱鞘囊肿多见手腕背、足背及腕掌侧部，与周围血管神经及肌腱关系密切。如腕背部可能损伤桡神经浅支、桡动脉掌深支及伸指、伸拇肌腱；腕掌侧可能损伤桡动脉；足背部可能损伤腓浅神经皮支、足背动脉及伸趾肌腱等。故手术时应紧贴囊肿壁进行分离，以免损伤周围的重要组织。

八、趾嵌甲切除术

（一）适应症

趾嵌甲伴肉芽组织增生、感染。

（二）手术步骤

1.神经阻滞麻醉。

2.用细橡皮管扎紧趾根部以控制出血。自甲根部皮肤开始，用刀纵行切开患侧 1/4 的趾甲，深度直达甲床。

3.同前纵行切开患侧甲旁组织，将嵌入的趾甲连同甲旁组织和增生的肉芽一并做楔形切除。创面用凡士林纱布覆盖，包扎固定后勿忘去除止血带（图 6-7）。

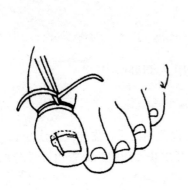
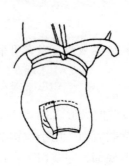
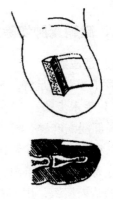

图 6-7　趾嵌甲切除术

（三）注意事项

1.患处的趾甲根部及甲根下的甲基（趾甲的生发部）组织须彻底扫除，否则可致复发。

2.修剪趾甲时两侧的甲角应稍留在外面（成方角），不要修剪太多，以防甲组织嵌入。

第二节 表浅软组织感染手术

一、体表脓肿切开引流术

（一）适应症

体表感染一旦形成脓肿，有波动感或局部穿刺见脓液均需切开引流。

（二）手术步骤

1.局部浸润麻醉。

2.用尖头刀，刀锋向上，刀尖刺入脓肿中心部向上迅速挑开，排尽脓液。

3.根据脓肿大小选用小纱条、小凡士林纱布、橡皮片或中药药线置入脓腔引流，外加消毒纱布包扎（图6-8）。

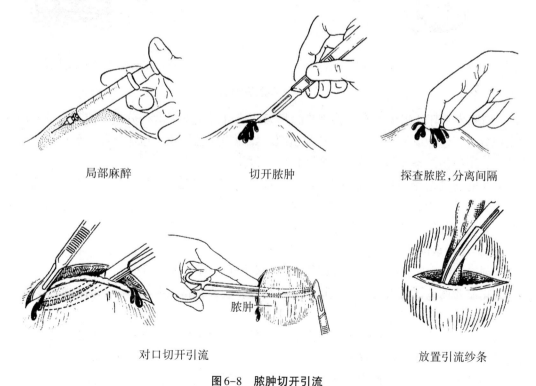

局部麻醉　　　　　　　切开脓肿　　　　　　　探查脓腔,分离间隔

脓肿

对口切开引流　　　　　　　　　　放置引流纱条

图6-8 脓肿切开引流

（三）注意事项

要达到充分引流，切口不宜太小。

二、痈的切开引流

（一）适应症

1.病变范围较大，感染不易用药控制。

2.全身中毒症状明显。

3.局部引流不畅。

（二）手术步骤

1.局部浸润麻醉。

2.做"十"字形皮肤切口，切口两端须达正常皮肤，深度须达痈的底部。如病变范围较大，可采用双"十"字或多条纵形切口，以保证充分引流。除非皮肤已坏死，否则应尽量多保留皮瓣，以免手术后植皮或疤痕收缩，影响功能（图6-9）。

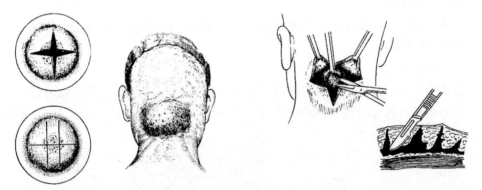

"十"字或双"十"字切口　　　　　　　　　　清除坏死组织,切开深达底部

图6-9　痈的切开引流

3.清除皮下坏死组织，有齿镊夹皮，用刀片或电刀做皮下潜行分离，使其与下面的坏死组织分开，清除皮下全部腐烂和坏死组织。如深筋膜已坏死，也应切除。创面以双氧水清洗后，用碘仿纱条或凡士林纱条填塞止血，包扎。

4.痈的病变范围较广，全身中毒症状明显，宜考虑痈的整块切除。从正常皮肤边缘起，围绕痈的周围做切口，深达病变底部的痈整块切除。彻底止血后用台金氏液纱布填塞创口，待创口健康肉芽组织生长后，再植皮。

（三）注意事项

1.创口边缘和底部必须切至健康组织，否则仍有炎症扩散的可能。

2.止血要彻底，较大的出血点用细丝线结扎，线头稍留长些，待换药时拉脱，以减少异物反应，促进创口愈合。

3.手术后2天取出填塞纱布，根据创面情况选用台金氏液或0.1%利凡奴液湿敷创面。炎症消退后改用凡士林纱布换药。

4.待健康肉芽组织生长后，将皮瓣拉拢以缩小创面，加速愈合。

5.手术前应检查尿糖或血糖，如患糖尿病应同时给予治疗。

第三节　常见手部感染切开引流术

　　手是人类特有的劳动器官，手的解剖关系及组织结构较复杂，其功能精巧灵活。手部感染如果处理不当或不及时，就会影响手的功能，甚至造成残废，严重者可危及生命。因此，必须及早正确处理，使其能尽快地、最大限度地恢复功能。

　　手部感染因部位不同，切口亦有所不同；每个患者的切口位置，又因病情而有差别。手部感染切开时，应注意以下几点：①手指切口应做在两侧（小指、拇指最好在桡侧，其他手指最好在尺侧），不应在手指掌面，以免日后疤痕影响触觉。指头的鱼口状切口，易致日后手指末端畸形，不宜应用。②手指切口最好不超过指关节，以免日后瘢痕挛缩而影响指关节活动。如果脓肿范围超过两个指节，则可在关节上、下指骨旁各做一个小切口，以利引流。③手掌的切口一般应偏在手掌两旁，腕部滑液囊切口也应做在腕部的两侧，不应在正中，以免影响手掌和腕部的功能。④手部切口的引流物，应选用柔软的片状物，使引流通畅。⑤切口应选在离脓腔最近处，但应注意避开有重要血管、神经、肌腱、腱鞘等组织通过的部位（图6-10）。

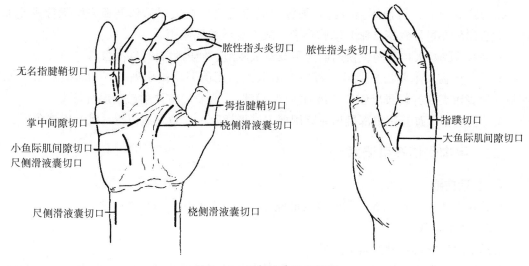

图6-10　手部感染常用切口

一、甲下积脓拔甲术

（一）适应症

1.甲沟炎已蔓延至甲下形成脓肿。

2.由于外伤所引起的甲下血肿继发感染或指（趾）甲与甲床分离。

3.嵌甲症。

4.指（趾）甲霉菌病药物治疗无效者。

（二）手术步骤

1.神经阻滞麻醉。

2.指（趾）根神经阻滞麻醉后用11号尖头刀插入甲根部与甲上皮之间使其两者分离。

3.分开直血管钳，下叶紧贴甲下稍用力向根部方向插入，并左右分离甲与甲床的联系。

4.用直血管钳夹紧要切除的指（趾）甲部分做部分切除或夹住指（趾）甲中部按水平方向抽拔，拔除整个指（趾）甲，特别检查指（趾）甲根部二角是否完整（图6-11）。

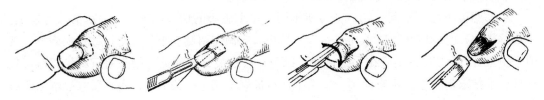

图6-11　拔甲术

5.凡士林纱布覆盖甲床，纱布加压包扎。

（三）注意事项

1.指（趾）根神经阻滞麻醉药中绝对不能加入肾上腺素，以免发生指（趾）动脉痉挛造成指（趾）坏死。

2.为减少出血，可使用指（趾）根橡皮圈紧扎法。在拔甲后切勿遗忘解除橡皮止血带，此法偶尔亦可导致指（趾）动脉痉挛，故不宜做常规使用。

3.手术后隔数天再换药，换药前先用双氧水浸泡，使内敷料与创面自行分离。

4.甲下异物（木刺、竹刺等）都应立即取出，用剪刀将指甲做"V"形剪除一小块，用蚊式血管钳夹住异物拔出创口，污屑应同时清除，必要时应注射破伤风抗毒素。

5.外伤后指（趾）甲根部翻出时宜用剪刀横形切除，注意勿遗留指（趾）甲残角。

二、甲沟炎切开引流术

（一）适应症

甲沟炎非手术治疗无效肿胀明显或形成脓肿者应及时切开减压或引流。

（二）手术步骤

1.局部浸润麻醉或神经阻滞麻醉。

2.沿病变侧甲沟缘上做一纵形切口，稍呈向外弧形切开皮肤，向近端不宜超过甲根平面。然后用刀尖分开病变侧部分指甲上皮，翻起一角，使脓液排出，嵌入一小块橡皮片或油纱布以引流（图6-12）。

3.全甲沟炎，用上法将两侧甲沟切开并翻起指甲上皮，排除脓液，嵌入橡皮片或油纱布。

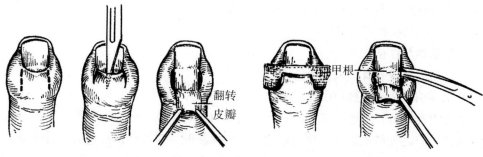

图6-12　甲沟炎切开引流术

（三）注意事项

1.操作时不要损伤甲床组织与甲床上皮，以免造成术后指甲永久畸形。

2.如脓液侵占全部甲下，应拔除整个指甲。

三、脓性指头炎切开引流术

（一）适应症

脓性指头炎一旦出现跳痛，指头张力显著增高即应切开减压或引流。

（二）手术步骤

1.局部浸润麻醉或神经阻滞麻醉。

2.手指头侧面纵行切开皮肤和皮下组织，用蚊式血管钳插入脓腔，扩大引流口后放皮片引流，不宜用刀直接切割过深，否则易损伤血管、神经或肌腱。

3.脓腔较大者，插入蚊式血管钳直达对侧，于对侧做切口，放置橡皮片做对口引流（图6-13）。

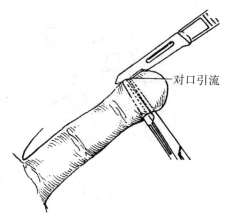

图6-13　对口引流

4.鱼嘴状切口较少采用，切口距指尖下缘0.5 cm，在指骨前方，切断纤维隔，清除脓液、坏死组织或脱落的死指骨。嵌入橡皮片或台金氏纱条引流。

（三）注意事项

1.脓性指头炎不能等待波动感出现才手术，切开后可能脓液很少或没有脓液，但可以降低指头密闭腔的压力，减少痛苦及并发症（指骨坏死及慢性骨髓炎）。

2.绝对禁忌从掌面正中纵行切开引流，以免手术后掌面触觉迟钝和疤痕疼痛。

3.切口近端应距末节指横纹0.5 cm，以免伤及指屈肌腱鞘，并使感染扩散。

4.如伴有骨髓炎不宜搔刮，应敞开引流，有死骨碎屑者可以取除。

5.严格掌握鱼嘴状切口指征：

（1）严重的脓性指头炎；

（2）已有骨髓炎死骨形成，引流不畅者；

（3）贯穿引流未能痊愈而引流欠满意者。

6.注意哑铃状脓肿。遇到皮内脓肿剪去表皮引流时，务必仔细检查脓肿底部，如有小孔通向深部，挤之有脓流出，必须另做侧切口引流脓腔。对脓性指头炎引流后疼痛仍无减轻者，尤要警惕哑铃状脓肿的存在。

7.手术后使用颈-腕三角巾对患部制动，以利脓肿消退，减轻疼痛，但未受累手指应早期活动。

四、指蹼脓肿切开引流术

（一）适应症

指蹼间隙是位于指蹼内的三角形区域，内充满疏松脂肪组织，是手掌、手背和手指互通之处，细菌感染后容易相互影响形成典型的哑铃形脓肿，需及早切开引流。

（二）手术步骤

1.局部浸润麻醉。

2.将病变指蹼两侧手指分开，切口可选择在指蹼的掌面或背面，距指蹼游离缘至少0.5 cm，于脓肿明显处切开，切口方向与掌骨平行。

3.用血管钳伸入脓腔排脓后，探查脓肿有否小孔，以排除哑铃形脓肿。若有，血管钳伸入小孔扩大以利脓液排出（图6-14）。

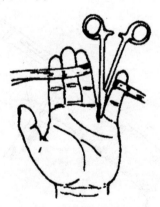

图6-14 指蹼脓肿切开引流

4.冲洗，留置纱条或皮片引流。

（三）注意事项

尽量不切开指蹼游离缘，以免以后疤痕挛缩，影响手指外展。

五、化脓性腱鞘炎切开引流术

（一）适应症

1.急性化脓性腱鞘炎三大症状：

（1）患指是屈曲位，被动伸指运动有剧痛；

（2）患指呈均匀性肿胀；

（3）沿患指掌面整个腱鞘有明显肿胀，两旁压痛不明显。

2.短期内经积极非手术治疗无效，应早期切开减压或引流以防肌腱受压而坏死。

（二）手术步骤

1.局部浸润麻醉。

2.患指侧面正中纵切口，切开皮肤、皮下组织。在指神经血管的背侧直视下纵切腱鞘引流（图6-15）。腱鞘内插入细塑料导管，用适量抗生素冲洗后拔出导管。皮下置橡皮片引流。

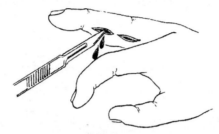

图6-15　腱鞘炎切开引流

3.如腱鞘近端压痛明显，可另做一长2 cm横切口，切口位于掌指关节皮肤屈曲皱褶近侧约1～1.5 cm处，显露腱鞘后于侧方做纵切口排脓，同法插入细塑料管冲洗后拔除，皮下置皮片引流。

4.如病变严重，可在Ⅰ、Ⅱ节手指侧方的正中（指间横纹端）切开皮肤及皮下组织，必要时向指蹼背侧延长，向掌侧牵开神经血管，侧面切开腱鞘，近端引流冲洗。

（三）注意事项

1.腱鞘切口不可在腱鞘正中，以免以后发生粘连。

2.引流片不能放在腱鞘内。

3.切口切忌做在掌面正中，以免手术后肌腱粘连、皮肤疤痕挛缩，严重影响手指功能。

4.不要在末节手指上做切口，因除基部外，均无腱鞘存在。

5.食指切口宜做于桡侧面，以便伴有鱼际间隙化脓时延长切口，中指、无名指及小指切口宜做于尺侧，必要时延长切口引流掌中间隙或尺侧滑囊脓液。

6.手术时应避免损伤指神经、血管与肌腱。

7.腱鞘炎治疗不当可并发皮下感染、关节炎、骨髓炎、鱼际间隙感染、掌中间隙感染或指蹼感染等。

六、化脓性滑囊炎切开引流术

（一）适应症

1.拇指腱鞘炎可蔓及桡侧滑囊，手的桡侧部肿胀滑囊部位压痛明显。

2.拇指腱鞘炎可蔓及尺侧滑囊，引起全手浮肿尤以尺侧和手背为甚，在4、5掌骨间有明显压痛点。

3.发病1～2天后一旦脓肿形成即应切开引流。

（二）手术步骤

1.局部浸润麻醉。

2.拇指腱鞘炎切口在近节拇指尺侧面，可向鱼际延长至桡侧滑囊做彻底引流。此切口可沿大鱼际隆突的尺侧缘呈弧形，切口近端不要超过鱼际的近半侧以免损伤支配鱼际肌的正中神经返支。

3.切开皮肤，皮下组织和深筋膜。向桡侧牵开鱼际肌，注意避开拇指的神经血管。在直视下纵切滑液囊排脓、冲洗，留置橡皮片于滑囊外引流。

4.尺侧滑囊炎可在小鱼际尺侧面做纵切口，显露小鱼际肌，将小指展肌和小指短屈肌向掌面牵开，由掌骨近端开始，切断部分小指对掌肌及其深面筋膜，即可显露出尺侧滑囊（图6-16）。

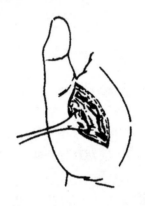 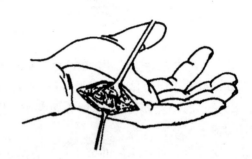

牵开鱼际肌　　　　　　　　　　　　　沿小鱼际纵形切口

图6-16　滑囊炎切开引流

5.切开滑囊引流冲洗，如伴发掌中间隙感染，可用血管钳伸入滑囊背侧做引流。

（三）注意事项

1.滑液囊炎症可相互蔓延，均可发展到掌中间隙和前臂屈肌后间隙，必须重视，及早处理。

2.严重手部感染换药后保持手部功能位。

3.急性炎症消退后及早功能锻炼，创口愈合后加强理疗，防止肌腱粘连。

七、掌中间隙感染切开引流术

（一）适应症

1.深层掌中间隙感染三大症状：

（1）中指、无名指、小指呈半屈曲位，被动伸指诉剧痛；

（3）掌心凹陷消失，局部肿痛明显；

（3）手背凹陷性水肿。

2.掌浅间隙感染症状相似，只是手背水肿和手指屈曲程度较轻，掌心表浅肿痛较为明显。

3.发病1～2天后，一旦脓肿形成应及早切开引流。

（二）手术步骤

1.局部浸润麻醉。

2.沿手掌远端横纹中段做横切口，在掌位膜上做一小口，伸入血管钳横形撑开排脓后冲洗，置纱条或皮片引流。

3.深部间隙引流同上，因它在屈指肌腱深面，故血管钳应沿肌腱方向向深面探入掌心，撑开引流口引流。

4.掌中间隙感染伴指蹼脓肿，可在指蹼掌面做纵形切口，切口近端接近手掌远端横纹，用血管钳在屈指肌腱之间向掌心深部探入，撑开引流（图6-17）。

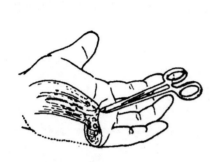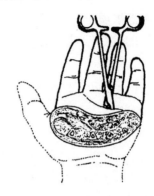

掌面纵行切开　　　　　　　　　　探查撑开引流

图6-17　掌中间隙感染切开引流

（三）注意事项

1.掌中间隙感染可向上穿破掌腱膜形成皮下感染。沿掌腱膜扩展到指蹼间隙，个别病例可沿尺动脉蔓延至前臂，故应及时处理。

2.在切开掌腱膜时不应切得太深太广，宜用血管钳慢慢向脓腔钝性分离，以免血管神经及肌腱的损伤。

八、鱼际间隙感染切开引流术

（一）适应症

1.鱼肌间隙感染三大症状：

（1）大鱼际肿痛明显，相比之下手掌凹陷不消失；

（2）拇指末节关节呈半屈位，食指屈曲被动伸指检查诱发剧痛；

（3）拇指指蹼显著肿胀及虎口距离增宽。

2.发病1~2天后脓肿形成即应及早切开引流。

（二）手术步骤

1.局部浸润麻醉。

2.于拇指指蹼背侧做与指蹼游离缘相平行的横切口。

3.切开皮肤、皮下组织，用血管钳沿拇收肌缘向掌心方向插入，扩大后置皮片或纱条引流（图6-18）。

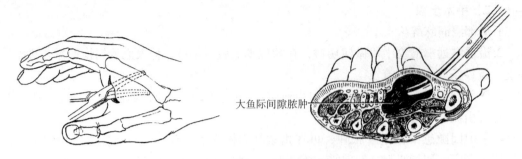

大鱼际间隙脓肿

图6-18　鱼际间隙感染切开引流

（三）注意事项

用血管钳插入掌心扩大引流口时，不可超过第三掌骨，以免进入掌中间隙而使感染扩散。

第四节　其他手术

一、腋臭切除术

（一）适应症

凡腋臭严重者，可考虑行将有腋毛的皮肤连同汗腺一起清除的腋臭切除术。

（二）手术步骤

1.仰卧位，局部浸润麻醉。

2.前臂上举置于头顶部。剃尽腋毛后沿毛根外围做梭形切口标记。用手指捏起切口两侧皮肤，估计切除皮肤后创缘缝合有无张力，必要时宜把切口缩小些，虽残留少许，但因大部分被切除，临床症状也会有显著改善。

3.沿切口标记线切开皮肤及浅层皮下组织。用组织钳提起切开皮肤的一角，并向另一端方向拉紧，用利刃沿皮下浅层脂肪做锐性切割，同时用纱布压迫创面，使两端切口会合，完成皮肤和汗腺切除后，移去纱布彻底止血。

4.沿切口两边皮下做适当潜行分离以减少切口对合的张力（图6-19）。

5.两侧手术可一次完成，也可分次进行。

（三）注意事项

1.手术时进刀不可过深，只切除全层皮肤即可。不要切除腋窝脂肪，否则会加重局部创伤，引起感染而致手术失败。

2.皮肤不宜切除过多，缝合时一定要无张力。

3.预防感染，严格的无菌操作、彻底的止血及轻柔的手术操作尤为重要。手术不宜在炎热的夏季进行。

4.上述原因造成的切口处疤痕增生挛缩，均可使手术后举臂困难。治疗上首先让患者做举臂锻炼，如仍无改善再行疤痕组织切除及中厚皮片移植术。

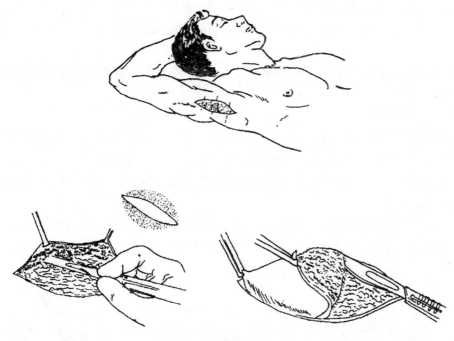

图6-19　腋臭切除术

二、耻骨上膀胱造瘘术

（一）适应症

1.前列腺良性肥大或前列腺癌引起尿路梗阻，经非手术治疗无效，病人一般情况差或其他原因不能行前列腺摘除手术者。

2.经膀胱行前列腺切除术，膀胱切开取石术，膀胱、尿道破裂修补术后，应做耻骨上膀胱造瘘术。

（二）手术前准备

1.常规备皮。

2.通常用局部浸润麻醉或腰麻。

（三）手术步骤

1.病员取仰卧位，头略低。常规消毒皮肤，铺无菌巾和手术单。

2.腹壁切口

做耻骨上正中切口，长约6 cm，切开皮肤、皮下组织，分开腹直肌和锥状肌即可见到腹膜反折。用盐水纱布将膀胱上的腹膜反折由膀胱前壁向上推，再分离膀胱前区的筋膜与脂肪组织，即可显露出有纵行血管的膀胱前壁。

3.切开膀胱

用两把鼠齿钳（或做两牵引缝线）提起膀胱前壁，并在两钳（或两线）间将膀胱壁切开一小口。吸净膀胱内液体。用手指探查膀胱内部，根据需要再适当扩大膀胱切口。

4.放置造瘘管

造瘘管可用蕈形导尿管，或远端带侧孔的软橡皮管，放入膀胱内约3～4 cm，用肠线在切口处围绕造瘘管做两圈荷包缝合，注意勿缝黏膜层；收紧荷包缝合使切口处膀胱壁内翻，以固定造瘘管。将生理盐水由造瘘管注入膀胱，如能顺利吸出，则表示造瘘管放置深浅适当。

5.膀胱前区放橡皮管引流，逐层缝合腹壁切口。造瘘管及橡皮管自腹壁切口分别引出（图6-20）。

（四）手术后治疗

1.将造瘘管接引流袋持续开放，7～10日后可夹闭造瘘管，4～6小时开放一次。

2.膀胱前区所置的引流如无尿液外渗，于手术后2日左右拔除。

3.每日用无菌生理盐水冲洗膀胱，如膀胱内有感染或渗血，应增加冲洗次数，或用抗生素液冲洗膀胱。

4.保持造瘘口处皮肤清洁。待不需继续保留造瘘管时，可钳夹造瘘管，由尿道排尿。待排尿通畅时，即可拔除造瘘管，造瘘口经蝶形胶布拉紧，加压及换药后即逐渐愈合。

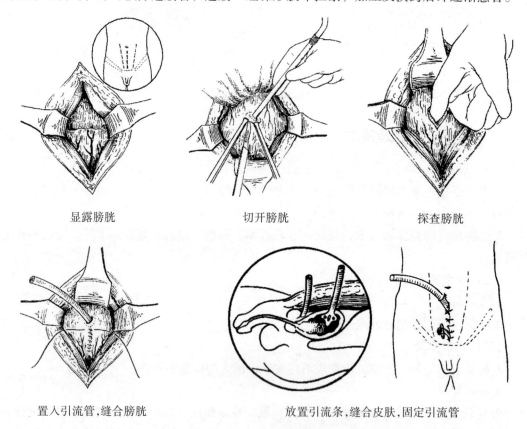

显露膀胱　　　　　　　　　切开膀胱　　　　　　　　　探查膀胱

置入引流管,缝合膀胱　　　　　放置引流条,缝合皮肤,固定引流管

图6-20　耻骨上膀胱造瘘术

三、嵌顿包茎复位术

（一）适应症

包皮口紧小，若将包皮勉强上翻后，包皮紧勒在冠状沟处，形成一紧缩的包皮环，影响包皮龟头的血液循环，形成嵌顿包茎，应及早手法复位；若手法不能复位，则需行包皮背侧切开复位，以免造成包皮及龟头坏死。

（二）手术前准备

一般不需特殊准备；小儿不合作者可适当应用催眠镇静药物。

（三）手术步骤

1.手法复位

（1）病员站立、坐位或仰卧位。用手轻揉挤压包皮数分钟使水肿减轻。

（2）于冠状沟及外露的龟头部涂油剂，如液状石蜡、凡士林、植物油等。

（3）用两拇指向上推龟头，同时其他手指向下拉包皮即可复位（图6-21）。

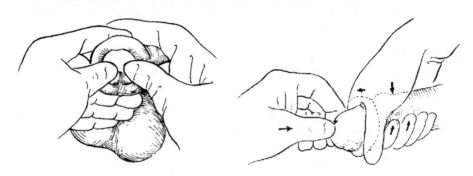

图6-21 两种手法复位嵌顿包茎

2.包皮背侧切开复位

（1）病员仰卧位。外阴部常规消毒，铺无菌巾。阴茎背神经阻滞麻醉。

（2）切开

在背侧中线纵行切开包皮紧缩环的皮肤。

（3）复位

将上翻的包皮轻轻下拉复位。

（4）缝合

切口用细丝线做横行缝合，应先将切口上下两端对正缝合，再将两侧包皮缝合，用缝线结扎，凡士林纱布条保护切口。如果包皮已感染坏死则不宜缝合切口（图6-22）。

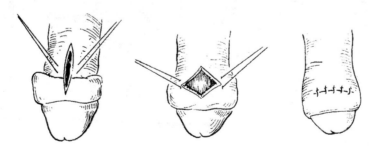

图6-22 嵌顿包茎背侧切开

（四）手术后治疗

1.保持敷料清洁、干燥。手术后5~7天拆线。

2.未缝合的切口，每日换药至愈合。

3.切口愈合后应行包皮环切术。

四、包皮环切术

（一）适应症

包茎、包皮过长、反复发作的包皮龟头炎等，宜行包皮环切术。

（二）手术前准备

1.包皮有急性炎症时应在炎症消退后再行手术。

2.常规备皮，清洗外阴，除去包皮垢。

3.成人及合作的儿童用阴茎背神经阻滞麻醉，不合作的小儿需用基础麻醉加局部麻醉。

（三）手术步骤

1.病人取仰卧位，两下肢伸直稍向外分开。常规消毒外阴部皮肤，铺无菌孔巾。

2.剪开包皮

麻醉后用四把血管钳分别夹住包皮背、腹中线两侧的内外板交界处，向前牵拉包皮。在背侧正中线剪开包皮至距冠状沟为0.5～0.8 cm，再自腹侧正中剪开至近包皮系带处。如果包皮内板与龟头粘连应予以分离。

3.剪除过长的包皮

自腹侧切口顶端开始，沿距冠状沟0.5～0.8 cm剪至背侧切口顶端，分别将两侧过长的包皮剪除。注意近系带处的包皮应保留较长，以防阴茎勃起时紧张。钳夹结扎出血点。

4.缝合

将包皮切口的内外板对正，用细丝线做间断缝合，其前、后、左、右的四个缝线结扎后暂不剪断。

5.包扎

用未剪断的缝线结扎环绕包皮切口的凡士林纱条，再用无菌纱布包扎。注意包扎时不可过紧，并使龟头外露（图6-23）。

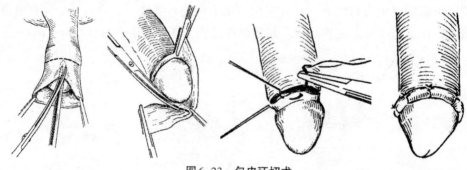

图6-23　包皮环切术

（四）手术后治疗

1.切口愈合前勿过多活动，穿宽松内裤，防止摩擦，避免引起勃起的因素。

2.应用镇静药物，防止阴茎勃起而引起疼痛或继发出血。

3.保持敷料清洁、干燥，如被尿液浸湿，应立即更换敷料。

4.包皮水肿数日后可自行消退，不需特殊治疗。如切口红肿可用1∶5000高锰酸钾溶液浸泡，每日2～3次。

5.手术后5～7日拆除切口缝线。

五、睾丸鞘膜切除翻转术

（一）适应症

成人或两岁以上的儿童逐渐增大的鞘膜积液，或因鞘膜积液过大而引起局部不适，行动不便者。

（二）手术前准备

1.常规备皮。

2.通常应用局部浸润麻醉，小儿应用基础麻醉加局部浸润麻醉。

（三）手术步骤

1.病人仰卧位，两腿稍向外分开，常规消毒皮肤，阴囊下放置一块成团状的无菌巾，再铺无菌孔巾。

2.切开阴囊

用手固定阴囊皮肤，于阴囊前面做纵形切口，逐层切开阴囊各层后，露出睾丸鞘膜壁层。

3.分离及剪除鞘膜壁层

沿鞘膜壁层分离鞘膜，使与周围的结缔组织分离。将鞘膜壁层切一小口，放出积液，延长切口至整个壁层全部切开。剪除大部分鞘膜壁层，结扎或缝合鞘膜边缘的出血点。将剩余的鞘膜壁层向后翻转，盖于精索之上及睾丸背面，用细丝线间断缝合。注意其上端不可缝合过紧，以防压迫精索，影响血液循环。

4.缝合切口

将睾丸、精索放回阴囊，妥善止血后，用生理盐水冲洗切口，切口作全层间断缝合或分层缝合，在切口下端放橡皮条引流（图6-24）。

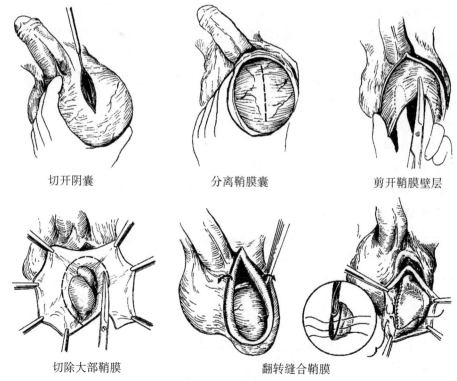

切开阴囊　　　　　　　分离鞘膜囊　　　　　　　剪开鞘膜壁层

切除大部鞘膜　　　　　　　翻转缝合鞘膜

图6-24　睾丸鞘膜切除翻转术

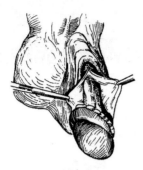
还纳睾丸

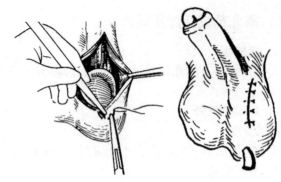
放置引流,缝合皮肤

续图6-24　睾丸鞘膜切除翻转术

（四）手术后治疗

1.阴囊用布袋托起，引流液浸透敷料后随时更换。

2.引流条于手术后24～48小时拔除。

3.皮肤缝线于手术后5～7日拆除。

六、输精管结扎术

输精管结扎术是一种安全、有效、手术较简单而且比较经济的绝育方法。

（一）适应症

已婚男子凡要求绝育或不适于再生育者，经夫妇双方同意，男方身体一般尚好，均适于此种手术。

（二）手术前准备

1.向受术者说明手术情况，完满解答其所希望了解的全部问题，做到使受术者没有丝毫思想顾虑。

2.详细检查阴囊皮肤和阴囊内容物是否正常，注意两侧输精管是否可以辨认。阴囊皮肤如有炎症病变，应治愈后再行手术。

3.手术前常规备皮。

（三）手术步骤

1.受术者取平卧位，两腿稍向外分开，用0.1%新洁尔灭或用碘伏，常规消毒局部皮肤。将一块无菌巾团成球状放于阴囊下。再铺无菌孔巾，使阴囊外露。

2.固定输精管

手术者左手拇指放于右侧阴囊前面，其余四指放于阴囊后面。左手指由阴囊中线向右缓缓移动，同时轻轻揉摸寻找右侧输精管，并使其和精索分离。用左拇指和中指捏住输精管，示指从阴囊后面移到阴囊前面，用左手拇指、中指、示指固定输精管于皮下。

3.麻醉

用0.5%～1%利多卡因2～5 mL，于固定输精管处的阴囊前面行局部浸润麻醉。用右手示指按揉注射麻药处，使肿胀消退至能清楚地摸到输精管。

4.暴露输精管

在固定的输精管处的皮肤上，做长约0.5～1.5 cm纵切口或横切口，切开皮肤、筋膜、提睾肌。

用蚊式血管钳沿输精管两侧做钝性分离，用鼠齿钳或布巾钳伸入切口内，把输精管连同周围筋膜一起夹住并提至切口以外。

用手术刀沿输精管的表面，纵行切开输精管周围鞘膜，暴露出输精管。

用另一把鼠齿钳或布巾钳夹住输精管，并将其提出鞘膜之外；再用血管钳轻轻分离，游离输精管长约1～1.5 cm。

5.结扎并切除部分输精管

将已游离的一段输精管两端分别用血管钳夹住后，剪除两钳之间的一段输精管长约0.5～1 cm。再用细丝线分别将两断端结扎。

用镊子提起睾丸侧输精管断端附近的筋膜，同时用血管钳将该断端送入筋膜内，将其包埋结扎，以隔开输精管两断端。

6.检查无出血后，将输精管断端送回阴囊，皮肤切口用细丝线做间断缝合或垂直褥式缝合1～2针（图6-25）。

7.以同样方法处理另一侧输精管。

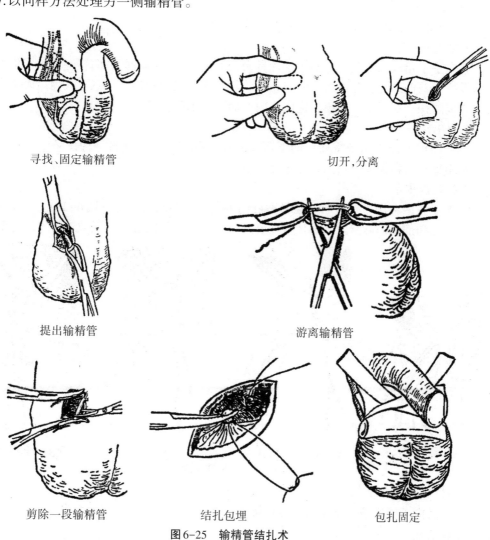

寻找、固定输精管	切开,分离
提出输精管	游离输精管

剪除一段输精管　　　　结扎包埋　　　　包扎固定

图6-25 输精管结扎术

（四）手术后治疗

1.手术后适当休息3～5日，数日内不宜做剧烈运动。用布带将阴囊托起，可以减少术后疼痛、坠感及水肿。

2.注意观察有无血肿形成及切口感染。

3.手术后5天左右拆线。

4.手术后1个月内继续采用其他避孕方法。

七、肛瘘挂线疗法

（一）适应症

1.距肛门较近的直形肛瘘。

2.与其他手术方法结合，治疗高位肛瘘。

（二）手术前准备

1.肛瘘有急性炎症或积脓时，应先控制再行手术。

2.手术前排便，清洁肛门。

（三）手术步骤

1.病人取胸膝卧位或侧卧位。常规消毒肛门部皮肤。

2.插入探针

将左手示指放入肛门内，右手持探针由瘘管的外口沿瘘管的方向轻轻深入，借左手示指触及探针头的感觉，仔细找到内口，并将探针头自内口穿出。注意在找内口时不要过于用力，以防探针穿透正常黏膜，造成假内口而致手术后复发。

3.引出橡皮条

在肛门内的左手示指将探针向下弯曲并拉至肛门外，用线将一橡皮条结扎在探针头上。抽出探针，将橡皮条由内口经过瘘管从外口引出。

4.扎紧橡皮条

将橡皮条两端用力拉紧后，在紧贴肛门处用粗丝线将其结扎（图6-26）。在结扎橡皮条前，可在局部浸润麻醉下，沿瘘管切开外口和肛门之间的皮肤，以减轻手术后疼痛。

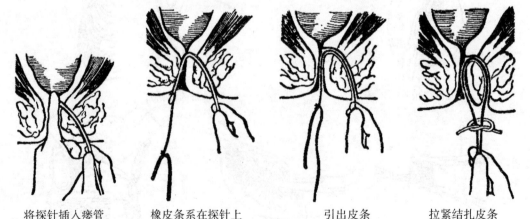

| 将探针插入瘘管 | 橡皮条系在探针上 | 引出皮条 | 拉紧结扎皮条 |

图6-26　肛瘘挂线疗法

（四）手术后治疗

手术后由于橡皮条的紧缩力逐渐将瘘管全部割开。如果在割开前橡皮条已松脱，则应再次拉紧结扎。

八、肛瘘切除术

（一）适应症

外口距肛门较远的，不适于挂线疗法的肛瘘。

（二）手术前准备

1.肛瘘有急性炎症者，应先控制再行手术。

2.手术前数日坐浴，手术前一日晚灌肠。

3.常规备皮。

4.多选用鞍麻或局部浸润麻醉。

（三）手术步骤

1.病人取膀胱截石位或胸膝卧位，常规消毒皮肤，铺无菌巾。

2.寻找瘘口

自外口向瘘管注入少量美兰，以便寻找瘘管内口和分支管。用有槽探针自外口沿瘘管方向探入，并由内口穿出。弯曲的复杂肛瘘不能一次自外口探到内口时，可分次探入切开瘘管，直至内口。

3.切开瘘管

沿探针由外口至内口将瘘管全部切开。如瘘管内口位于肛管直肠环上方，应采用分期切开法，不可一期将其全部切开，以免引起手术后肛门失禁。第一期仅切开外括约肌的皮下部和浅部（切开方向应与括约肌方向垂直），并切除其下方的瘘管，然后用一条粗丝线穿入剩余的瘘管内，由内口穿出，缚在肛管直肠环上。待外部伤口已经愈合时，再进行第二期手术，切除缚线部分的瘘管。或于第一期手术时，剩余的瘘管采用挂线疗法，此法可以免除第二期手术。

4.切除瘘管

切开瘘管后，将瘘管、分支管及周围的瘢痕组织全部切除，并将切口边缘的皮肤切除一部分以利引流。妥善止血后，伤面用凡士林纱条覆盖，如有渗血可稍加压。肛门处盖无菌纱布（图6-27）。

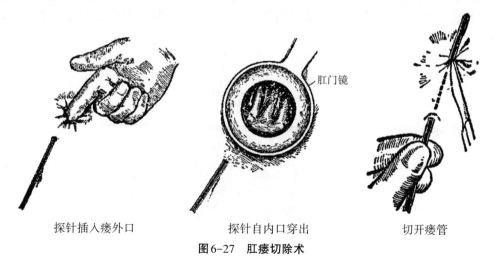

探针插入瘘外口　　　　　　探针自内口穿出　　　　　　切开瘘管

图6-27　肛瘘切除术

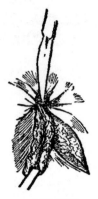
切除瘘管

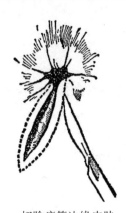
切除瘘管边缘皮肤

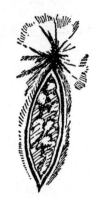
切口敞开引流

续图6-27　肛瘘切除术

（四）手术后治疗

1.手术后1～2日伤口清洁换药，以后应用1：5000高锰酸钾溶液坐浴，每日2～3次。

2.手术后2～3日最好不排便。病人可吃流食，必要时服鸦片酊。以后保持大便通畅，并于便后坐浴。

3.手术后换药时应保持伤口引流通畅，使由基底部逐渐向表面愈合。

九、内痔明矾注射压缩疗法

（一）适应症

适于无并发症（如发炎、溃烂、血栓、坏死等）的内痔，特别是因全身情况（如年老体弱、心脏病、结核病等）不适于手术治疗的病员均可采用此法。

（二）手术前准备

注射前排净大便，洗净肛门。

（三）手术步骤

病人取胸膝卧位或膀胱截石位。常规消毒皮肤。用肛门镜扩开肛门，充分显露痔结节，以弯血管钳夹住痔核基底部，注意勿钳夹痔结节以外的正常黏膜，用注射器注入10%～20%明矾注射液约0.5～1 mL，使痔变为苍白，数分钟后用另一弯血管钳反复压榨痔核使之成一薄片状，3分钟后将基底血管钳松开即可。一般一次注射不得超过3处（图6-28）。

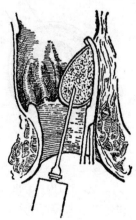

图6-28　内痔明矾注射压缩疗法

（四）手术后治疗

保持大便通畅，便后用1∶5000高锰酸钾溶液坐浴。

十、外痔切除术

（一）适应症

各种外痔，经非手术治疗无效者；血栓性外痔伴有剧烈疼痛，其组织水肿或感染并不严重者。

（二）手术前准备

排净大便。常规备皮。多选用局部浸润麻醉。

（三）手术步骤

病人员取胸膝卧位或膀胱截石位。常规消毒，铺无菌巾。在局部浸润麻醉下，围绕痔结节与肛门呈放射状梭形切口切开皮肤，注意切除正常皮肤不宜过多。提起切口外端，分离皮下组织，将皮肤连同外痔组织（血栓性外痔应包括血栓在内）一并切除。切口一般不缝合（图6-29）。

（四）手术后治疗

同内痔明矾注射压缩疗法。

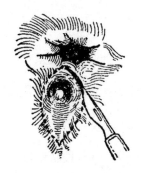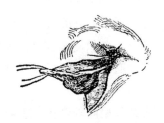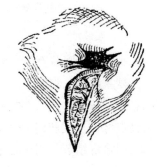

图6-29 外痔切除术

十一、痔静脉丛切除术

（一）适应症

无并发症的数目较少的第二、三度内痔或混合痔。

（二）手术前准备

1.手术前一日晚清洁灌肠。

2.常规备皮。

3. 一般多选用鞍麻。

（三）手术步骤

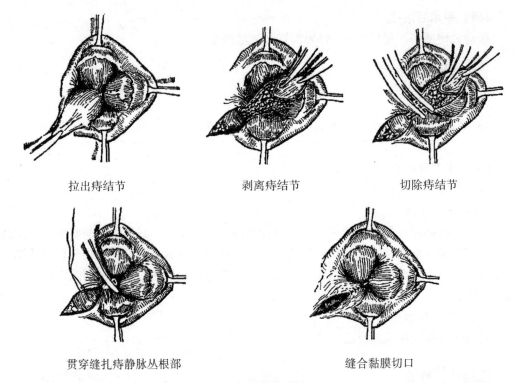

拉出痔结节　　　　　剥离痔结节　　　　　切除痔结节

贯穿缝扎痔静脉丛根部　　　　　缝合黏膜切口

图6-30　痔静脉丛切除术

1.病员取膀胱截石位。常规消毒，铺无菌巾单。

2.显露内痔：将双手示指伸入肛门，向相反的方向缓慢持续用力牵拉，扩张肛管，使肛门括约肌松弛，内痔多能脱出显露，必要时用肛门镜扩开肛门以利显露内痔，或用组织钳夹住肛缘四周皮肤向外牵拉。

3.切除痔结节：用血管钳夹住痔结节稍向外牵拉，于痔结节上做一纵行梭状切口，切开黏膜或皮肤。在黏膜下剥离曲张的痔静脉丛至其根部，以两把血管钳夹住根部，在两钳间切除，根部行贯穿结扎（图6-30）。一次切除一般不超过三处，以防肛门狭窄。

4.缝合切口：切口用细肠线或细丝线做间断或连续缝合，皮肤切口不予缝合。

（四）手术后治疗

手术后1～2日最好不大便，第三日服缓泻剂保持大便通畅。大便后用1∶5000高锰酸钾溶液坐浴。缝线一般多自行脱落，不需拆线。

第五节　清创术

正确地用手术方法处理污染伤口，修复重要组织，使开放污染的伤口变为清洁伤口的措施称为清创术（Debridement）。

从创口的清理解剖特点来看，一般可将创口分为三个区。中心部为第一区，直接与外界相交通，除受到伤器不同程度直接污染外，可能还有泥土、布片、毛发、木屑、弹片等异物的存留，并有不同程度的细菌污染；此区的边缘部分为第二区，主要是挫伤、缺血或坏死的各种组织如皮下组织、肌肉、肌腱等，其本身不仅构成异物，同时与创口内的渗液、血肿和其他异物构成细菌侵入、生长、繁殖的良好基地；第三区指伤口外面的组织震荡反应区，组织呈现细胞水肿、渗出、变性、血管痉挛、局部抵抗力降低，从而使感染容易扩散。第二区和第三区在锐性损伤时一般较小，而在钝性暴力损伤时则范围较大。由于上述病理解剖特点，一个开放性创口，如没有进行早期而适当的清创，势必酿成创口严重化脓感染，导致病情进一步恶化，发生毒血症、败血症、中毒性休克，威胁病人生命。相反，即使一个污染较严重的创口，经过及时早期彻底清创，常可获得一期愈合。由此可见，清创术乃是处理外伤创口的一项极为重要的措施和技术。

清创前需对伤员的伤情做全面了解。首先应考虑威胁病人生命的颅脑外伤、胸部、腹部的重要脏器伤，损伤或失血性休克等。有较大血管损伤的大出血，应先用消毒纱布填塞、压迫包扎或用止血带止血。如有明显骨折，应先用夹板固定，以防骨折残端摩擦或移位而损伤重要血管、神经和肌腱。

清创术必须在伤口发生感染之前尽早进行，否则，应按感染伤口处理。一般伤后6～10小时进行，但还要根据受伤部位、损伤程度、污染程度、受伤环境条件、地区、气温等条件而定。污染程度是影响清创十分重要的因素，污染严重，伤后3～4小时即可发生感染，相反污染较轻，超过24小时，亦可进行彻底清创。

一、手术前准备

1.迅速进行某些必要检查，了解伤员全面伤情。
2.积极抗休克治疗，防治体液代谢失平衡。
3.使用抗生素和肌肉注射破伤风抗毒素（TAT）1500 U。

二、麻醉

根据伤员全身情况、受伤部位、损伤程度来选择。受伤范围小或较浅者多采用局部浸润麻醉（注射麻药时勿从伤口内向组织深部注射）。范围大而深者可用硬脊膜外腔神经阻滞麻醉、臂丛阻滞麻醉，必要时选用全麻。

三、手术步骤

（一）皮肤和创口的清洗与灭菌
用消毒纱布填塞和覆盖创口，剃除创口周围皮肤上的毛发；如有油腻可用乙醚擦净。手术者洗手并戴手套（暂不穿手术衣）。更换填塞创口内的无菌纱布，用无菌肥皂水刷洗，生理盐水反复冲洗伤口周围皮肤2～3次，直至清洁为止。拭干皮肤上的水滴，术者更换手套，去掉覆盖创口的纱布，按常规方法消毒皮肤，接着用大量生理盐水反复冲洗创口，并用无菌小纱布块或棉球轻擦去创口内的泥土、血块、异物，亦可用1：1000的新洁尔灭溶液浸泡创口，无菌纱布轻轻拭干创口及皮肤，再次消毒皮肤，铺消毒单或孔巾准备手术。

（二）清创
手术者更换手套，穿手术衣，先探查创口伤情，以解剖层次由浅入深，了解伤口深浅度、受伤的组织和范围，取出嵌留在伤口内的异物。在除去玻璃、金属碎片等锐利异物时，要倍加仔细，以防伤及创口内重要血管和神经。清创应由浅入深，切除失去活力的组织和创缘不整齐的皮肤1～2 mm。若在手部、面部则应尽量少切或不切，以免皮肤缺损过多造成功能障碍。切除部分皮下组织有时需扩大切口，切开深筋膜，以防组织肿胀，组织内压升高，导致组织缺血，失去活力的筋膜和肌肉应予彻底切除（图6-31），直至钳夹肌肉出现收缩反应、色泽鲜红、切面有新鲜血液流出为止。否则，极易发生感染。碎骨片与周围组织有联系的切勿草率切除，大块游离骨片用1：1000的新洁尔灭浸泡5分钟，再用生理盐水清洗后仍放回原位，否则，会造成骨缺损导致骨不连。污染较严重的骨表面及断端可用刮匙刮净，用生理盐水冲洗创腔。

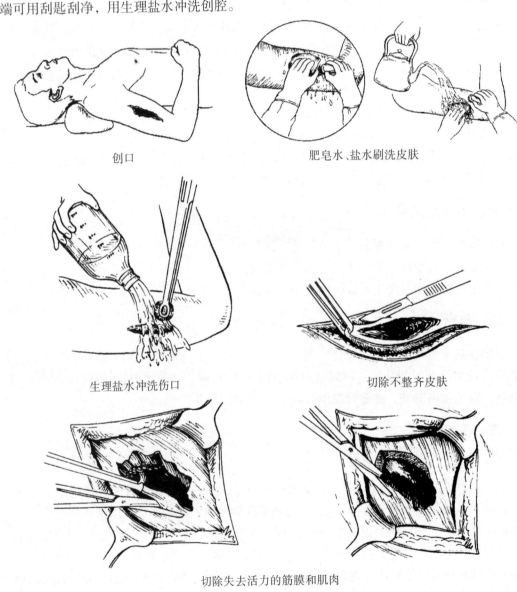

创口　　　　　　　　　　　　　　肥皂水、盐水刷洗皮肤

生理盐水冲洗伤口　　　　　　　　　切除不整齐皮肤

切除失去活力的筋膜和肌肉

图6-31　清创缝合术

（三）修复损伤组织与缝合创口

在修复损伤组织之前，手术者应当再次更换手套、器械和消毒巾单。（1）被割伤的肌

腱，断端平整，无组织挫伤，污染不明显，经清创后可修整缝合，否则不易一期缝合，可将肌腱两端缚以黑丝线做原位固定，以便于伤口愈合后行二期手术时识别寻找。（2）损伤的一般血管可予以结扎，但较重要血管必须修补、在无张力下一期吻合。短缺较多的需用自体血管或人造血管移植或架桥。（3）断裂的较重要神经，经清创后应力争一期缝合修复，如有缺损，可游离神经远近端或屈曲邻近关节，使断端靠拢缝合，若条件不允许，可按处理肌腱的方法留作二期缝合。（4）对骨折应根据具体情况决定内固定或外固定。关节囊有穿透伤时，应清除关节腔内血块、异物，用生理盐水冲洗干净，缝合关节囊和皮肤，关节腔内不放引流物，以免日后发生关节僵直。引流物可放在关节囊外。

经器械清创后的创口，最后需再用生理盐水冲洗，1∶1000新洁尔灭溶液或洗必泰、杜灭芬溶液冲洗。被泥土污染严重的较深创口，需用3%过氧化氢溶液擦洗。临床实践证明，使用这类化学消毒剂处理过的创口，对伤口的愈合、游离植皮的成活等并无不良影响，对降低清创后伤口的感染率有重要作用。

经过彻底清创的创口，一般可做一期缝合。从受伤时间而言，伤后6～10小时内，一般无明显感染的伤口和有较丰富血运、具有较强抵抗力和愈合力的颜面、颈部、头部伤口，为了保持外观和面容，虽伤后24～48小时，经过适当清创，也可考虑作一期缝合。某些浆膜腔（胸膜腔、腹腔、关节腔等）虽受伤时间较长，如无明显感染，清创后可做一期缝合。伤后8～12小时的伤口，可根据其污染、损伤程度、受伤环境、气温、局部和全身状况等条件而决定一期缝合、延期缝合或暂不缝合。受伤超过12小时的伤口和伤道较深的贯通伤，清创后一般不予以缝合，可用浸有雷佛奴尔或过氧化氢溶液的纱条引流，待创面清洁后，肉芽生长良好时植皮或行二期缝合或用宽的蝶形胶布牵拉对合，以促其愈合。不缝合或延期缝合的伤口，清创后的肌腱、血管、神经和骨组织均不应显露在伤口之外，需用周围软组织覆盖。缝合伤口时，已切开的深筋膜不可缝合，以达到手术后减压目的而不致影响患肢的血液循环。缝合创口各层组织时，松紧度要适宜，注意消灭死腔。创口一般需放置引流物。

四、手术中注意事项

1.伤口清洗是清创术的重要步骤，必须严格无菌操作，反复用大量盐水冲洗，务必使伤口清洁后再做清创术。

2.清创时既要彻底切除已失去活力的组织，又要尽量爱护和保留存活的组织，这样才能避免伤口感染，促进愈合，保护功能。

3.严密止血，逐层缝合，避免残留死腔。

4.组织缝合必须避免张力太大，以免造成缺血或坏死。

5.伤口低位放置引流。

五、手术后处理

1.根据病情输液、输血。

2.防治感染，合理使用抗生素，严密观察伤口的变化（伤部包扎松紧是否合适、伤口有无出血等）。

3.注射破伤风抗毒素；如伤口深、污染重，应同时肌肉注射气性坏疽抗毒血清。

4.如伤口在四肢，应抬高患肢，以利血液循环，减少肿胀。

5.伤口引流条，一般应根据引流物情况，在手术后24～48小时内拔除。

6.伤口红肿渗出发生感染时，应立即拆除部分或全部缝线，检查原因，及时处理。

7.清创时，对合并血管、神经损伤行修复术或骨折者，手术后定期观察伤肢血供，感觉和运动功能，对骨折应摄片了解复位情况。

第六节　静脉切开术

当静脉穿刺有困难，急需快速输血、输液抢救伤病员时，应立即行静脉切开术。四肢表浅静脉，如贵要静脉、头静脉、肘正中静脉、大隐静脉等各段都可切开。最常用的是内踝处的大隐静脉起始端，因该处静脉位置比较恒定。如病情需要，可在大腿内侧大隐静脉的上端切开，将硅胶管放至下腔静脉，以测量中心静脉压及快速输血或作为持续静脉输液之用。用长约50～60 cm的硅胶管，事先测量好从大隐静脉切口至剑突处的长度，用线缚好标记，以便使管的上端到达下腔静脉近右心房水平。硅胶管先用生理盐水冲洗并充满注射用液，排尽空气。按静脉切开手术步骤切开静脉，将硅胶管插入。硅胶管放置下腔静脉，有一定危险性，如操作粗暴可致成静脉损伤，必须引起警惕。

一、麻醉

局部浸润麻醉。

二、手术步骤

以内踝处大隐静脉切开为例：

1.常规消毒皮肤，铺洞巾，内踝前做横行皮肤切口，长约2～2.5 cm。用蚊氏血管钳将皮下组织分开找出大隐静脉，并将其挑起。

2.在静脉下穿过两根1号丝线。远端丝线结扎，但不剪断，留做牵引用，近端暂不结扎，提起远端结扎线，在其上方两线之间用尖头小剪刀将静脉斜行剪开一小口。

3.从静脉切口插入事先冲洗干净的导管，连接在盛有生理盐水或普鲁卡因溶液的注射器上（排空气体），将此导管边插边缓慢推注，防止导管前端的血液凝固，普鲁卡因可解除血管痉挛，导管最好是硅胶管，插入约4～5 cm深即可。

4.插管后推注无阻力，回抽静脉内血液有回流证明通畅，取下注射器，连接事先备好的输液装置，证实液体滴注畅通，即将近端丝线结扎，使塑料管固定在静脉之内。缝合皮肤切口，并把塑料管固定在皮肤缝线上，以防滑脱，用无菌纱布覆盖切口固定（图6-32）。

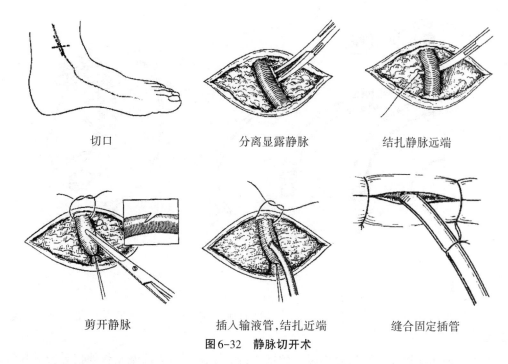

切口	分离显露静脉	结扎静脉远端
剪开静脉	插入输液管,结扎近端	缝合固定插管

图6-32 静脉切开术

三、手术中注意事项

1.导管前端宜圆钝不宜过尖,以防导管插入时损伤甚至穿透血管壁。

2.插入静脉时,导管前端斜面应朝向后壁,以防静脉壁塌陷时堵住导管口。

3.导管勿误插入静脉壁的夹层内。

4.注意无菌操作。

四、手术后处理

1.保持皮肤切口的清洁干燥。

2.液体输入不够通畅时,可将导管位置稍加移动,或抬高输液平面或局部热敷,或注入少量0.5%普鲁卡因溶液以解除血管痉挛。

3.导管放置时间不宜超过一周。因输液时间过长易导致静脉炎和静脉血栓形成。如出现静脉炎,需立即拔出导管。拔除导管时,局部用无菌纱布稍加压片刻以防漏血。用无菌纱布包扎,7天后拆除皮肤缝线。

第七节 气管切开术

气管切开术为急救手术,它是一种保持呼吸道通畅的重要措施,从而解除窒息,挽救患者生命。选择适合患者气管粗细的气管套管,包括外套管、内套管和套管芯(图6-33)。

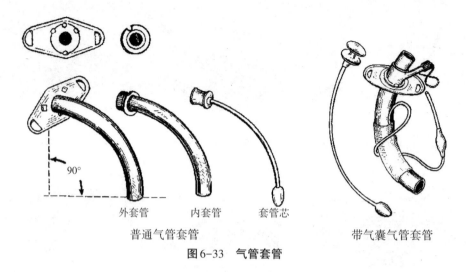

外套管　　　内套管　　　套管芯

普通气管套管　　　　　　　　带气囊气管套管

图6-33　气管套管

一、适应症

1.喉部严重外伤、急性炎症、血管神经性水肿、异物、肿瘤压迫及声带麻痹等引起的喉阻塞。

2.颅脑损伤伴昏迷、重型破伤风。颈椎骨折、脱位、高位截瘫及胸外伤等影响呼吸困难及分泌物堵塞者。

3.颌面、口、咽及颈部的大手术前，做预防性气管切开。

4.神经系统疾病如脊髓灰质炎，脑血管意外，昏迷或神经麻痹。

5.各种中毒引起的昏迷或神经麻痹。

二、麻醉

局部浸润麻醉。深昏迷或病情危急病人，可免除消毒与麻醉，切开后再消毒。

三、手术步骤

1.仰卧位，肩下垫枕，头后仰，充分伸展颈部，头部保持正中位，以利气管的显露。如呼吸困难较重，开始手术时，可将头部稍予抬高，至显露气管时再后仰。呼吸困难严重者，可采用半卧位或坐位。

2.摸清环状软骨和气管位置，以左手拇指及中指固定气管两旁，自环状软骨下缘至胸骨切迹上方1～2 cm处，做正中切口。

3.切开皮肤、皮下组织，充分止血后沿正中线切开颈部深筋膜，用拉钩将皮肤向两侧牵开，显露舌骨下肌群，用血管钳钝性上下分离胸骨舌骨肌和胸骨甲状肌。

4.将胸骨舌骨肌和胸骨甲状肌向两侧拉开，显露甲状腺峡部及气管前壁。

5.用拉钩向上牵拉甲状腺峡部（必要时可将峡部切断，断端贯穿结扎止血），显露第2、3、4气管软骨（甲状腺峡部后方恰好是第三气管软骨，可作为标志）。确认气管后，以尖刀，刀刃向上在第3、4气管软骨间垂直刺入，并由下向上切开第4、3两气管软骨，注意刀尖刺入不要过深，以免损伤气管后壁及食管前壁。尤以咳嗽时气管后壁及食管前壁突入气管腔内，更易损伤。

6.气管切开后，立即用弯血管钳撑开气管切口，并迅速吸除（或拭去）血液和分泌物，撑大气管切口，将事先选择合适的带有管芯的气管套管插入气管内，随即拔除管芯，观察呼吸畅通，再放入内套管。

7.将气管套管两边的两条系带，在颈后打结，松紧适宜，固定套管。缝合套管上部皮肤切口（下部不缝合），套管周围用纱布保护后，套管口覆盖湿纱布（图6-34）。

四、手术后处理

1.手术后去枕平卧，专人护理，并经常湿润覆盖套管口的纱布。

2.套管系带松紧度要经常调整，过松套管容易移位、滑脱，过紧压迫颈部血液循环。

3.经常吸出痰液，保持套管通畅（为了减少气管黏膜纤毛上皮损伤，每次插入吸痰用的细导管时，不做吸引，待插到一定深度退出时，可边退边吸引）。如气管内分泌物过于黏稠，可每隔两小时向气管内滴入1～2 mL呼吸道湿化液（湿化液的配制：抗生素+糜蛋白酶+激素+等渗盐水适量）。

4.每隔4～6小时清洁消毒套管内管一次，再插入。

5.待病情缓解（经口呼吸好转，发音洪亮，能咳痰），可试将套管口堵住，如经24～48小时，呼吸平稳，可将套管拔除。拔管后创口用蝶形胶布牵拉固定，换药至创口愈合。

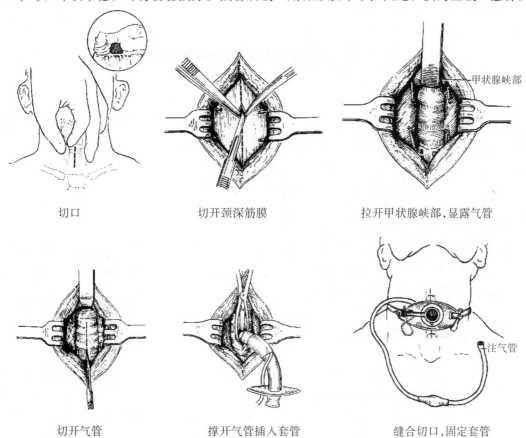

切口　　　　　　　　　切开颈深筋膜　　　　　　拉开甲状腺峡部,显露气管

切开气管　　　　　　　撑开气管插入套管　　　　　缝合切口,固定套管

图6-34　气管切开术

第七章 颅脑损伤手术

在平时及战时所引起的外伤中，颅脑损伤比较常见。颅脑损伤常有不同程度的头皮、颅骨或颅内损伤。头皮撕裂伤及开放性颅脑损伤均应及时进行清创缝合术，凹陷性颅骨骨折有时也应手术复位。颅脑损伤继发的颅内血肿与伤后的脑水肿均可引起脑受压；颅内血肿需及时手术治疗，使伤员得救而转危为安。对昏迷的伤员要特别注意保持呼吸道通畅，必要时应行气管切开术，以免因缺氧时间过长，造成严重后果。

另外，在颅脑受伤的同时，常合并有其他部位或脏器的损伤，特别是当伤员出现昏迷时，更增加诊断的困难，对伤员要认真进行全面的体格检查，并应详细地对伤情进行调查、研究、分析，以便及时做出正确的诊断，并进行积极妥善的治疗。

第一节 颅脑手术的基本操作技术

颅顶盖具有特殊的解剖结构（图7-1）。一般所称"颅顶盖"是指自皮肤到颅骨外膜逐层组织，不包括颅骨及硬脑膜。

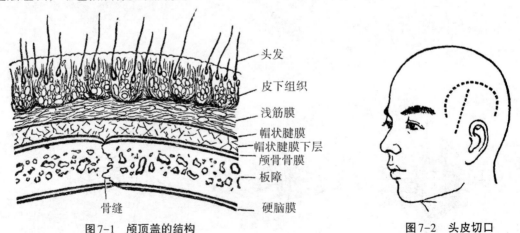

图7-1 颅顶盖的结构   图7-2 头皮切口

（图7-1标注：头发、皮下组织、浅筋膜、帽状腱膜、帽状腱膜下层、颅骨骨膜、板障、骨缝、硬脑膜）

自皮肤、皮下组织到帽状腱膜，这几层组织相互紧密粘贴，能在颅骨膜上滑动。在这几层组织之间，特别是皮下组织层内有丰富的血管和神经供应。这些血管都为紧密的结缔组织包围，血管被切断时不能收缩，因此当颅顶盖有裂伤时出血较多，这是颅顶盖损伤的特点之一。

帽状腱膜下层是一潜在的空隙，又含有少量的松弛蜂窝组织，血管稀少。感染及出血最易在这层中扩散。

颅骨外膜附着于颅骨的外面，相当于长骨的骨膜，但其成骨能力较弱。

硬脑膜附着于颅骨的内面，覆盖于脑的外面，构成脑组织的坚强保护膜。

由于颅顶盖所具有的特殊结构以及颅腔内的解剖生理特点，因而在进行颅部手术时，具有一定特殊要求。现将颅脑手术的一些基本操作技术介绍如下：

一、头皮的切开

头皮一般做纵形切口或"∩"形切口（图7-2），以免切断过多的血管和神经，以利切口愈合。

做头皮切口前，先用0.25%普鲁卡因做局部浸润麻醉。用手指紧压切口两侧的头皮防止出血，然后将皮肤、皮下组织及帽状腱膜一起切开，于帽状腱膜切缘每隔约1 cm夹一把血管钳，借血管钳的重量挂在皮肤切口的边缘上，即可达到手术过程中皮肤切口止血的目的（图7-3）。切口边缘的出血不宜直接钳夹结扎止血，也不宜用电烙器止血。如果切口较长，整个切口可分段切开，切口完成后，应将钳夹帽状腱膜的血管钳整齐地排列起来，捆在一起（图7-4），以免妨碍手术操作。在做头皮切口时，颅骨骨膜不应切开，以免头皮瓣与颅骨分离。

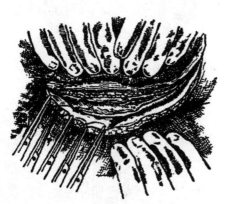

图7-3　头皮切开及止血

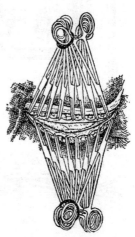

图7-4　血管钳捆在一起

二、颅骨钻孔

颅骨钻孔需用颅钻（图7-5）。根据手术的要求，选定钻孔的部位及数目。在预定钻孔处先将颅骨骨膜切开约3 cm，再用骨膜剥离器将骨膜向两侧推开，露出颅骨外板，然后在骨板上钻孔。先用穿孔钻头，待颅骨内板刚钻透时，即换用圆钻头，使骨孔扩大，这样便可不致穿破脑膜。在钻孔过程中，钻孔处需间断滴入少许生理盐水，有碎骨屑需予以清除。钻孔后如有颅骨板障出血，可用骨蜡涂塞止血。

三、颅骨瓣开颅

根据手术需要先做适宜的"∩"形头皮切口，再于切口处做4～5个颅骨钻孔，依次将每两个相邻的骨孔之间的骨膜切开（图7-6），并稍向两旁推开，但骨瓣蒂部的骨膜不切开。用线锯导板（图7-7）引导线锯从一个骨扎插入，并自邻近骨孔穿出。此时须十分小心，注意勿穿破硬脑膜。如果发现导板已穿入硬脑膜下，应立即取出导板，另从对面的骨孔做反方向插入，如仍然穿入硬脑膜下，则需在此两骨孔之间再做一骨钻孔，再插入线锯导板，自颅骨与硬脑膜之间穿过为止。将导板留在骨孔下，以保护下面的硬脑膜，连接线锯柄，依次将骨瓣的三边都锯开（图7-8）。注意应使锯断面向外倾斜，以便使骨板复位时，不致陷入颅内。骨瓣底边不锯开，只用咬骨钳从两侧咬除少许颅骨，然后用两个骨膜剥离器分别从两旁锯缝下撬起颅骨，同时助手用手指压紧骨瓣蒂部（图7-9），使骨瓣在底边折断，将骨皮瓣翻开（图7-10），并用咬骨钳将颅骨折断处修齐。颅骨断面如有出血，可涂以骨蜡止血。然后用湿纱布包裹骨皮瓣。

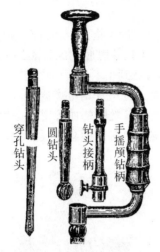

图7-5 颅钻及钻头

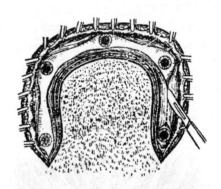

图7-6 切开骨孔间骨膜

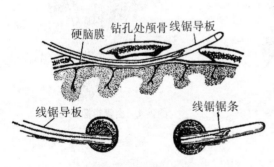

图7-7 线锯导板

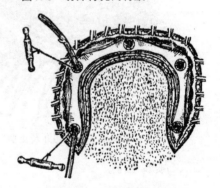

图7-8 线锯锯开颅骨

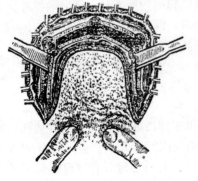

图7-9 撬起颅骨

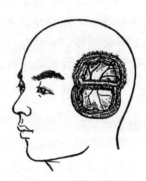

图7-10 翻开骨皮瓣

第二节 头皮损伤清创缝合术

一、适应症

单纯头皮撕裂伤,于伤后1~2日者;头皮撕脱伤,于伤后6~12小时以内者。

二、手术前准备

1.剃去头发。

2.注射破伤风抗毒血清1500 U。必要时应用抗生素物。

3.头皮撕脱伤行再植术者,需将撕脱的头皮剃去头发,用肥皂及清水洗刷干净,再用生理盐水冲洗后,剪去帽状腱膜下疏松组织及坏死的边缘,然后浸泡于含有青霉素和链霉素的生理盐水中备用。

4.一般多选用局部浸润麻醉。

三、手术步骤

1.伤员取较舒适而且能良好暴露损伤部位、便于手术操作的体位。

2.清洁伤口 先用无菌纱布遮盖伤口,再用肥皂及清水将伤口周围头皮刷洗干净,然后去除遮盖伤口的纱布,用无菌生理盐水或温生理盐水冲洗伤口。冲洗时用无菌镊子夹持棉球或纱布擦拭伤口,尽量将伤口内的凝血块、泥土及其他异物洗净。擦干伤口周围皮肤,常规消毒,铺无菌巾及手术单。

3.切除坏死组织 以0.5%~1%普鲁卡因行局部浸润麻醉后,将伤口边缘已严重挫伤坏死的组织全部剪除。出血点可暂时钳夹,不做结扎或电烙止血,以免影响伤口愈合。再次用无菌生理盐水或抗生素溶液清洗伤口,并用酒精消毒伤口周围皮肤。

4.缝合 伤口清洁后,用细丝线将帽状腱膜及皮肤做间断缝合;如为头皮撕脱伤,则将已准备好的撕下的头皮自浸泡液中取出,覆盖在伤面上,再将周围用细丝线做间断缝合。为了避免皮下积液,皮下放一橡皮条引流,自较低的部位引出。

对于头皮缺损较多者,缝合有困难时,可在帽状腱膜下层做潜行分离,增加头皮的移动性,再行缝合(图7-11)。有时也可应用局部旋转皮瓣或侧移皮瓣,修补头皮缺损(图7-12)。必要时辅加游离植皮。

5.伤口缝合后,局部覆盖无菌敷料,以帽状绷带加压包扎。

四、手术后治疗

1.应用抗生素以控制感染。

2.引流物于24~48小时拔除。手术后5~7日拆线。

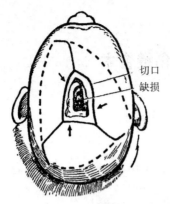
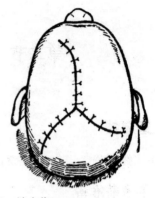

图7-11　虚线表示潜行分离的范围，缝合伤口

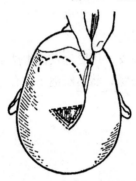
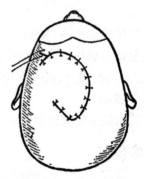

图7-12　旋转皮瓣修补头皮缺损

第三节　颅骨凹陷骨折复位术

一、适应症

1.骨折片陷入较深，超过1 cm以上者。

2.位于运动区和语言区的凹陷骨折。

3.凹陷骨折引起脑受压症状者。

二、手术前准备

1.剃除头发。

2.准备输血。

3.一般多用局部浸润麻醉；小儿及不合作者，可行全身麻醉。

三、手术步骤

（一）体位

根据损伤部位的不同，伤员取不同的体位，使损伤处充分暴露。常规消毒，铺无菌巾及手术单。

（二）切口

开放性骨折者，将原伤口清创后稍加延长即可显露骨折处。闭合性骨折者，若骨折范围不大，在头皮上做直切口，直接切到骨膜，向两侧剥离骨膜后，用牵开器显露骨折部位。若骨折范围较大，可做适宜的皮瓣以便于暴露。皮瓣基底宽度不应小于5 cm（图7-13）。

（三）复位凹陷的骨折片

先用咬骨钳将颅骨凹陷的四周边缘咬去少许，在凹陷骨折旁的颅骨上做1～2个钻孔。在颅骨与硬脑膜之间经骨孔插入骨膜起子，伸入至凹陷骨折中心，将骨折片撬起复位（图7-14）。

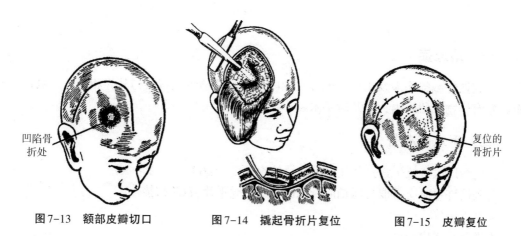

图7-13　额部皮瓣切口　　　图7-14　撬起骨折片复位　　　图7-15　皮瓣复位

（四）缝合

将皮瓣复位（图7-15），用细丝线间断缝合帽状腱膜及皮肤。盖无菌敷料，以帽状绷带包扎。

四、手术后治疗

（一）应用抗生素控制感染。

（二）手术后5～6日拆线。

（三）密切观察病员有无颅内损伤的可能，并及时给予治疗。如有脑震荡或脑挫裂伤，按以下原则进行治疗：

1.脑震荡

根据病情需要可卧床休息数日。给溴剂、巴比妥类等镇静药及其他对症处理。

2.脑挫裂伤

（1）卧床休息，血压不低者可取头稍高位。加强护理，防止褥疮。

（2）昏迷病人宜侧卧，保持呼吸道通畅，必要时可行气管切开术。

（3）烦躁不安者可给镇静剂，禁用吗啡。

（4）严密观察伤员，以便及时发现病情变化给予治疗。严重脑挫裂伤可采用人工冬眠。

（5）维持营养。为减轻脑水肿，伤后2～3天限制液体入量在1500～2000 mL，限制盐入量。昏迷不能进食者可采用鼻饲。

（6）给予抗生素，预防颅内感染及肺炎。

（7）脱水治疗用于因脑水肿所致的颅内压增高，疑有颅内血肿时禁用。除限制水分及盐的入量外，可用50%葡萄糖液40～60 mL静脉注射，4～6小时一次；也可用甘露醇或山梨醇等，视情况每日给1～2 g/kg，可分为几次静脉点滴注入，紧急时可一次较大量快速静脉滴入。

第四节　开放性颅脑损伤清创术

一、适应症

开放性颅脑损伤涉及头皮、颅骨及颅内组织，使脑组织直接与外界相通，一般污染严重，常有异物存留脑内，应及时手术。

二、手术前准备

1.应给以大量抗生素，并注射破伤风抗毒血清1500 U。

2.病情许可时应争取时间拍颅骨正侧位X射线平片或CT扫描。

3.剃去头发。

4.准备手术中输血。

5.以局部麻醉为宜，必要时可用全身麻醉。

三、手术步骤

1.伤员所取体位、清洁头皮伤口、切除坏死组织等手术操作步骤与头皮损伤清创缝合术完全相同。但需注意在清洁头皮伤口时勿再加重深部脑组织的污染。需要时可适当将原头皮伤口延长。

2.处理颅骨损伤

去除碎骨片，将颅骨伤口四周的骨膜切开，用咬骨钳将颅骨缺口扩大。用生理盐水冲洗伤口后，检查硬脑膜的破口，需要时可将硬脑膜伤口扩大，显露脑损伤的部位。

3.处理脑伤道

首先用吸引器将脑伤口表面的血块、碎骨片吸除，必要时用生理盐水冲洗（图7-16）。检查脑部损伤情况，可用一对脑压板将脑伤道轻轻拉开，用细吸引器头彻底清除脑伤道内的血凝块、碎骨片、头发、异物及破碎的脑组织等（图7-17）。颅内的金属异物如直径不超过1 cm者（除异物就在伤口内应予取出外），可不必勉强探索，以免增加脑的损伤。较大的金属异物如距手术部位较远，可暂缓取出。脑内的碎骨片必须彻底清除。所有出血点均应用电烙或银夹控制，彻底止血后，用大量生理盐水冲洗伤道，至洗出液澄清为止。

4.缝合

彻底清创后，硬脑膜用细丝线作间断缝合，如硬脑膜有缺损无法缝合时，可用筋膜移植的方法修补，或将附近的硬脑膜外层切开并游离，然后将游离的硬脑膜外层翻转缝合修补缺损处（图7-18）。硬脑膜外放橡皮条引流，颅骨缺损暂不修补，帽状腱膜及皮肤用细丝线行间断缝合。

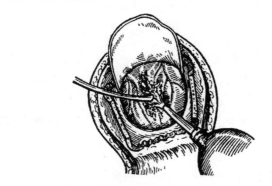

图7-16　盐水冲洗

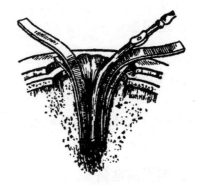

图7-17　吸引器清除异物

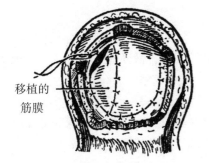

移植的筋膜

间断缝合脑膜

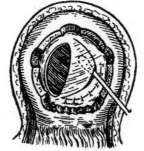

切开分离脑膜

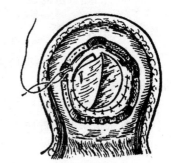

翻转缝合脑膜

图7-18　修补脑膜缺损

清创后如脑组织膨出而无法缝合伤口，可暂用油纱布将脑膨出部分包裹，待颅内压逐渐下降，膨出的脑组织自动回纳后，再做二期缝合。

四、手术后治疗

1.继续应用抗生素。

2.严密观察病情变化，手术后因脑水肿而有颅内压增高症状时，应给予脱水疗法。

3.引流条于手术后24～48小时拔除。

4.手术后5～6日拆线。

5.病情许可时，即应重复拍颅骨正侧位X射线平片或CT扫描，以检查颅内是否还有碎骨片等遗留。

第五节　颞下减压术

一、适应症

1.较严重的外伤后脑水肿，经脱水疗法等治疗无效者。

2.疑有颅内血肿者，经手术探查未发现血肿时，如硬脑膜张力大，应考虑同时行颞下减压术。

3.开颅术（如颅内血肿清除术等），为了减少手术后发生急性脑水肿的危险性，可同时行颞下减压术。

二、手术前准备

同颅骨凹陷骨折复位术。

三、手术步骤

1.病员取仰卧位，头偏向一侧（一般宜在右侧施行手术，故头偏向左侧）。常规消毒，铺无菌巾及手术单。

2.切口

于颞部颧弓上做直切口（图7-19），切开皮肤及皮下组织后先将颞浅动脉的分支分别结扎切断，将颞肌筋膜沿切口方向切开，钝性分离肌纤维，用牵开器将切口牵开。

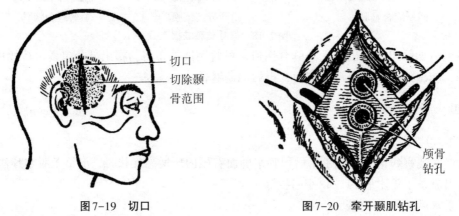

图7-19　切口　　　　　　　　图7-20　牵开颞肌钻孔

3.颅骨钻孔

切开颞骨处骨膜并向两侧分离，然后在颞骨上钻孔（图7-20），并用咬骨钳将骨孔直径扩大至5～6 cm（图7-21）。用骨蜡涂擦骨孔边缘止血。

4.切开硬脑膜

在脑膜中动脉主干旁将硬脑膜切开一小口，用银夹将动脉夹住切断，然后向硬脑膜下插入有沟探针，将硬脑膜做星状剪开至骨孔边缘（图7-22）。

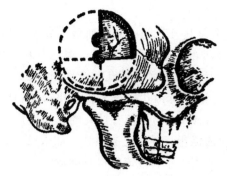 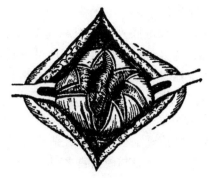

图7-21　扩大骨孔　　　　图7-22　星状切开硬脑膜

5.缝合

去除牵开器，使颞肌纤维复位，间断缝合颞肌纤维，紧密缝合帽状腱膜，再间断缝合皮肤。一般不放引流。

如果颞下减压术是在开颅手术后同时施行，只需将颅骨骨瓣靠近颞侧缘折断处的颅骨咬去至所要求的面积，并将该区的硬脑膜切开，再按原手术操作方法缝合切口即可，不必另做切口减压。

四、手术后治疗

1.应用抗生素控制感染。

2.继续观察病员颅内压力改变，必要时可配合应用脱水疗法。

3.手术后5～6日拆线。

第六节　硬脑膜外血肿清除术

硬脑膜外血肿就其发生的部位的不同，可分为幕上硬脑膜外血肿及颅后窝硬脑膜外血肿两种。

一、幕上硬脑膜外血肿清除术

（一）适应症

凡急性外伤性硬脑膜外血肿，均应及早行血肿清除术。如伤员于伤后有一段中间清醒期，再度昏迷后，并出现一侧脑疝的征象（患侧瞳孔扩大，对侧肢体不全瘫痪、膝反射亢进、足跖反射阳性）；部分伤员可无中间清醒期，只表现为伤后昏迷期间曾有一度好转，但未完全清醒，随后昏迷程度又加重；或伤后昏迷呈进行性加重者，均表示有颅内血肿形成。若X射线平片显示有跨过脑膜动脉的线形骨折及CT扫描见同样结果，则常可提示血肿的部位。

（二）手术前准备

同颅骨凹陷骨折复位术。

（三）手术步骤

1.病员取仰卧位，头转向一侧。常规消毒，铺无菌巾及手术单。

2. 颅骨钻孔探查

由于幕上硬脑膜外血肿以脑膜中动脉主干及其分支的破裂出血最为多见，但脑膜静脉、板障血管及静脉窦的出血也偶可见到。血肿部位最多见于颞部，其次常见于前额部、额顶部、颞后部及顶枕部等部位，因此上述部位均应做颅骨钻孔探查（图7-23）。如果有颅骨骨折、局部头皮挫裂伤等情况，应首先在该部位钻孔探查。各钻孔探查切口应有计划，必要时可连接起来形成"∩"形皮瓣切口（图7-24）。颅骨钻孔的具体操作方法见本章第一节。如有硬脑膜外血肿，钻孔后即有血液溢出，并可见凝血块。如未见血肿，则可用一剥离器伸入颅骨与硬脑膜之间，向钻孔的四周探索，以增加探查的范围。

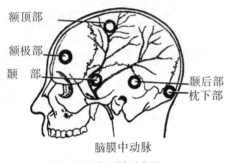

图7-23　常用钻孔部位　　　　　　图7-24　连接钻孔口

3. 清除血肿

经钻孔探查发现血肿后，可根据具体情况用咬骨钳将颅骨孔扩大（图7-25），或做颅骨瓣开颅（见本章第一节），充分显露血肿部位。然后用剥离器将硬脑膜外血块整块剥除，剩下的小血块用吸引器吸尽（图7-26），寻找出血点。如系脑膜中动、静脉出血，可在血管旁将硬脑膜切一小口，经此口用银夹将动脉主干夹住（图7-27），也可采用细丝线将断裂动脉贯穿结扎；静脉窦出血可用止血海绵或小块肌肉填塞外加丝线固定；如为广泛渗血则可用温盐水棉片敷压或行电烙止血（图7-28）。注意止血必须彻底，以防手术后再形成血肿。

血肿清除后，如硬脑膜未破，一般不做切开，如发现硬脑膜张力较高，则做脑穿刺以排除脑内血肿。必要时应再探查对侧。如硬脑膜下呈暗黑色，则应切开硬脑膜做硬脑膜下探查。

4. 颞下减压术

在手术终了以前，需同时做颞下减压术，以减少手术后发生脑水肿的危险性。

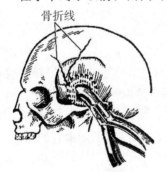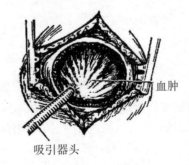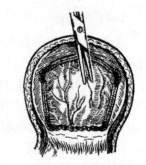

图7-25　扩大骨孔　　　　图7-26　清除血肿　　　　图7-27　银夹止血

5. 缝合

硬脑膜外放橡皮条引流，逐层缝合颅顶各层（图7-29）。

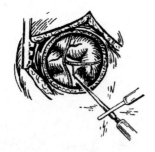

图7-28 电凝止血

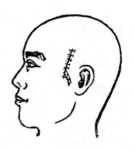

图7-29 引流及缝合

（四）手术后治疗

1.应用抗生素控制感染。

2.手术后24～48小时取出硬脑膜外引流条。

3.密切观察有无硬脑膜外继续出血及脑水肿情况，并给予相应治疗。

4.手术后5～6日拆线。

二、颅后窝硬脑膜外血肿清除术

（一）适应症

1.脑外伤的着力点在后枕部，并有该区的头皮挫裂伤及跨越横窦的枕骨骨折，伤员呈进行性昏迷者。

2.幕上钻孔探查时，发现血肿延及横窦以下或有鲜血来自后颅窝者。

（二）手术前准备

同颅骨凹陷骨折复位术。

（三）手术步骤

1.伤员取侧卧位或俯卧位。常规消毒，铺无菌巾及手术单。

2.颅骨钻孔探查 探查一侧时在乳突至正中线的中间，枕骨项线之下做直切口。如欲探查两侧时，在颈后部正中线做直切口，直达颅骨。将切口牵开，行颅骨钻孔探查（见幕上硬脑膜外血肿清除术）。

3.清除血肿 操作方法与幕上硬脑膜外血肿清除术基本相同。清除血肿后，如压力仍高，必要时可将环椎甚至枢椎椎板切除，以利减压。

4.缝合 硬脑膜外放橡皮条引流，逐层缝合切口。

（四）手术后治疗

同幕上硬脑膜外血肿清除术。

第七节 硬脑膜下血肿清除术

一、适应症

同硬脑膜外血肿清除术。

二、手术前准备

同硬脑膜外血肿清除术。

三、手术步骤

1.伤员所取体位、消毒、铺无菌巾及手术单、颅骨钻孔探查等手术操作步骤与幕上硬脑膜外血肿清除术基本相同。硬脑膜下血肿常发生于额叶及颞叶，因此钻孔探查应先从这些部位开始（图7-30）。

2.颅骨瓣开颅

经钻孔探查证实为硬脑膜下血肿时，则行颅骨瓣开颅（见本章第一节），以便充分显露血肿部位。

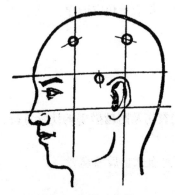

图7-30　钻孔部位

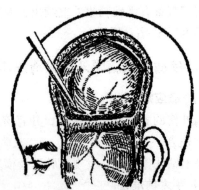

图7-31　切开脑膜显露血肿

3.切开硬脑膜

用硬脑膜钩拉起近颅骨瓣边缘的硬脑膜，切一小口，插入有沟探针，循探针沟切开硬脑膜（图7-31），形成蒂靠矢状缘的硬脑膜瓣，将其向上翻起。

4.清除血肿

硬脑膜下血肿的血凝块需用吸引器逐步吸除，同时进行止血。失去生机的坏死脑组织也应同时予以清除。用生理盐水充分冲洗颅内，至洗出液澄清为止。

清除血肿后，如颅内压仍不见下降，应行脑穿刺以除外脑内血肿。必要时需再在对侧作钻孔探查。

5.缝合

彻底止血后，将颅骨瓣复位。必要时作颞下减压（见颞下减压术）。如血肿清除后，未找到出血点，可做硬脑膜下腔引流。然后逐层缝合切口。

四、手术后治疗

同幕上硬脑膜外血肿清除术。

第八章　胸部基础手术

第一节　乳房肿块切除术

一、适应症

乳房良性肿瘤如腺瘤、纤维瘤、管内或囊内乳头状瘤等，均应行手术切除。

二、手术前准备

常规备皮。一般用局部浸润麻醉。

三、手术步骤

1.病员取仰卧位。常规消毒皮肤，铺无菌巾及手术单。

2.于肿瘤处做与乳头呈放射状切口，自乳房边缘起至乳晕止，注意勿切开乳晕。切开皮肤、皮下组织至乳腺组织浅面。

3.自皮下组织和乳腺之间向两侧分离，充分显露肿瘤及其周围部分正常乳腺组织，然后将肿瘤连同其周围部分正常乳腺组织做楔形切除（图8-1）。

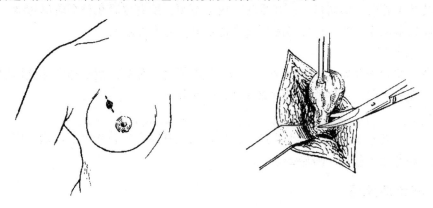

图8-1　乳房肿块切除术

4.彻底止血后，用细丝线间断缝合乳腺组织、皮下及皮肤各层，必要时应放橡皮条引流。

四、手术后治疗

1.切除的肿瘤应做病理检查，以排除恶性肿瘤之可能。

2.放有橡皮条引流者手术后24～48小时拔除。

3.适当应用抗生素预防伤口感染。

第二节　乳房单纯切除术

一、适应症

1.乳房内巨大的或多发性良性肿瘤。

2.严重的乳房结核伴有多发窦道且长期不愈者。

3.较大的乳管内乳头状瘤或伴有出血，且年龄较大的病人。

4.乳腺原位癌或微小癌，湿疹样癌病变主要在乳头部位者。

5.晚期乳腺癌伴局部溃疡，不宜做乳癌根治术者。

6.慢性囊性乳腺病增生活跃，病变广泛，年龄较大，怀疑有癌前病变者。

7.男性乳腺增生，一侧乳房明显大于对侧，非手术治疗无效者。

二、手术前准备

常规备皮。可选用局部浸润麻醉、硬膜外麻醉或全身麻醉。

三、手术步骤

1.病员取仰卧位。常规消毒皮肤，铺无菌巾及手术单。

2.切口

以乳头为中心做梭形切口，切开皮肤、皮下组织，游离皮瓣至整个乳房边缘。做切口时既要彻底切除病变皮肤，也应考虑到缝合切口时张力不可过大。

3.整块切除乳腺

自乳腺组织边缘开始，在乳腺深面和胸大肌肌膜之间分离，至全部乳腺整块切除。如果乳癌已侵及胸大肌，应将被侵犯的部分胸大肌切除。

4.缝合切口

术野创面彻底止血，并用盐水冲洗后，用丝线间断缝合皮肤和皮下组织，皮下放软橡皮管引流，局部加压包扎（图8-2）。

四、手术后治疗

与乳房良性肿瘤切除术基本相同。如为结核或乳癌，手术后应继续行抗结核治疗或应用抗癌药物治疗。

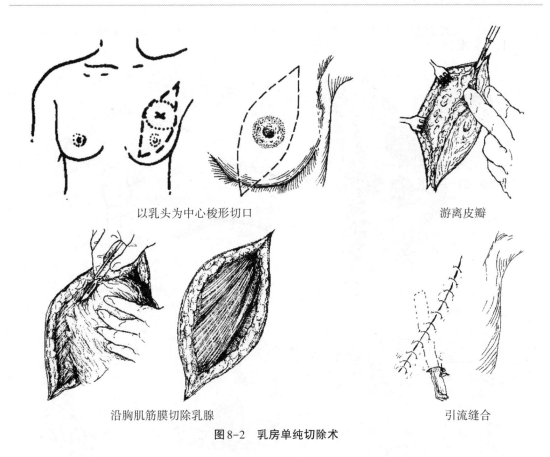

以乳头为中心梭形切口　　　　　　　游离皮瓣

沿胸肌筋膜切除乳腺　　　　　　　引流缝合

图8-2 乳房单纯切除术

第三节 乳房脓肿切开引流术

一、适应症

急性乳腺炎已有脓肿形成者，应及时行切开引流术。

二、手术前准备

1.应用抗生素物及对症治疗。

2.小的表浅脓肿可用局部浸润麻醉，大而深的脓肿可行全身麻醉。

三、手术步骤

1.病人取仰卧位。常规消毒皮肤。大而深的脓肿应铺无菌巾。

2.在波动或肿胀压痛最明显处做与乳头呈放射状切口，如为乳房后脓肿可沿乳房下缘做弧形切口，切开脓腔，放出脓液，注意不可切开乳晕。如果脓腔很大时可做两个以上的放射状切口，作对口引流。

3.用手指伸入脓腔探查，如有结缔组织间隔时，应将其分开，必要时延长切口至与整个脓腔等长。冲洗脓腔，用凡士林纱布或有侧孔的软橡皮管引流，再以无菌纱布覆盖包扎（图8-3）。

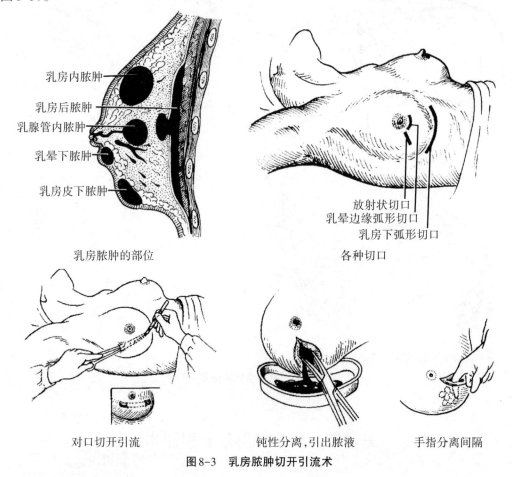

乳房内脓肿
乳房后脓肿
乳腺管内脓肿
乳晕下脓肿
乳房皮下脓肿

乳房脓肿的部位

放射状切口
乳晕边缘弧形切口
乳房下弧形切口

各种切口

对口切开引流　　　　　钝性分离,引出脓液　　　　手指分离间隔

图8-3　乳房脓肿切开引流术

四、手术后治疗

1.继续应用抗生素至炎症局限及全身症状好转为止。

2.根据引流脓液的多少每日或隔日换药，保持引流通畅，直至伤口愈合。

4.如有乳瘘形成，伤口经久不愈者，应停止哺乳，并口服己烯雌酚5 mg，每日3次，3～5日即可。

第四节　胸膜腔闭式引流术

一、适应症

1.气胸经多次胸腔穿刺抽气无效者。

2.急性脓胸经多次胸腔穿刺抽脓无效者。

3.行某些胸腔比较大的手术者。

4.慢性脓胸的病人，身体情况较差，暂不能耐受较大的手术，而脓胸又需引流以减轻病员的中毒症状。

二、手术前准备

1.手术前通过物理检查、放射线检查或胸腔穿刺确定病变的部位，决定引流的位置，在皮肤上做一标记。如为排气多在锁骨中线略外侧第2肋间；如为引流液体一般多在腋后线第6到第8肋间。

2.根据情况可用抗生素。

3.清洗局部皮肤。

三、手术步骤

1.气胸病人取半坐位，胸腔积液的病人取健侧卧位或取反坐椅位。常规消毒，铺无菌孔巾。

2.试行穿刺

局部肋间浸润麻醉后在欲引流的标记处先试行胸腔穿刺，以估计胸壁及胸膜的厚度，确定引流部位是否正确。

3.切口

以标记点为中心做一长约1～1.5 cm与肋间平行的切口，切开皮肤及皮下组织。用血管钳垂直钝性分离肌层直至将胸膜穿破，如有气体出入的响声或脓液溢出，即已证实进入有病变的胸膜腔。注意刺入胸膜腔时要缓慢，且不可刺入过深。

4.放置引流管

一般采用弹性较好的胶管，管的一端剪成钝斜面，在斜面的对侧剪一侧孔。自该孔的上缘开始按胸壁的厚度再加3 cm左右作为插入胶管的总长度，在此处结扎一细丝线以做插入深度的标记。用血管钳夹闭胶管的远端，将有侧孔的近端用血管钳夹住，自切口慢慢送入胸腔，用手固定好胸部胶管，退出血管钳，用细丝线缝合皮肤切口，并结扎固定引流管或用一安全别针穿过胶管用胶布固定在胸壁上。

5.连接闭式引流瓶

将插管通过一短玻璃管连接于闭式引流瓶的胶管上，短玻璃管的一侧粘一条纵行胶布，胶布的两端再用胶布环形固定在胶管和玻璃管连接处，以防脱开。胸壁切口用无菌纱布覆盖。开放夹闭引流管远端的血管钳，如有液体或气体引出则表示引流通畅（图8-4）。

四、手术后治疗

1.插管引流液体或气体要缓慢，以免纵隔突然复位，病人不能耐受。

2.引流瓶必须放在低于胸腔的位置，避免瓶内液体回流到胸腔内。接引流管的瓶内玻璃管必须插在液面以下2～3 cm，以免造成开放性气胸。

3.引流瓶充满引流液时要随时倾倒，再倒入无菌液体至液体平面标记处（用胶布条即可），以便计算引流量。更换液体或倾倒引流液时应将引流管夹闭，以免空气进入胸腔。

4.随时注意引流管是否通畅，当引流瓶内玻璃管的液面不随呼吸运动上下活动时表示引流管不通畅，应立即找出原因加以处理。如果经引流后肺已完全膨胀，则可将引流管夹闭观察1～2日，若无气体或液体发生，即可拔除引流管，伤口用数层凡士林纱布覆盖。如引流管被脓液或纤维蛋白块所堵塞，可用手挤压引流管上端或用注射器抽吸，亦可用生理盐水冲洗，必要时可拔出引流管，待通畅后再插入。

　　5.引流管需要长时间保留时，5～7天应拆除固定引流管的缝线，改用安全别针固定引流管。皮肤伤口要及时清洁换药。

　　6.根据需要可用抗生素。

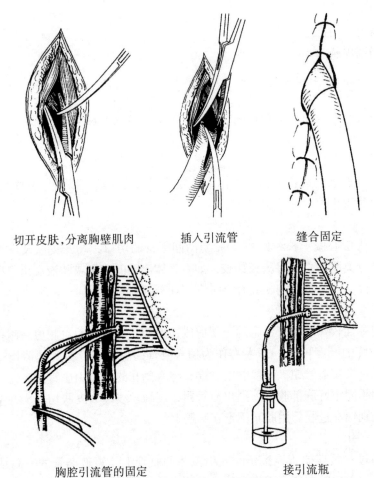

切开皮肤,分离胸壁肌肉　　　　插入引流管　　　　　　缝合固定

胸腔引流管的固定　　　　　　　　接引流瓶

图8-4　胸膜腔闭式引流术

第九章　腹部基础手术

腹部疾病种类很多，常需手术治疗。有的病情急，变化快，需紧急手术；有的可待择期手术；有的不需手术治疗，经中西医结合治疗即可痊愈；有的则属手术禁忌等等，情况是非常复杂的，所以需要手术前详细询问病史，认真检查病人，取得可靠的第一手资料后，抓住重点，全面分析，综合判断，抓住和解决主要矛盾，制订正确的治疗方案。

第一节　常用的腹部切口和切开缝合

腹腔内脏器发生病变需要手术治疗者，均要先切开腹壁暴露病变部位，再行腹腔内各种手术。腹腔内不同脏器的病变，必须采取不同部位的切口。理想的腹壁切口应能充分暴露病变部位，对腹壁组织损伤较少，便于切口的延长及缝合，并有利于切口的愈合。

一、常用的腹壁切口

常用的腹壁切口有腹直肌切口、旁正中切口、正中切口、腹直肌旁切口、斜切口、横切口及其他不规则切口等（图9-1）。

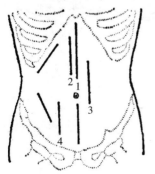
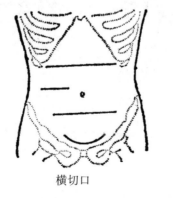
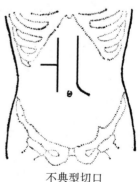

1.正中切口　　　　　　　横切口　　　　　　　　不典型切口
2.旁正中切口
3.腹直肌切口
4.腹直肌旁切口

图9-1　常用腹部切口

（一）腹直肌切口

根据手术需要可选做上腹部、中腹部、下腹部及右侧或左侧腹直肌切口。

1.切开皮肤及皮下组织

左手在切口上端绷紧、固定皮肤，右手持刀，使刀刃与皮肤垂直，在腹部正中线与腹直肌外缘之正中，纵行切开皮肤及皮下组织，钳夹止血后用细丝线结扎出血点。用纱布垫或治疗巾遮盖切口周围皮肤并以巾钳或丝线缝合固定于切口的两侧缘，以保护切口。

2.切开腹直肌前鞘

先用刀切一小口，然后用剪刀分别向上、下剪开前鞘与皮肤切口等大，显露出腹直肌。

3.分离腹直肌

用血管钳将腹直肌分开一小口，再用刀柄与手指顺肌纤维方向向切口两端钝性分离至与皮肤切口等长，遇横行的腱划、血管应钳夹切断后贯穿结扎。腹直肌下方为腹直肌后鞘及腹膜。

4.切开腹直肌后鞘及腹膜

用拉钩牵开腹直肌，手术者和助手各自持血管钳反复交替钳夹腹直肌后鞘及腹膜，注意勿将腹腔内脏器夹住，然后在提起的两钳之间将后鞘及腹膜切开一小口，松开血管钳，再钳夹切开的后鞘和腹膜两侧，提起两钳，稍扩大切口。插入两手指保护腹腔内脏器，向两端剪开后鞘及腹膜至与皮肤切口等长。在剪开腹膜时，剪尖应向上抬起，避免损伤腹内脏器。拉开腹壁切口，即暴露腹腔（图9-2）。对感染及恶性肿瘤的手术，或腹壁脂肪较厚易发生感染者，切开腹膜后，应再将一治疗巾缝合固定于腹膜的边缘上，以减少腹壁切口感染或恶性肿瘤种植的机会。

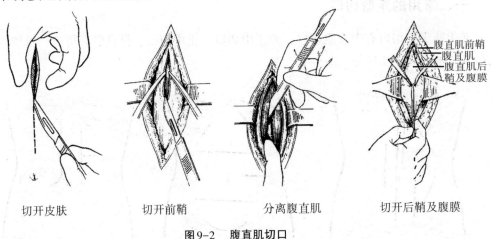

| 切开皮肤 | 切开前鞘 | 分离腹直肌 | 切开后鞘及腹膜 |

图9-2　腹直肌切口

（二）旁正中切口

可根据手术需要选做左侧或右侧上、中、下旁正中切口。在距腹部正中线约2 cm处纵行切开皮肤、皮下组织，切口长短根据手术需要而定。然后纵行切开腹直肌前鞘。将腹直肌内侧缘与腹白线分离并向外侧牵拉。于近中线处切开腹直肌后鞘及腹膜，显露腹腔（图9-3）。

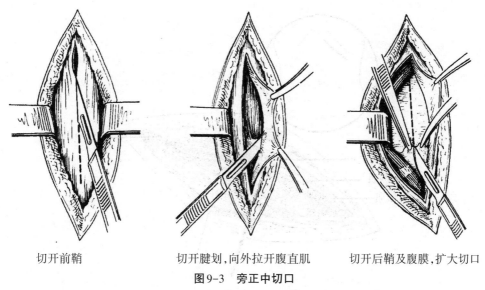

切开前鞘　　　　　　切开腱划,向外拉开腹直肌　　　切开后鞘及腹膜,扩大切口

图9-3　旁正中切口

（三）正中切口

做于脐上至剑突的切口称为上腹正中切口。自剑突下开始,于腹部正中线纵行切开皮肤、皮下组织至脐上两横指,然后切开腹白线。腹白线切开后,其下为腹膜外脂肪及腹膜,用血管钳钝性分离腹膜外脂肪显露出腹膜。手术者和助手各持钳反复交替夹住腹膜,同腹直肌切口方法剪开腹膜。做于脐下的切口称为下腹正中切口,其切开方法与上腹正中切口基本相同,但在切开腹膜时,应自上而下,并注意勿损伤膀胱。正中切口根据手术需要,可绕过脐的左侧或右侧延长（图9-4）。

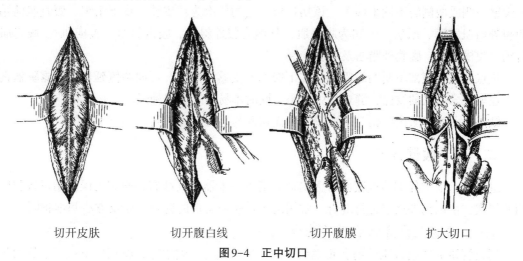

切开皮肤　　　　　切开腹白线　　　　　切开腹膜　　　　　扩大切口

图9-4　正中切口

（四）肋缘下斜切口

肋缘下斜切口分右侧肋缘下切口和左侧肋缘下切口,其切开方法相同。于剑突下2cm开始,沿肋缘下2～3cm向外侧切开皮肤及皮下组织,其长度根据手术需要而定。切口部位的腹壁各肌层及筋膜,均沿皮肤切口方向切断,如腹直肌鞘及腹直肌、腹外斜肌、腹内斜肌、腹横肌等（图9-5）。最后沿切口方向切开腹膜。此种切口的优点是暴露上腹腔脏器较好,手术野大,操作方便,缺点是肌肉损伤及出血较多,切开、缝合费时。

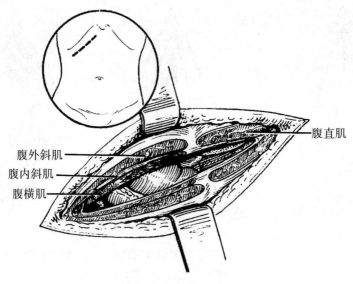

图9-5 肋缘下斜切口

腹直肌
腹外斜肌
腹内斜肌
腹横肌

（五）阑尾切口

即麦氏切口，详见阑尾切除术。

（六）腹股沟切口

详见腹股沟疝手术。

（七）横切口

沿腹壁皮肤的皮纹所做的切口即横切口。根据腹腔内不同器官手术的要求，切口可做在腹壁一侧或两侧的不同平面上。该切口所经过的层次为：皮肤、皮下组织、腹直肌前鞘和腹外斜肌腱膜、肌层（中间为腹直肌，外侧为腹外斜肌、腹内斜肌、腹横肌）、腹直肌后鞘、腹横筋膜、腹膜外脂肪及腹膜壁层。

优点：在上腹部不受肋缘限制，在下腹部不受髂骨限制，可向两侧延长，显露脏器良好，还能配合皮肤的纹路，缝合后张力小，同时不易切断肋间神经。

缺点：手术时肌肉损伤与出血较多，而切开与缝合又费时间。

二、缝合腹壁各层

缝合腹壁前应仔细检查腹腔有无出血并清点手术器械及纱布，确实无误后始可按腹壁切开层次，由内到外逐层进行缝合。常用的各种腹壁切口的缝合顺序及方法基本相同。

（一）腹膜及腹直肌后鞘的缝合

用血管钳夹住腹直肌后鞘和腹膜切口的上下两端与两侧边缘，将切口下端的血管钳提起，自下端开始用肠线或粗丝线做连续缝合，并用缝线将血管钳提起的腹膜切口两角反转结扎。在缝合过程中，可用压肠板保护腹腔内脏器，切勿损伤及将腹腔内脏器误缝于腹膜上。

（二）肌层的缝合

沿肌纤维钝性分离的肌层一般不缝合；切断的肌层（如肋缘下斜切口）应用中号丝线行"8"字缝合或褥式缝合。

（三）腹直肌前鞘或腱膜的缝合

用中号丝线做间断缝合或"8"字缝合。缝合前可用生理盐水冲洗切口。

（四）皮肤和皮下组织的缝合

分层或作为一层用细丝线间断缝合。对合皮肤后用无菌敷料覆盖，胶布固定。

三、手术后治疗

手术后第1～2日切口一般都有疼痛，可应用针灸或止痛药物。正常愈合的切口于手术后2～3日疼痛减轻或消失，5～7日拆线，在此期间一般不需更换敷料。

如术后2～3日切口仍有明显疼痛或逐渐加重，或病人有不明原因的发烧，应揭开敷料检查切口。切口如有炎症反应，局部需用理疗或酒精纱布外敷，全身应用抗生素物；如已化脓应及时拆除该处的皮肤缝线，扩开切口引流，换药至伤口愈合。

为了减少腹壁切口的张力，预防切口裂开，可用腹带包扎腹部，至手术后1～2周，并防治引起腹内压增高的并发症。

第二节　腹股沟疝手术

一、适应症

腹股沟疝病人除一岁以内婴儿或伴有其他严重疾病（特别是能增高腹内压的疾病）外，均宜施行手术治疗。儿童疝或成年人的小型疝，腹壁无明显缺损者，可仅行疝囊高位结扎术。疝囊较小的成年人斜疝，可行加强腹股沟管前壁的疝修补术。老年人、疝囊较大或直疝，修补时以加强腹股沟管后壁为宜。巨大的腹股沟疝、复发性疝及腹股沟管的后壁有严重缺损等，无法行疝修补术时，可行疝成型术。嵌顿性腹股沟疝，应行急症手术治疗。

二、手术前准备

1.常规备皮。

2.有便秘者，手术前一日灌肠。

3.麻醉一般多采用局部浸润麻醉或腰麻，小儿患者可用全身麻醉或基础麻醉加局部浸润麻醉。采用局部浸润麻醉时，用0.25%～0.5%普鲁卡因（或0.5%～1%利多卡因）行切口部皮肤及皮下组织浸润麻醉。切开皮肤及皮下组织后，在腹外斜肌腱膜下注射麻药20～30 mL。切开腱膜后，沿提睾肌下方疝囊颈部注射麻药10～30 mL，即可剥离疝囊。

三、手术步骤

腹股沟疝常用手术方法有疝囊高位结扎术、疝修补术、疝成型术三种。

（一）疝囊高位结扎术

1.体位与消毒

病人取仰卧位。常规消毒，铺无菌巾及手术单。

2.切口

于腹股沟韧带上2～3 cm处做与其平行的斜切口,上端起自腹股沟韧带中点,下端止于耻骨结节。切开皮肤、皮下组织,显露腹外斜肌腱膜,找到外环(图9-6)。

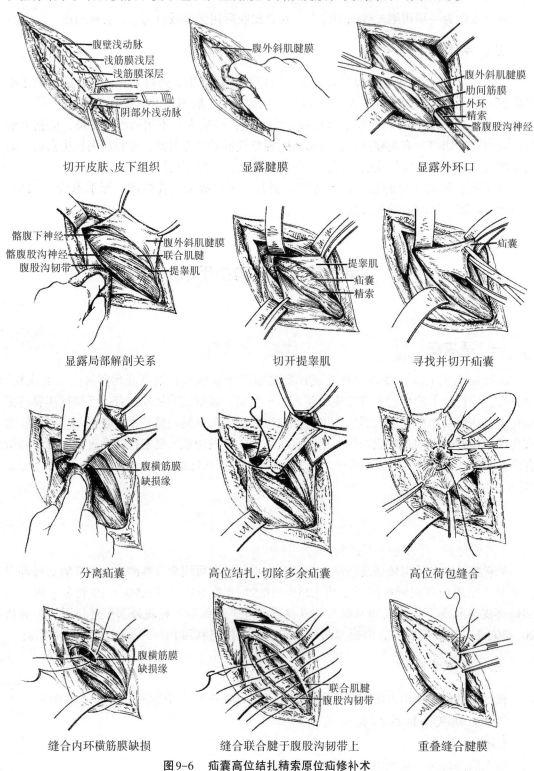

图9-6 疝囊高位结扎精索原位疝修补术

3.切开腹外斜肌腱膜

沿腱膜纤维方向切开腹外斜肌腱膜至外环，此时应注意勿损伤其深面的髂腹股沟神经与髂腹下神经。钝性分离腹外斜肌腱膜深面，外侧至腹股沟韧带，内侧至联合肌腱。

4.寻找疝囊

斜疝的疝囊多位于精索的前内侧，沿肌纤维方向分开提睾肌，让病人咳嗽时可见疝囊隆起为白色膜状以帮助寻找。直疝的疝囊位于精索的后内侧，在提睾肌之外，因此将精索向外侧牵拉，联合肌腱向内上侧牵拉，即可显露疝囊。直疝的疝囊多为弥漫性半球形隆起。

5.切开并分离疝囊

用镊子夹住提起疝囊切开一小口（注意勿损伤疝内容物），检查如有疝内容物应先送回腹腔；如遇有大网膜和疝囊粘连不易分离，可将部分大网膜切除。用手指自疝囊切开处伸入腹腔，探查腹壁下动脉和疝囊的关系，进一步确定其为斜疝或直疝。

以左手食指伸入疝囊将其顶起，右手食指裹以盐水纱布将疝囊与周围组织分离，直到疝环为止。分离疝囊时应彻底止血，并注意勿损伤输精管、精索血管。若疝囊较大，则可于近疝囊颈处将疝囊体离断，其远端留于阴囊内，以防过多分离后创面渗血形成阴囊血肿。注意残留的疝囊断端应敞开，不可结扎闭合，以免手术后发生积液。

在分离直疝的疝囊时，要特别注意勿损伤位于其内侧的膀胱。如果直疝的疝囊隆起不明显，且疝环较大时，可不切除或切开疝囊，而在疝环处做连续缝合将疝囊内翻。如遇腹股沟直疝与斜疝同时存在，仅分离斜疝疝囊，同时将直疝的疝囊拉至腹壁下动脉的外侧与斜疝疝囊一并拉出。

6.高位结扎疝囊

于近疝环处做贯穿结扎，或于疝囊颈部内面做荷包缝合结扎，在结扎时应将疝囊提起，注意勿结扎肠管或大网膜。距结扎处0.5 cm左右剪除多余的疝囊。用该结扎线将疝囊的残端高位缝合悬吊于腹内斜肌和腹横肌的深面。遇有疝囊颈很大时（如直疝），可将疝囊切除，然后用丝线做连续缝合。

在滑动性疝，打开疝囊后，可见滑出（脱垂）的内脏（多为结肠）构成疝囊的后壁。滑出的内脏仅其前面和部分外侧面被有腹膜，必须将其自疝囊壁游离出来，还纳于腹腔。其操作方法为先距滑出的结肠边缘约1 cm处切开疝囊后壁，游离滑出的结肠后壁（注意勿损伤该段肠管的血管），并将其提起，然后缝合切开的肠壁浆膜和疝囊后壁的腹膜，这样把原来不完整的疝囊变为一个完整的疝囊。把滑出的结肠送回腹腔内，再高位缝合结扎疝囊。

7.缝合切口

彻底止血后，用细丝线间断缝合提睾肌及其筋膜，中号丝线缝合腹外斜肌腱膜，使腹外斜肌腱膜下端留下能容纳一小指尖的裂隙为新建外环，再缝合皮下组织及皮肤。

（二）疝修补术

常用的方法有加强腹股沟管前壁及加强腹股沟管后壁两种。

1.加强腹股沟管前壁疝修补术

疝囊高位结扎后，以细丝线间断缝合提睾肌。用较粗丝线于精索前间断缝合联合肌腱于腹股沟韧带上，以加强腹股沟管的前壁。缝合时张力不应太大，缝合不可太深，以免损伤膀胱和股动脉、股静脉。缝合后的下端孔隙应能通过手术者小指尖，以防影响精索的血液循环。重叠缝合腹外斜肌腱膜，其下端留一可容纳一小指尖的裂隙，为新建外环。缝合皮下组织及皮肤（见疝囊高位结扎术，图9-6）。

2.加强腹股沟管后壁疝修补术

在处理疝囊后，将精索游离，于精索之后用较粗丝线间断缝合联合肌腱于腹股沟韧带上（精索腱膜下移位修补术）（图9-7）；或缝于耻骨韧带上以加强腹股沟管的后壁（改良精索腱膜下移位修补术）（图9-8）。缝合时注意不要过深、过紧。腹外斜肌腱膜的重叠缝合可在精索之前（亦可在精索之后），使精索位于皮下（精索皮下移位修补术）（图9-9）。腹外斜肌腱膜重叠缝合后，若有压迫精索现象，可在精索出口旁做一小切口改善之。

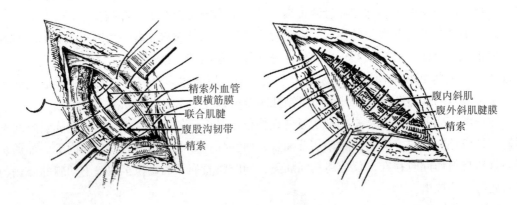

图9-7　精索腱膜下移位修补术

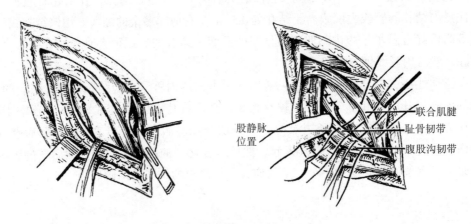

图9-8　改良精索腱膜下移位修补术

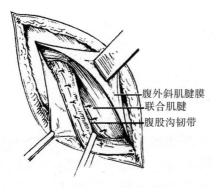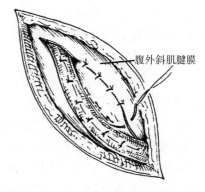

图9-9　精索皮下移位修补术

（三）疝成型术

若腹股沟管后壁缺损严重，不能行疝修补术，行疝囊高位结扎后则可取病人大腿的阔筋膜一块，在精索之后缝合于腹股沟韧带与联合肌腱之间，或弧形切开同侧的腹直肌前鞘，向外下翻转，在精索之后缝合于腹股沟韧带上，以修补腹股沟管后壁之缺损，称疝成型术。

嵌顿性疝打开疝囊后应先将缩窄环外侧切开，以松解被嵌顿的疝内容物，检查无坏死后送入腹腔。如肠管已坏死，应将坏死部分肠管切除并行肠吻合术，再行疝囊高位内荷包缝合结扎，同时进行疝修补术。

四、手术后治疗

1.手术后应预防性地抗菌治疗，一周后离床活动。

2.手术后用棉垫及丁字带将阴囊托起，以防阴囊水肿，若有水肿发生，可采用热敷，3～5日可自行消退。

3.对因疝囊较大剥离广泛者，手术后最初24小时可在该部位置一冰袋以防血肿发生，若有血肿发生，少量者可热敷促进吸收，血肿过大时可穿刺抽液，必要时应打开切口，清除积血并寻找出血点进行结扎止血。

4.手术后注意防止腹内压增高的因素，如咳嗽、便秘、排尿困难等。

5.手术后半月可恢复一般工作，3个月内避免重体力劳动以防疝复发。

第三节　幽门环肌切开术

一、适应症

先天性肥厚性幽门狭窄，梗阻严重，经非手术治疗无效者，实施幽门环肌切开术。

二、手术前准备

1.禁食，输液，以纠正脱水及电解质紊乱，并改善病者营养状态。

2.放置胃管行胃肠减压。

3.可选用基础麻醉加局部浸润麻醉或全身麻醉。

三、手术步骤

1.患者取仰卧位。常规消毒皮肤，铺无菌巾及手术单。

2.行右侧肋缘下斜切口或右上腹直肌切口。

3.切断幽门环肌。左手拇指与示指捏住幽门肥厚部提至切口处，在其前上侧无血管区，沿肿物的全长纵行切开。先切开浆膜及肥厚肌肉浅部，然后用刀柄或血管钳钝性分离肥厚肌肉深部剪断肌纤维，并分离至黏膜层，注意勿损伤黏膜层（图9-10）。此时黏膜即在切开处膨出。

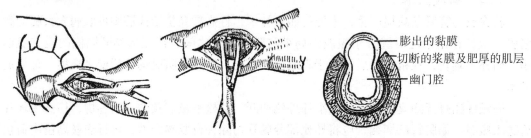

图9-10　幽门环肌切断术

手术中应注意切断全部肌纤维，否则症状不能完全解除；同时注意勿损伤黏膜，保持黏膜完整，在分开十二指肠端浆膜时尤应注意。分离完毕后，将胃内气体挤入十二指肠，检查黏膜是否完整。如发现黏膜破裂应以细丝线缝合，并以大网膜覆盖，以免胃肠内容物外漏引起腹膜炎。切开处无须缝合，但需注意止血。

4.逐层缝合腹壁切口。

四、手术后治疗

手术后即可拔除胃管，于6小时后可以开始服用少量糖水，并根据情况逐渐增加剂量，其不足部分可由静脉补充液体。一般2～3日后可恢复正常饮食。

第四节　胃、十二指肠溃疡急性穿孔修补术

胃、十二指肠溃疡急性穿孔修补术可使胃、十二指肠内容物不再继续自穿孔处漏出，同时清除腹腔内的漏出物及渗液，以解除腹膜炎对病员的主要威胁。因此是治疗溃疡病急性穿孔常采用的手术方法，但在下列情况下可采用其他治疗方法：

1.在空腹时穿孔的早期病人，穿孔后一般情况良好，症状和体征较轻，无幽门梗阻或溃疡病出血病史者；或穿孔较久（如2～3日）腹膜炎体征局限于上腹部，全身反应较轻，一般情况较好者则宜在严密观察下行非手术治疗。

2.穿孔前有溃疡反复出血的病史或幽门梗阻的症状和体征，在穿孔后病人全身情况尚

好，手术中探查腹腔污染较轻，应争取做胃大部切除术。

一、适应症

1.病人情况较重，不能耐受胃大部切除术。

2.穿孔时间超过24小时，且腹腔内感染严重者。

3.病人较年轻、病史较短、穿孔及周围瘢痕小、溃疡仍有治愈可能者。

4.设备或技术条件不具备行胃大部切除者。

二、手术前准备

1.预防或治疗中毒性休克、脱水、酸中毒。静脉输液并应用抗生素物。

2.禁食，下胃管行持续胃肠减压。

3.一般用硬脊膜外腔神经阻滞麻醉或全身麻醉。病员全身情况危重，不适于上述麻醉者，可用局部浸润麻醉。

三、手术步骤

（一）体位

病员取仰卧位。常规消毒皮肤，铺无菌巾及手术单。

（二）切口

做右上腹直肌切口或旁正中切口。

（三）寻找穿孔

切开腹腔后首先吸净腹腔内渗液及由穿孔处漏出的胃肠内容物。用手牵住胃前壁大弯侧，将胃向下拉，并提向切口，以显露胃幽门窦部及十二指肠球部前壁。由于胃、十二指肠溃疡急性穿孔多数发生在这个部位，所以一般在此处多能找到穿孔部位。有时穿孔被食物堵塞、脓苔遮盖或与周围组织器官粘连而不易被发现。若在此部位确实找不到穿孔，应考虑到近贲门端的穿孔、胃后壁穿孔或十二指肠低位穿孔的可能。

（四）缝合穿孔

在穿孔的周围距边缘约0.3～0.5 cm处沿胃及十二指肠纵轴平行的方向，用细丝线做全层间断缝合，一般在穿孔处上、中、下各缝一针即可。轻轻结扎缝线将穿孔闭合，缝线暂不剪短；结扎时勿用力过大，以免割破组织。利用原缝线结扎固定一块大网膜，将穿孔处遮盖，结扎缝线时不宜过紧，以免阻断大网膜血供而发生坏死。如果穿孔较大或穿孔周围组织水肿严重，瘢痕组织过多，不易结扎缝线将穿孔闭合时，可先用一块大网膜将穿孔遮盖或填塞后，再结扎缝线（图9-11）。

（五）冲洗腹腔

将胃或十二指肠放回原位，用大量无菌温生理盐水将腹腔冲洗干净。冲洗时操作要轻柔，以免加重对病人的刺激，并应注意两侧膈下及盆腔的冲洗。穿孔时间较久，腹腔污染严重者，或因病情危重，不允许彻底冲洗腹腔时，可于左、右下腹部做切口分别放置烟卷式引流或引流管。

（六）缝合

逐层缝合腹壁切口。

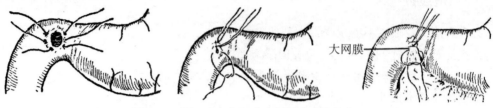

图9-11　胃、十二指肠溃疡急性穿孔修补术

四、手术后治疗

1.病人清醒后如无休克表现即取半卧位。

2.禁食，持续胃肠减压至肠蠕动恢复正常。静脉输液维持营养及水、电解质平衡。继续应用抗生素物。

3.当肠蠕动恢复正常，有肛门排气而无腹胀时，即拔除胃管开始进流食，3～4日后如无不适改为稀软易消化的饮食。

4.如放有烟卷式引流，手术后24小时应松动引流管，根据引流液的质和量可在手术后24～72 h拔除引流管。

第五节　胃造瘘术

一、适应症

晚期的咽部、食管或贲门恶性肿瘤，或邻近器官恶性肿瘤压迫食管，造成食管严重梗阻，而又不能切除肿瘤者；或严重广泛的瘢痕性食管狭窄不适于行食管胃吻合者，为解决病员进食问题，均宜行胃造瘘术。

二、手术前准备

1.静脉输液，必要时输血，以改善病人一般状况，维持营养及水、电解质平衡。

2.常规备皮。采用局部浸润麻醉或硬膜外麻醉。

三、手术步骤

胃造瘘方法有多种，现将操作简便，效果较好，常用的一种方法介绍如下：

（一）体位

病员取仰卧位。常规消毒皮肤，铺无菌巾及手术单。

（二）切口

做上腹正中或左上腹直肌切口进入腹腔。

（三）放置导管

将胃提至切口处，于胃前壁无血管区尽量远离幽门做三圈同心的荷包缝合，每圈距离约0.5～1 cm。用湿纱布覆盖造瘘周围后，准备吸引器，用两把血管钳提起荷包缝合中心的胃壁，戳一切口。将事先备好的蕈形引流导管顶端自侧孔处剪去，使之成为漏斗状，然后自切口插进胃腔内5～6 cm。由内到外分别将三个荷包缝合缩紧结扎，使胃壁紧紧围绕导管。

（四）引出导管

在原腹壁切口的外侧约3 cm左右处再做长1～2 cm纵形切口，并用血管钳伸入腹腔将蕈形导管自此切口拉出。并将胃壁用细丝线缝合2～3针固定于导管穿出的腹膜上。注意缝合固定的胃壁不应有张力（图9-12）。

（五）缝合

逐层缝合腹壁，并将穿出导管的小切口皮肤缝合一针，结扎固定导管。

四、手术后治疗

1.手术后继续静脉输液，1～2日后即可由造瘘管内开始注入流食，如糖水、米汤、菜汤、豆浆、牛奶、鸡蛋汤等。每次注入食物后用水冲洗导管以防堵塞。

2.插管处的皮肤切口如有分泌物应及时清洁换药。

3.注意造瘘管勿脱出或滑入胃内。

4.造瘘管堵塞而又不能畅通或变质时应更换新导管。

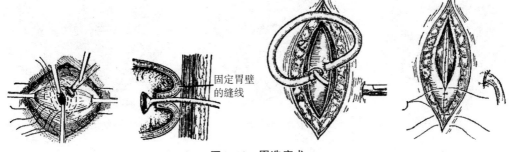

固定胃壁
的缝线

图9-12　胃造瘘术

第六节　胃空肠吻合术

一、适应症

因胃、十二指肠溃疡或肿瘤等引起幽门梗阻，而病人不适于行胃大部切除术者，可行胃空肠吻合术。

二、手术前准备

1.因呕吐长期不能进食者，应静脉输液以纠正水、电解质平衡失调。

2.严重贫血者适当输血。

3.手术前2～3日进流食，手术前一日禁食，洗胃，严重梗阻者手术前应禁食2～3日，每晚用生理盐水洗胃。以减轻胃壁水肿，便于手术中缝合及手术后吻合口的愈合。

4.常规备皮。

5.手术当日晨放置胃管，吸净胃液。

6.常应用硬脊膜外腔阻滞麻醉或全身麻醉。

三、手术步骤

胃空肠吻合的方式有两种：结肠前胃前壁空肠吻合术和结肠后胃后壁空肠吻合术。一般采用结肠前胃前壁空肠吻合术，该术式具有操作较简便、吻合口可选在较高的位置等优点。因此，在要求尽量缩短手术时间，或幽门部癌的胃空肠吻合要求吻合口的位置较高时，宜选用此种手术方式（图9-13）。但此种手术方式，空肠输入襻须绕过横结肠和大网膜，因而输入襻较长，较易引起输入襻内胆汁、胰液和肠液的潴留，而产生症状。如空肠输入襻过短，可因横结肠及大网膜的压迫而引起梗阻。

结肠后胃后壁空肠吻合术具有空肠输入襻较短的优点，但操作较复杂，因而延长手术时间，并且手术后发生粘连较多，故不适于需要再次手术切除胃的病例。当横结肠系膜过短或其上血管过多，不能找到足够大的间隙通过胃空肠吻合处，或胃后壁有较多的粘连时，也不能应用此法。

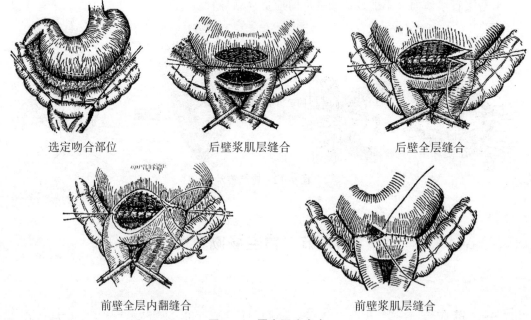

选定吻合部位　　后壁浆肌层缝合　　后壁全层缝合

前壁全层内翻缝合　　前壁浆肌层缝合

图9-13　胃空肠吻合术

（一）结肠前胃前壁空肠吻合术

1.病人仰卧位。常规消毒皮肤，铺无菌巾及手术单。

2.切口

做右上腹直肌切口或正中切口。

3.选定吻合部位

一般在胃的前壁大弯侧近幽门处低垂部位做吻合，如为胃幽门部肿瘤，吻合口应距肿瘤边缘3～5 cm。吻合口长约6 cm。将空肠距十二指肠空肠曲（悬韧带）15～20 cm左右经横结肠前提到胃前壁的选定吻合处，使空肠的近端对贲门端，远端对幽门端，并以丝线缝合两端做牵引固定。注意应使两固定缝线之间胃壁和肠管等长。

4.吻合

将两牵引线间的胃壁和肠管做浆肌层连续缝合或间断缝合，即后壁外层缝合。用温纱布妥善遮盖保护周围组织，用两把套有橡皮管的肠钳距吻合处约5～10 cm轻轻夹住空肠两端及残胃端，距缝合线0.5 cm与其平行并等长先后切开胃壁及空肠，结扎出血点。切开胃壁时，宜先切开浆肌层，缝扎黏膜下血管，然后再切断血管并切开黏膜，以防出血过多。胃、肠切口的后壁自一端起至另一端做全层连续毯边缝合或间断8字缝合。将胃、肠切口的前壁自一端起至另一端距边缘0.5 cm左右做全层连续内翻缝合。去除肠钳，将前壁再做一层浆肌层间断缝合，并于吻合口两端各做一浆肌层半荷包缝合。

5.检查吻合口

如吻合口能通过三横指，输出口及输入口能通过一拇指，即为吻合口通畅。

6.将胃肠放回腹腔，检查手术野无渗出血，清点器械等物无缺，逐层缝合腹壁切口。

（二）结肠后胃后壁空肠吻合术

结肠后胃后壁空肠吻合与结肠前胃前壁空肠吻合的方法基本上相同。但需在横结肠系膜上、结肠中动脉的左侧，选择一无血管区，将横结肠系膜剪开长约5～6 cm的裂隙。自此裂隙显露胃后壁，选定好胃壁及空肠吻合部位，一般空肠输入襻长约10 cm；胃壁的吻合处在胃大弯侧的低垂位置。胃空肠吻合口缝合完毕后，将横结肠系膜裂隙的边缘用细丝线缝合固定于距吻合口约1 cm胃壁的浆肌层上。

四、手术后治疗

同胃、十二指肠急性穿孔修补术。

第七节　胃大部切除术

一、适应症

1.胃、十二指肠溃疡，病史较长，症状重，发作频繁，影响劳动及生活，经非手术疗法无效者。

2.胃、十二指肠溃疡并发幽门梗阻者。

3.胃、十二指肠溃疡急性大出血，非手术疗法无效或反复出血者。

4.胃、十二指肠溃疡急性穿孔，溃疡病史长，症状严重；穿孔时间短，腹腔污染轻，病员一般情况良好者。

5.胃溃疡恶性变者。

6.胃肿瘤、多发息肉及胃结核等。

二、手术前准备

1.伴有幽门梗阻患者，应在手术前3日开始每晚用温盐水洗胃，并纠正水、电解质紊乱。

2.伴有大出血患者，应先采取抗休克措施，待收缩压升90 mmHg以上时再行手术较妥。

3.伴有严重贫血患者，手术前可少量多次输血，适当纠正贫血。

4.腹膜炎患者，手术前应用抗生素。

5.手术前应放置胃管。

三、麻醉与体位

仰卧位，一般采用连续硬脊膜外腔神经阻滞麻醉或全麻。

四、手术类型

胃大部切除后，须将残留胃与肠道吻合，根据胃肠道重建的传统式式，可分为胃、十二指肠吻合术——毕耳罗氏（Billroth）Ⅰ式及胃空肠吻合术——毕耳罗氏Ⅱ式两大类（以下简称Ⅰ式及Ⅱ式）。Ⅱ式又分为结肠前与结肠后两种吻合方法。传统的结肠前是全口吻合，结肠后是半口吻合。为适应特殊的目的及具体的需要，目前已改进多种方式（图9-14）。Ⅰ式操作比较简单，吻合后胃肠道的解剖生理关系近似正常，手术后胃肠道机能紊乱所致的并发症少，恢复快，多用于胃溃疡病例。Ⅰ式手术后的溃疡复发率仍较Ⅱ式为高，其可能Ⅰ式手术有时限制了胃切除范围，也可能由于吻合口缺乏碱性胆汁、胰液的中和保护作用所致。Ⅱ式操作比较复杂，胃肠解剖生理关系改变较大，但可切除较多的胃（60%～70%）（图9-15），溃疡复发的机会因而较少，对胃、十二指肠溃疡及早期的幽门部胃癌均适用。遇到难以切除的十二指肠溃疡时，也可不切除溃疡而做幽门窦旷置术，故Ⅱ式实际应用较多。

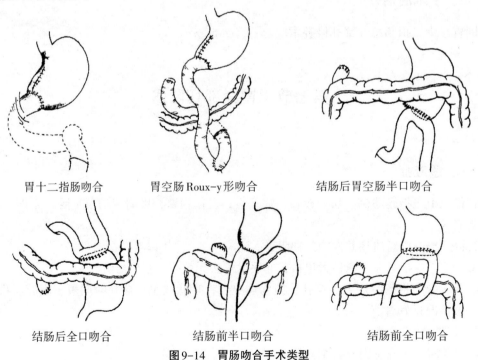

胃十二指肠吻合　　胃空肠Roux-y形吻合　　结肠后胃空肠半口吻合

结肠后全口吻合　　结肠前半口吻合　　结肠前全口吻合

图9-14　胃肠吻合手术类型

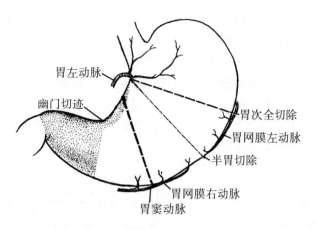

图9-15　胃部分切除术的范围

五、手术步骤

（一）胃大部切除胃空肠吻合术

胃大部切除胃空肠吻合的方式常用的有多种：

①结肠后空肠近端对胃小弯，空肠远端对胃大弯全口式胃空肠吻合术；②结肠后空肠近端对胃小弯，空肠远端对胃大弯半口式胃空肠吻合术；③结肠前空肠近端对胃大弯，空肠远端对胃小弯全口式胃空肠吻合术；④结肠前空肠近端对胃大弯，空肠远端对胃小弯半口式胃空肠吻合术。

现以结肠前半口式胃空肠吻合术为例介绍：

1.体位

病员取仰卧位。常规消毒皮肤，铺无菌巾及手术单。

2.切口

做上腹正中切口，或左上腹旁正中切口打开腹腔，暴露胃、十二指肠及其所属血管，并检查病变情况，选择适当的手术方式。

3.游离胃大、小弯

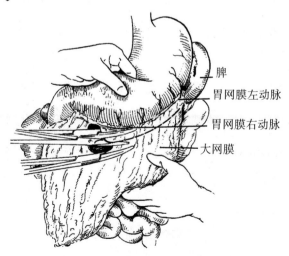

图9-16　钳夹切断左半部胃结肠韧带

先将胃结肠韧带的无血管区打开一小口（图9-16），然后向两侧逐次游离胃大弯，钳夹、切断胃结肠韧带，断端予以贯穿结扎或单纯结扎。向左根据胃切除的范围大小（一般切除60%～70%左右）于拟切除线处切断、结扎胃网膜左动脉、胃网膜左静脉远段2～3支分支。再向右游离胃结肠韧带至十二指肠球部，钳夹、切断并结扎胃网膜右动脉、胃网膜右静脉（图9-17）。游离胃结肠韧带时细心分离粘连，注意勿伤及结肠中动脉。以同样方法切断肝胃韧带，游离胃小弯，并切断结扎胃右动脉、胃右静脉及胃左动脉、胃左静脉。此时拟切除部分的胃体即游离完毕。

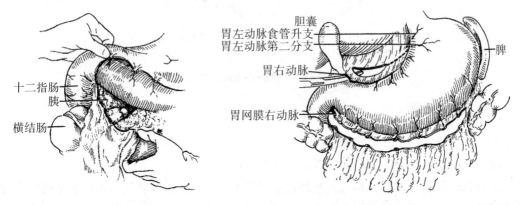

图9-17　切断右半部胃结肠韧带及分离小网膜，切断胃右动脉

4.切断及缝闭十二指肠残端

用两把大直血管钳夹住十二指肠近幽门处，自两钳之间切断十二指肠，用细丝线环绕血管钳贯穿钳夹的十二指肠残端的前后壁进行连续缝合。再放松夹闭十二指肠残端的血管钳，慢慢抽出，同时拉紧此连续缝合线，两端分别结扎，使十二指肠残端前后壁紧密对合，两个缝角处可行浆肌层半荷包缝合，然后再做一层浆肌层间断缝合，闭合十二指肠残端（图9-18）。

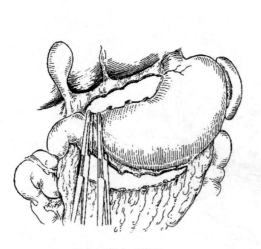
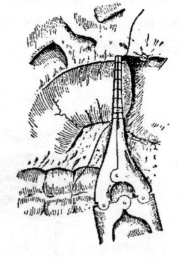

钳夹切断十二指肠　　　　　　　　　缝合十二指肠残端

图9-18　切断、缝闭十二指肠残端

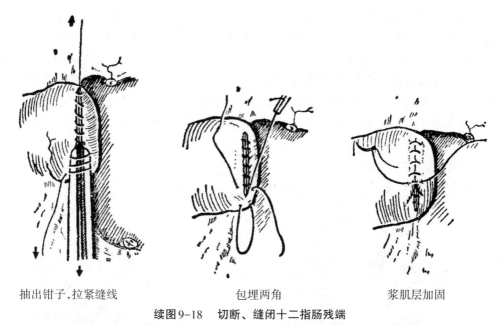

抽出钳子,拉紧缝线　　　　　　包埋两角　　　　　　浆肌层加固

续图9-18　切断、缝闭十二指肠残端

如果十二指肠球部溃疡因粘连、瘢痕挛缩、解剖异常等原因,不能进行局部游离或切断后无法闭合时,均可采用"旷置切除法"(图9-19),即距幽门约3～4 cm处将胃的浆肌层做环形切开,从黏膜与肌层间进行分离至幽门,于幽门处将黏膜切断并贯穿结扎,再将浆肌层做连续内翻缝合,外加浆肌层加固缝合闭合残端。

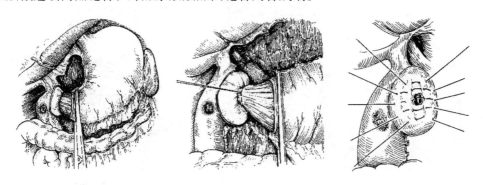

图9-19　十二指肠溃疡旷置术

5.切除游离的胃体,并行胃空肠吻合

用胃钳钳夹拟切除的胃体后,距胃钳1 cm的胃大弯侧钳夹一把十二指肠钳,钳夹长度约6 cm,在胃与十二指肠钳之间,切断胃体大弯至十二指肠钳钳尖处(图9-20),再于钳尖处向胃小弯钳夹一把有齿钳,在有齿钳与胃钳之间切断胃小弯,移去胃体远端(图9-21)。留大弯备吻合,关闭胃小弯。绕钳连续缝合胃小弯侧断端,同十二指肠残端关闭法缝闭小弯(图9-22)。将胃体向左上翻,显露胃后壁。提起横结肠,在系膜根部脊柱左侧找到屈氏韧带及空肠起始部,距屈氏韧带15～20 cm空肠壁缝两针牵引线作为吻合口的标志,将该段空肠提起绕过横结肠,以其近端对胃大弯,远端对胃小弯与胃后壁对合。以细丝线将空肠缝合于胃大小弯处,做牵引固定,注意使两牵引线之间的空肠和胃壁等长。于两牵引线间以细丝线将胃、肠后壁做浆肌层间断或连续缝合(图9-23),距缝线0.5～1 cm

处切开胃前后壁的浆肌层，于近心端缝合结扎黏膜下血管（图9-24），然后剪开黏膜，吸净胃内容物后，胃及空肠侧各上一把肠钳，暂时夹闭胃肠腔，切除胃残端被钳夹的胃组织，然后距缝线约0.5 cm处切开空肠，切口应与胃的断端开口等长。自胃肠切口的一端开始，以细丝线做后壁的全层连续缝合或毯边缝合（图9-25）。全层内翻缝合吻合口前壁（图9-26）。去除胃、空肠侧的肠钳，再以细丝线做浆肌层间断缝合或连续缝合（图9-27），并在胃肠吻合口小弯侧浆肌层半荷包缝合加固，此时胃空肠吻合即完毕（图9-28）。

6.检查吻合口

方法同胃空肠吻合术。

7.清点器械物品无误后逐层缝合腹壁切口

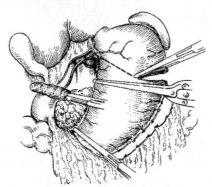

图9-20　切断胃体大弯

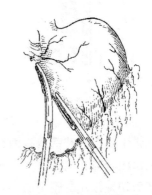

图9-21　切断胃小弯

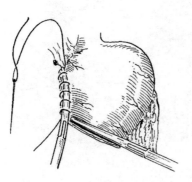

图9-22　关闭胃小弯

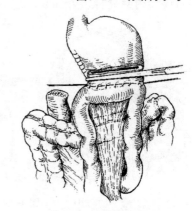

图9-23　后壁浆肌层缝合

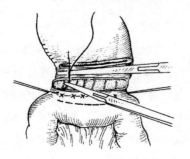

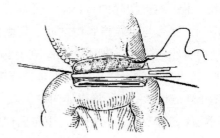

图9-24　胃前后壁黏膜下缝扎止血

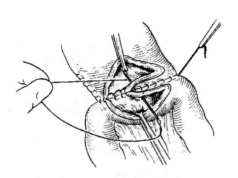

图9-25　锁边缝合后壁

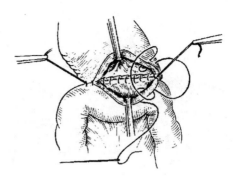

图9-26　内翻缝合前壁

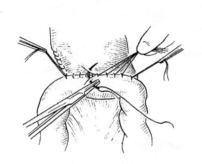

图9-27　前壁浆肌层加固

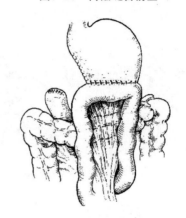

图9-28　吻合完毕

（二）胃大部切除胃十二指肠吻合术

游离胃大、小弯后，切断十二指肠，十二指肠断端不做缝闭，用两把胃钳钳夹拟切除的胃体，自两钳之间将其切断。按缝闭十二指肠断端的方法，将胃断端的小弯侧缝闭，大弯侧保留与十二指肠断端等长的胃断端不缝闭。

将夹住十二指肠断端和胃断端大弯侧的血管钳相互靠拢，进行胃、十二指肠断端吻合。后壁的外层用细丝线距血管钳约0.5 cm做浆肌层间断缝合。紧靠血管钳的下缘，将被钳夹过的部分切除。吸除胃和十二指肠的内容物。断端止血后，吻合口的后壁做全层间断缝合。距边缘约0.5 cm将前壁间断全层内翻缝合，浆肌层间断缝合加固。在胃、十二指肠吻合口小弯侧，用细丝线通过胃前壁、胃后壁及十二指肠的浆肌层，做一小荷包缝合（图9-29），使此处严密对合，以减少手术后发生吻合口漏的可能。

吻合后的吻合口应能通过一拇指。如果吻合口有张力，可沿十二指肠外侧将腹膜剪开，游离十二指肠第二部向胃靠近。

六、手术后治疗

同胃空肠吻合术。

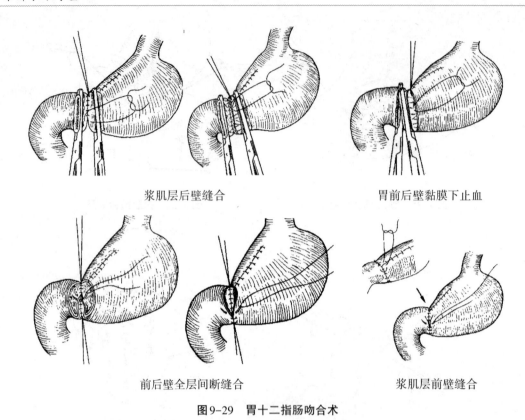

浆肌层后壁缝合　　　　　　　　　　　　　胃前后壁黏膜下止血

前后壁全层间断缝合　　　　　　　　　　　　浆肌层前壁缝合

图9-29　胃十二指肠吻合术

第八节　胃底静脉缝扎术

一、适应症

因门静脉高压症所致上消化道曲张静脉破裂，造成大出血，经非手术疗法无效者。

二、手术前准备

1.快速大量静脉输血，纠正贫血及失血性休克，并准备手术中继续输血。输血量根据出血量及病人情况而定。

2.应用保肝疗法，治疗或预防肝昏迷，并应用维生素B、C和K。

3.常规备皮。

4.禁食，已下三腔管者应继续保留。手术前不宜下胃管，以防加重出血。

5.多选用硬脊膜外腔神经阻滞麻醉或全身麻醉。

三、手术步骤

（一）体位

病员取仰卧位。常规消毒皮肤，铺无菌巾及手术单。

（二）切口

做左上腹直肌切口或上腹旁正中切口。

（三）切开胃壁

暴露胃底部，在胃前壁近贲门处做两针牵引缝线，在两牵引线之间做一纵形切口，长约6～7 cm，切开胃前壁，进入胃腔，用吸引器吸出胃内血液和分泌液，于贲门部可见粗大而迂曲的曲张静脉。

（四）缝扎止血

找到出血点，用血管钳夹住，先用圆针中号丝线将出血点贯穿结扎。为防止其他曲张静脉的再度破裂出血或在手术中证实为食道下端出血不能直接结扎止血时，均应将贲门部曲张静脉环形间断交错缝合结扎，以阻断胃与食管的侧支循环，控制出血。

（五）缝合胃壁

检查上消化道无出血后，将胃壁切口分两层缝合，内层做全层内翻缝合，外层做浆肌层间断缝合或连续缝合（图9-30）。

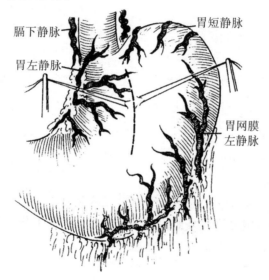

胃前壁切口

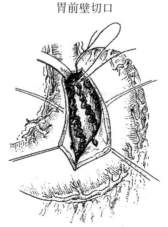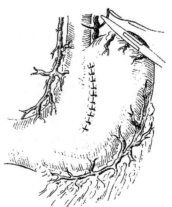

缝扎胃底血管　　　　　　　　缝扎贲门口血管　　　　　　　　缝扎冠状血管

图9-30　胃底静脉缝扎术

（六）结扎

于胃小弯处结扎胃冠状静脉。

（七）缝合

冲洗腹腔，逐层缝合腹壁切口。

四、手术后治疗

根据病情可适当输血，继续保肝治疗，防治肝昏迷。其他同胃空肠吻合术的手术后治疗。

此种手术收效短暂，大出血常再度发生，因而手术后应积极准备机体条件，争取早日施行降低门静脉压力的手术（如脾切除术、分流术等）。

第九节　肠破裂修补术

一、适应症

由于某些肠管病变（如伤寒、结核等）或外伤造成肠壁全层破裂，而肠壁血液供应良好者，可行肠破裂修补术。

二、手术前准备

1.禁食，静脉输液，必要时输血。

2.常规备皮。

3.下胃管行持续胃肠减压。

4.多采用全身麻醉或硬脊膜外腔阻滞麻醉。病人病情十分危重不能耐受上述麻醉时，可考虑局部浸润麻醉。

三、手术步骤

（一）体位

病员取仰卧位。常规消毒皮肤，铺无菌巾及手术单。

（二）切口

根据病变部位选做切口（一般常用腹直肌切口），逐层切开腹壁，探查腹腔。吸出腹腔内渗液及肠内容物，检查应仔细，以防遗漏多发的穿孔或破裂处。

（三）缝合肠管

找到肠破裂处后，进行修补。因外伤引起的肠破裂修补时，先用细丝线做横行全层内翻缝合（图9-31），再用细丝线做一层浆肌层间断缝合（图9-32）。检查缝合处有无狭窄，一般成人小肠应能通过一拇指，结肠应能通过两根手指。

（四）修补破裂肠管

外伤所致浆膜损伤可以是线状撕裂或成片的撕裂，肌层外露，但黏膜未破损而有膨出。为防止黏膜膨出较多或肠腔内压力增高时导致破损，可将撕裂浆膜的边缘以3-0不吸收线按横轴做间断缝合，纵轴缝合可使肠管管径缩小发生狭窄。当有较大面积的浆膜撕裂、缝合修补有困难时可将肠系膜上提覆盖浆膜缺损部，予以缝合固定（图9-33）

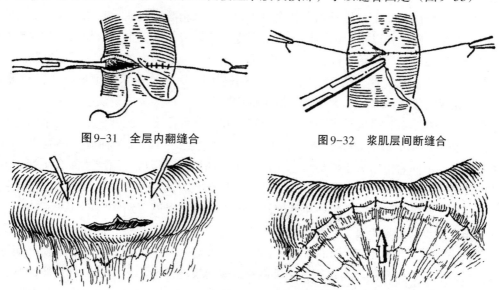

图9-31 全层内翻缝合　　　　　图9-32 浆肌层间断缝合

图9-33 肠系膜覆盖修补破裂

如为肠管病变所致穿孔，局部常有明显水肿和瘢痕，其修补方法同胃、十二指肠溃疡急性穿孔修补术。

（五）缝合

以温盐水彻底冲洗腹腔后，注入稀释的抗生素溶液。根据腹腔污染情况决定是否放置引流管引流。逐层缝合腹壁切口。

四、手术后治疗

同胃、十二指肠溃疡急性穿孔修补术，并积极治疗原发病。

第十节　小肠部分切除吻合术

小肠部分切除吻合术有多种操作方法，如开放式端端吻合术、开放式侧侧吻合术、开放式端侧吻合术、闭合式端侧吻合术等等。其指征可随各种情况而不同，应做适宜选择。目前临床上常采用的方法是开放式端端吻合术。开放式端端吻合术虽有引起腹腔污染之危险，但能在直视下进行操作，技术较为简单，容易掌握，既能准确地缝合和止血，又可使肠壁内翻组织减少，避免吻合口的过度狭小。此外，手术前、手术后可适当选用有效抗生素物预防感染，故近些年来多采用开放式端端吻合术。

一、解剖要点

小肠是消化管中最长的一段，也是消化与吸收营养物质的重要场所。小肠上端续于胃的幽门，下端与盲肠相接，成人小肠全长约5～6 m。小肠盘曲于腹腔中、下部，分为十二指肠、空肠和回肠三部分。十二指肠是小肠的起始部，长约25 cm，位置较为固定，呈"C"形弯曲包绕胰头。十二指肠和空肠交界处形成十二指肠空肠曲，它位于横结肠系膜根部、第二腰椎左侧，并以十二指肠悬韧带所固定，此韧带是区分十二指肠与空肠的重要标志。空肠与回肠位于横结肠下区，完全由腹膜所包裹，为腹膜内位器官，所以空肠和回肠在腹腔内有高度的活动性。两者之间并无明显分界线，一般在手术时可根据肠管的粗细、厚薄，肠系膜血管弓的多少、大小以及肠管周围脂肪沉积的多少来辨认。空肠肠管较回肠稍宽而厚，肠系膜血管弓也较大而稀，但脂肪沉积不如回肠多。此外，空肠占小肠上段的40%，回肠占小肠下段的60%；或小肠上段2/5为空肠，下段3/5为回肠。小肠通过扇形的肠系膜自左上向右下附着于腹后壁。小肠系膜由两层腹膜组成，两层之间有血管、神经及淋巴管走行。远端肠系膜含脂肪组织较多，故回肠系膜内的血管网不易看清，但系膜内的血管弓多于空肠系膜内血管弓。手术时可根据上述特点予以区别。

小肠血液供给颇为丰富，空肠、回肠的血液来自肠系膜上动脉，此动脉发出右结肠动脉、结肠中动脉、回结肠动脉和15～20个小肠动脉支。小肠动脉支均自肠系膜上动脉左侧缘发出，在肠系膜两层之间走行，上部的小肠动脉支主要分布至空肠，称空肠动脉；下部的主要分布至回肠，称回肠动脉。每条空肠动脉、回肠动脉都先分为2支，与其邻近的肠动脉分支彼此吻合形成第一级动脉弓，弓的分支再相互吻合成二级弓、三级弓甚至四级弓，最多可达五级弓。一般空腔的上1/4段只见一级弓，越向回肠末端，弓的数目越多。由最后一级弓发出直动脉分布到相应之肠段。小肠的静脉与动脉伴行，最后汇入肠系膜上静脉至门静脉，小肠的淋巴先引流至肠系膜根部淋巴结，再到肠系膜上动脉周围淋巴结，最后汇入主动脉腹部的腹腔淋巴结而入乳糜池。

二、适应症

1.各种原因引起的肠坏死（如绞窄性肠梗阻等）。

2.外伤性或病理性小肠穿孔不宜修补者。

3.小肠及其系膜之良性或恶性肿瘤。

4.先天性肠管畸形或后天病变（如结核等）所形成的肠管极度狭窄。

5.一段肠袢内有多发性息肉、憩室存在者。

6.复杂性肠瘘。

三、手术前准备

1.胃肠减压。排空胃肠内的积气和潴留的胃内容物，减轻腹胀和毒素的吸收，以免术中恶心、呕吐。

2.手术前禁食。

3.手术前完成必要的血液生化检查（如钾、钠、氯及二氧化碳结合力等测定）、三大常规检查以及血型的测定。

4.补充液体，补充血容量，纠正酸中毒及水电解质平衡失调。

四、麻醉与体位

连续硬脊膜外腔阻滞麻醉或静脉复合麻醉（多用于危重或极不合作者），体位取仰卧位。

五、手术步骤

（一）小肠部分切除端对端吻合术（开放式）

1.切口

腹壁切口的选择应根据病情而定，一般应位于病变部分附近。若为小肠梗阻而梗阻部位未能确定，则可选择右侧腹直肌切口（于腹直肌中段），也可采用旁正中切口，切口长约8～12 cm。

2.切开腹壁各层组织

切开皮肤、皮下组织。钳夹、结扎出血点后，切开腹直肌前鞘，钝性分离腹直肌，然后剪开腹直肌后鞘及腹膜进入腹腔。

3.腹内探查

进入腹腔后进行腹内探查，找到病变肠管，确定病变性质后，先在切口周围覆盖盐水纱布垫，将拟切除之坏死肠袢托出腹腔。

4.确定切除范围

一般在离病变部位的近、远两端之健康肠管各5～10 cm处切断；若为肿瘤，可根据肠系膜淋巴结转移情况而决定，切除范围应略多一些，并包括区域淋巴结的广泛切除，可直至肠系膜根部。

5.处理肠系膜及其血管

在供应切除段肠系膜主要血管两侧，用血管钳各分开一裂隙，充分显露血管，用两把血管钳夹住，钳间切断血管，两端分别以4号丝线结扎，近侧端应做双重结扎或加贯穿缝扎一次。以同样的方法扇形分离、钳夹，切断，结扎两端边缘血管弓肠系膜（图9-34）。

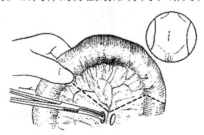
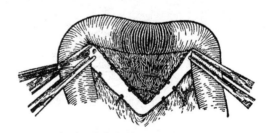

切除范围　　　　　　　　　　　　　扇形分离切除

图9-34　处理肠系膜

6.切断肠管

切断肠管之前必须做好污染手术的隔离措施，上好有钩血管钳（Kocher氏钳）和肠钳。在拟切除肠袢的两端分别用两把有钩血管钳将肠管斜行夹住，使其与肠管横轴构成45～60°角。对系膜缘肠壁切除较多，可增大吻合口口径，并保证吻合口有充分的血运。用肠钳在距切缘3～5 cm处分别夹住肠管的两端，注意不能钳夹过紧，以能阻断肠内容物外流为宜。然后紧贴两端的有钩血管钳外缘切断肠管，去除病变肠袢，吸尽残端内容物，并用碘伏或盐水棉球擦拭干净。

7.缝闭三角裸区

两断端并齐后将两断端靠拢，于系膜侧和系膜对侧各做一浆肌层缝合，此两缝线分别距肠管口约0.5 cm（系膜侧之缝线，要求能封闭肠壁缺乏腹膜覆盖之三角裸区），两侧缝线结扎后留做牵引用（图9-35）。

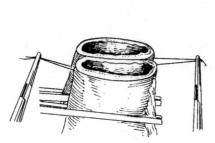

图9-35　缝牵引线　　　　　　图9-36　后壁全层间断缝合

8.吻合肠管

用细丝线全层间断缝合吻合口后壁（图9-36），或用00号铬制肠线全层连续（或连续毯边）缝合，缝合时应从对系膜侧开始（亦可从吻合口后壁中点开始），每针距肠断端0.2～0.3 cm（边距），间距约0.3～0.5 cm。缝至系膜侧时，缝针由同侧肠腔内向肠腔外穿出，至此转至吻合口前壁缝合。采用全层连续内翻缝合（Connell氏缝合）或间断全层内翻缝合吻合口前壁（图9-37）。即缝针从肠腔内黏膜进针穿出浆膜，跨越至对侧浆膜入针穿出黏膜，使线结打在肠腔内，将肠壁内翻，完成吻合。

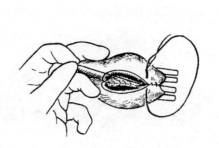

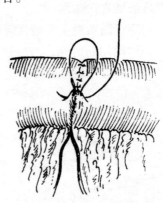

图9-37　前壁全层间断缝合　　　　图9-38　间断浆肌层缝合

9.肠管吻合口外层加固缝合

关闭肠腔后，随即松开肠钳，撤除隔离措施，手术人员以1：2000升汞液（或1：1000新洁尔灭）冲洗手套消毒，继而用生理盐水冲洗干净后再行外层的缝合。即用1号丝线在距原全层缝线边缘0.3 cm处做一圈浆肌层间断缝合（Lembert氏缝合），予以加固（图9-38）。

10.缝合肠系膜裂孔

用1号丝线间断（或连续）缝闭肠系膜裂孔，缝合时应注意避开血管，以免造成血肿、出血或影响肠管的血运，缝合时针距要适宜，不留空隙，以免手术后发生内疝（图9-39）。

11.检查吻合口通畅情况

用拇指和食指捏住吻合口两端肠壁，以指尖对合检查吻合口的通畅程度。一般吻合口大小以能容纳两指尖为宜（图9-40）。

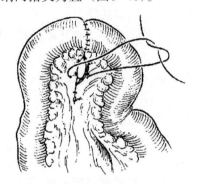
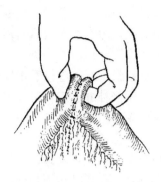

图9-39　缝闭系膜切缘　　　　　　　　　图9-40　检查吻合口

12.关闭腹腔

将吻合好的肠管轻轻放回腹腔（注意按顺序放回，切勿扭转）。分别以4号丝线和1号丝线依次缝合腹壁切口各层组织，关闭腹腔（腹膜可用1号铬制肠线连续缝合）。

（二）小肠部分切除端对端吻合术（闭合式）

1.用1号丝线在两断端间越过血管钳做一排前壁的间断浆肌层缝合，均暂不结扎，线头用血管钳夹住。再将肠管翻转180°，以同样的方法缝合后壁。

2.慢慢抽出缝线底下之血管钳，同时拉紧前后壁缝线，分别打结，剪去缝线。

3.在肠系膜无腹膜遮盖三角裸区及对系膜缘做加强缝合。在原缝线外面再做一排间断浆肌层缝合（Lembert氏缝合）。然后间断缝合（或连续缝合）肠系膜裂孔。

（三）小肠部分切除侧对侧吻合术

1.切除肠管后，先缝闭两个断端。用1号丝线绕过血管钳做连续的内翻褥式缝合，缝线暂不拉紧。

2.用血管钳压住肠壁使其向内掩埋，在抽出血管钳的同时拉紧缝线，两角再各缝一针分别结扎后，留下线头与第一针缝线再进行结扎，其外再加一排浆肌层间断缝合，然后做半荷包缝合埋入两角。最后将封闭的两断端肠管处进行侧对侧吻合。

3.两断端分别用肠钳沿肠管纵轴夹住肠管，长为8～10 cm。用肠钳夹住肠管后将其并列，注意两断端残留部分应以2～3 cm为宜，需保持顺蠕动方向，然后进行切开和吻合，切口长度约为6 cm。其缝合方法同端对端并放式吻合法。

4.缝闭肠系膜裂孔，用1号丝线间断褥式缝合肠系膜裂孔。

六、手术中注意事项

1.在决定行肠切除吻合术前，首先应判断肠管的活力，特别是在疑有大段肠管坏死时，由于留下的小肠不多，必须争取多保留肠管，严格鉴定肠管是否坏死就显得更为重要。确定肠管坏死与否，主要根据肠管的色泽、弹性、蠕动、肠系膜血管搏动等征象：

①肠管是紫褐色、暗红色、黑色或灰白色;

②肠壁变薄、变脆、变软、无弹性;

③肠管浆膜失去光泽;

④肠系膜血管搏动消失;

⑤肠管失去蠕动能力。

以上现象经热敷后无改善时,判断为肠管坏死,应决定切除。

2.手术中应做好污染手术的隔离措施,要妥善保护手术野,将坏死肠袢与腹腔及切口隔离开,以减少腹腔及切口的污染。

3.小肠严重膨胀,不便进行手术操作时,可先进行穿刺或切开肠管减压,减压后的针孔或小切口可予以修补缝合或暂时夹闭,待后一并切除。

4.肠系膜切除范围应呈扇形,使其和切除的肠管血液供应范围一致。吻合口处肠管的血运必须良好,以保证吻合口的愈合。

5.两端肠腔大小相差较大时,可将口径小的断端切线斜度加大,以扩大口径。差距太大时可做端侧吻合。吻合时必须是全层缝合,使两肠壁的浆膜面相接触,以利愈合。

6.肠吻合时,边缘不宜翻入过多,以免吻合口狭窄。一般全层缝合应距离边缘0.4~0.5 cm。在拉紧每针缝线时,应准确地将黏膜翻入,否则黏膜外翻而影响吻合口的愈合,甚至引起肠"唇"样漏,导致弥漫性腹膜炎。

7.慢性肠梗阻病人,如近端肠腔明显增大、水肿,全身情况较差时,即使勉强吻合,吻合口往往不易愈合。估计吻合后有不愈合的可能性时,可行暂时性肠造口(但以不用为宜)。

8.前壁全层缝合时,进针勿过深,以防将后壁缝入,造成肠腔狭窄。其次,浆肌层缝合不应穿通肠腔壁全层,缝线结扎不宜过紧,以免割裂肠壁。

9.缝闭肠系膜裂孔时,勿将系膜血管结扎,也不能将其穿破引起出血,因肠系膜组织疏松,出血后不易止血而形成较大的血肿,甚至可压迫血管影响肠管的血液供应。

七、手术后处理

1.密切观察病情变化,定时测量血压、脉搏和呼吸。

2.持续胃肠减压,禁食水。

3.手术后取半卧位为宜。待肠蠕动恢复或自肛门排气后,可拔掉胃管,开始进流质食物,如情况良好,3天后改为半流质食物,7~8天开始进普食。

4.禁食期间应经静脉补充足够的液体和电解质,同时给予维生素C和B族维生素,以促进伤口愈合。

5.预防感染,可适当选用有效抗生素。

6.鼓励病人早期活动,以促进机体和胃肠功能的恢复,防止手术后发生肠粘连。

第十一节　肠套叠复位术

一、适应症

小儿急性肠套叠，灌肠或其他非手术疗法不能复位者；疑有肠管坏死者；成人急性肠套叠以及慢性肠套叠等。

二、术前准备

同小肠部分切除吻合术。

三、手术步骤

（一）体位

病人取仰卧位。常规消毒皮肤，铺无菌巾及手术单。

（二）切口

多取右中腹直肌切口，打开腹腔。

（三）复位

右手进入腹腔，找到肠套叠的部位，用手指在套叠的顶端将套入部慢慢逆行推挤复位（图9-41），注意用力必须持续、柔和和均匀，切忌将套入部自鞘内拉出，以免肠管破裂。将套叠复位到盲肠部位或套叠近端时，将此段肠管提到腹腔外，然后用手指轻柔、均匀地将最后一段套入部推挤出来（图9-42）。

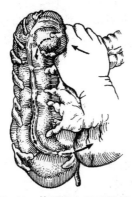
图9-41　从顶端向近端推挤

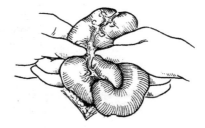
图9-42　用手指推出顶端复位

经较长时间的推挤不能复位时，用小指蘸无菌液状石蜡，伸入套叠鞘内，扩张紧缩环（图9-43）。手指伸入紧缩环后先不扩张，可先绕紧缩环一周试探紧缩程度，分离套叠鞘与套入部之间的粘连。取出小指观察，如有血性液体及臭味，表示肠管已有坏死，不宜扩张。如果认为可以扩张，手法应轻柔、缓慢，忌用暴力，以免穿破肠管。如手指不能插入，无法扩张，可切开鞘部（图9-44），松解紧缩环，将套入部复位，然后缝合肠壁的切口（图9-45）。

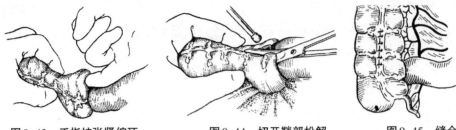

图9-43　手指扩张紧缩环　　　图9-44　切开鞘部松解　　　图9-45　缝合

（四）检查复位的肠管及系膜

如肠管无坏死，也未发现其他病变，即可将肠管还纳腹腔内。如果发现肠管已坏死，应行肠切除吻合术。如病情很严重，才考虑行肠外置或肠造瘘术。如发现有引起肠套叠的原发病变（如肿瘤、憩室等），应行相应治疗。

（五）缝合

冲洗腹腔后，逐层缝合腹壁切口。

四、手术后治疗

1.单纯复位手术后，若无腹胀，手术后次日可进流食。

2.切开复位或行肠切除吻合术者应用抗生素控制感染。

3.同时施行肠切除吻合术者，手术后治疗同小肠部分切除吻合术。

第十二节　阑尾切除术

急性阑尾炎是外科常见的一种疾病，阑尾切除术是最为普通的手术之一，但由于阑尾的位置变异范围较大，给诊断、治疗及手术中寻找阑尾造成困难，因此，对每一例手术均需认真对待。阑尾的位置变异很大，但其盲肠开口位置，总是位于结肠带的汇合处，不会改变（图9-46）。

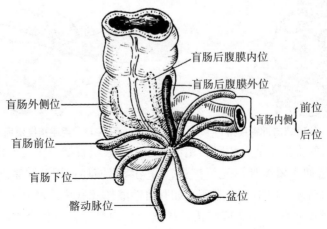

图9-46　阑尾不同的位置

一、适应症

1.单纯性急性阑尾炎经非手术治疗，症状及体征加重，体温、白细胞及中性粒细胞继续增高者。

2.急性化脓性或坏疽性阑尾炎，或急性阑尾炎穿孔合并腹膜炎者。

3.老年人、小儿及妊娠期阑尾炎，症状较明显者。

4.慢性复发性阑尾炎。

5.阑尾脓肿经治疗后好转，但仍有慢性阑尾炎症状者，可择期行阑尾切除术。

二、手术前准备

1.急性化脓性或穿孔性阑尾炎需给抗生素治疗。

2.对不能进食或呕吐严重，有脱水及电解质紊乱者，应根据情况适当补液纠正。

3.阑尾穿孔合并弥漫性腹膜炎伴腹胀者，应置胃肠减压管。

4.妊娠阑尾炎应肌注黄体酮，预防发生流产及早产。

三、麻醉与体位

局部浸润麻醉、硬脊膜外腔神经阻滞麻醉。小儿可选用全身麻醉。仰卧位。

四、手术步骤

（一）顺行法阑尾切除术

1.阑尾切除术的切口很多，最常用者为右下腹部斜切口，亦称为阑尾切口或麦氏切口。在右髂前上棘与脐连线中、外1/3交界处，做一与此线垂直的长约5～7 cm的切口。诊断不明确或估计手术复杂时，可选用右下腹部腹直肌切口或腹直肌旁切口。切开皮肤和皮下组织，按肌腱纤维方向剪开腹外斜肌腱膜（图9-47）。

2.以拉钩将腹外斜肌腱膜向两侧拉开，显露腹内斜肌。沿腹内斜肌纤维方向切开肌膜，然后手术者与助手各持一把弯血管钳，交替钝性分离腹内斜肌和腹横肌肉，直到腹膜（图9-48）。

3.再用刀柄与手指将肌肉拉开，以扩大切口，充分显露腹膜（图9-49）。操作时不可用暴力，尤其在局麻下手术时，更要注意轻柔。

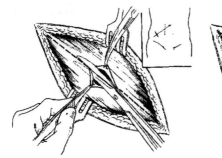
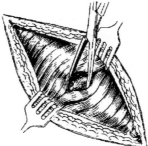
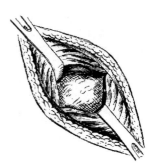

图9-47　切开腹外斜肌腱膜　　　图9-48　分离肌肉　　　　图9-49　显露腹膜

4.用两把甲状腺拉钩或阑尾拉钩向两旁拉开肌肉，手术者与助手各用弯血管钳反复将腹膜提起、放松，直至准确提起腹膜为止，以免误夹腹腔内脏器，在切开腹膜时用手指捏摸，确定未将肠壁夹住时，在两钳间将腹膜切开一小口（图9-50）。

5.以两把弯血管钳夹住切开的腹膜边缘，剪开腹膜（图9-51），若有脓液溢出，应及时吸尽。切口周围用盐水纱布垫保护。因腹膜的弹性较大，腹膜的切口可略小于腹壁切口，以便于以后缝合。

6.切开腹膜后，用拉钩牵开切口，充分显露手术野，将肠管及大网膜推向内侧，在右髂窝部寻找盲肠。盲肠的特征是有结肠带和脂肪垂，颜色较小肠略显灰白。找到盲肠后，即可顺结肠带向下寻找阑尾。用海绵钳或衬纱布的手指将盲肠轻轻提出切口外，显露阑尾根部，找到阑尾（图9-52）。

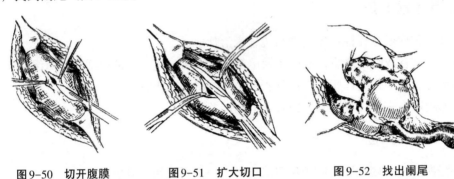

图9-50　切开腹膜　　　　　图9-51　扩大切口　　　　　图9-52　找出阑尾

7.用组织钳夹住阑尾尖端的系膜，将阑尾提出切口外，充分显露阑尾及其系膜，在阑尾根部的无血管区，用弯血管钳戳一小口（图9-53）。

8.用两把弯血管钳通过小孔夹住系膜和阑尾血管，在两把血管钳之间剪断系膜（图9-54），分别用4号丝线结扎，近端系膜结扎两道（或贯穿缝扎）。若阑尾系膜短小而肥厚，含脂肪较多，或感染水肿，可用弯血管钳从阑尾尖端的系膜部开始，分段夹住系膜后切断、结扎，直到根部使阑尾与系膜完全分离。

9.在距阑尾根部0.5 cm的盲肠壁上，用1号丝线做一荷包缝合（图9-55），缝线仅穿浆肌层，暂不打结。若阑尾根部较粗大，水肿明显，则行荷包缝合不宜过于靠近阑尾，否则不易将阑尾残端埋入盲肠壁内，若埋入确有困难，可在阑尾切除后用细丝线间断缝合盲肠壁，将残端遮盖。

10.提起阑尾，用血管钳在距阑尾的根部0.5 cm处轻轻压榨一下，然后用4号丝线或7号丝线在压榨部结扎阑尾（图9-56），用蚊式血管钳夹住线结，在其远端将线剪断（阑尾根部炎症严重或已形成坏疽，压榨时恐有压断的危险，则不应压榨，可直接结扎）。

11.在阑尾根部的周围，用纱布遮盖保护，以免切除阑尾时内容物污染周围组织。在阑尾结扎处的远侧约0.5 cm处，用一把血管钳夹住阑尾，在血管钳下切断阑尾（图9-57）。阑尾残腔用蘸以纯石炭酸的棉签涂擦，再用酒精、盐水棉签依次涂擦。处理完毕，取去纱布。

12.助手将蚊式血管钳向盲肠壁内推压阑尾残端，同时，手术者将荷包缝线逐渐收紧结扎，阑尾残端埋藏于盲肠壁内（图9-58）。

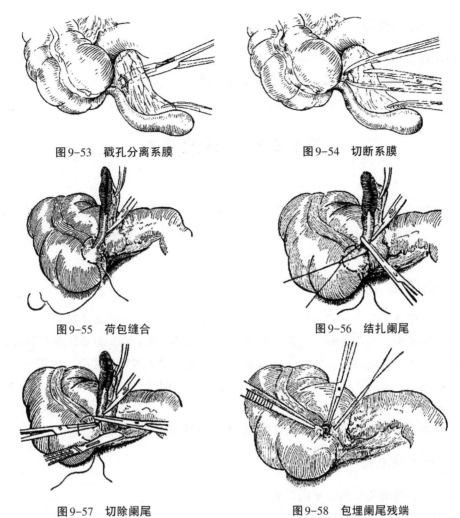

图9-53 戳孔分离系膜　　　　　　图9-54 切断系膜

图9-55 荷包缝合　　　　　　　　图9-56 结扎阑尾

图9-57 切除阑尾　　　　　　　　图9-58 包埋阑尾残端

13.仔细观察阑尾系膜有无出血,髂窝部有无积液、积脓,若有,应用吸引器吸除,必要时放置烟卷引流。将盲肠放回原位。清点纱布及手术器械的数目。用4号丝线或2号铬制肠线连续缝合腹膜。

14.以生理盐水清洗伤口,用7号丝线间断缝合腹内斜肌和腹横肌。用4号丝线间断缝合腹外斜肌腱膜,再用1号丝线间断缝合皮下组织与皮肤。

（二）逆行法阑尾切除术

如阑尾位于盲肠后位或因粘连固定不能提出于切口外,可使用逆行法阑尾切除术,其步骤为:

1.将盲肠提起,显露阑尾根部。

2.于阑尾根部靠近阑尾侧用弯血管钳穿过阑尾系膜,以丝线结扎阑尾根部。然后在结扎远端0.5 cm处,用血管钳夹住阑尾,在结扎线与血管钳间切断阑尾。

3.阑尾断端用纯石炭酸、酒精和盐水处理后再在阑尾根部的盲肠壁上做荷包缝合,将阑尾残端埋入。

4.然后逐步分段用弯血管钳边钳夹边切断阑尾系膜,用丝线缝合结扎阑尾系膜,并分离出整个阑尾。

五、手术后处理

一般阑尾切除手术后不需特殊处理，病人宜早期离床活动。手术后1～2天进流质饮食，对阑尾穿孔并发腹膜炎者，则应按腹膜炎处理。

第十三节　胆囊造瘘术

胆囊造瘘术是将胆囊底部切开并插入蕈状引流管，使胆汁通过引流管流出体外，以达到解除梗阻、畅通引流、控制感染之目的。

一、适应症

1.急性化脓性胆囊炎、胆囊坏疽或穿孔，病情危重不能耐受胆囊切除者。

2.胆囊周围炎，局部水肿、充血、粘连明显，解剖关系不清，胆囊切除有困难者。

3.胆总管下段和乏特氏（Vater）壶腹周围的恶性肿瘤造成胆道梗阻，做根治术或内引流术又有困难者；或作为二期手术的初次手术，以引流胆汁、减轻黄疸，待全身情况好转后再进行根治性切除手术者。

4.胆囊外伤性破裂（底或体部），同时病人全身情况不良者。

二、手术前准备

1.纠正水、电解质及酸碱平衡失调。

2.应用广谱抗生素控制感染。

3.黄疸病人凝血机制多较差，手术前需用维生素K，手术中应用止血剂静脉点滴。

4.重症病人应输血。

5.中毒性休克病人应积极抢救休克治疗，但经一段时间抢救，休克仍无好转者，则应边抢救边手术。

6.有肠麻痹或腹胀者，手术前下胃管行胃肠减压。

三、体位与麻醉

仰卧位。多采用局部浸润麻醉。

四、手术步骤

（一）切口

取右上腹腹直肌切口或右肋缘下斜切口。

（二）探查

由于病情严重，不允许广泛探查腹腔，必要时仅对胆道系统进行检查，首先应轻巧分离粘连，显露胆囊。检查胆囊有无充血、水肿、坏死、穿孔等。

（三）穿刺

减压显露胆囊底部，胆囊周围用盐水纱垫隔离保护。在胆囊底部做两个同心的荷包缝合，两荷包缝合间隔距离约0.5 cm，提起缝线，暂不结扎。用穿刺针自荷包缝合中央刺入，抽出胆汁减压，并送细菌培养与药物敏感试验。

（四）胆囊造瘘

1.用尖刀在穿刺孔处切开胆囊底部，用吸引器吸尽胆囊内胆汁；如发现胆囊结石，用取石钳取出。若胆囊管内嵌顿结石，可用手轻柔推挤，将结石移至胆囊内再行取出（图9-59）。

2.将蕈状引流管或带有侧孔的橡皮管置入胆囊内，深约2～3 cm。收紧结扎两层荷包缝线，使胆囊壁内翻（图9-60）。

3.用生理盐水冲洗胆囊引流管，观察有无胆汁外漏，检查引流管是否通畅。

（五）处理引流管、缝合腹壁切口

将引流管从切口（或另戳一小口）引出，把导管周围胆囊壁缝合2～3针固定在腹膜壁层上。然后在网膜孔处放置一烟卷引流（或开有侧孔的乳胶管）从切口或另做戳口引出腹腔（图9-61）。逐层缝合腹壁切口，分别将蕈状引流管与腹腔引流管固定在皮肤缝合线上。

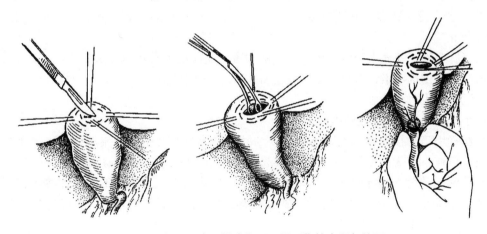

图9-59　切开胆囊、钳夹取石、用手指挤出颈部结石

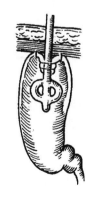

图9-60　置引流管

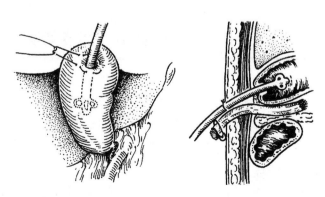

图9-61　胆囊底缝于腹壁，固定引流管

五、手术中注意事项

1.病人病情常较危重，手术应争取时间，迅速解决胆道的梗阻和感染，尽量减少不必要的探查和操作。

2.分离粘连、探查胆囊时，必须轻柔仔细，因胆囊壁常较脆弱，容易被撕破，有扩散感染的危险。

3.用手指推挤胆囊管内结石时，应避免损伤胆囊管。

4.穿刺胆囊时，若为白色胆汁，说明胆囊管有梗阻不通，则提示单纯引流胆囊不能解决病人的胆道梗阻和感染问题，应同时考虑行胆总管探查和引流。

5.胆囊引流管应选用中号质软、有弹性的乳胶管，以保证引流通畅。同时引流管在腹腔内的行径需注意切勿扭曲。

6.将引流管周围的胆囊底部与腹膜固定数针，以防胆汁沿引流管边缘渗出流入腹腔而引起胆汁性腹膜炎。

7.引流管必须固定在皮肤缝线上，以免在搬运病人或因病人翻身而使引流管滑脱。

六、手术后处理

1.休克病人取平卧位，血压平稳后改半卧位。

2.禁食，持续胃肠减压。手术后2～3日，腹不胀、肠鸣音恢复或排气后，可拔除胃管，开始进全流质饮食，并适当减少输液量。进食1～2日后，如腹不胀痛，可改半流质饮食，停止输液。

3.静脉输液，补充水和电解质，纠正酸中毒，肌注维生素B、C、K。

4.给予广谱抗生素，直至体温恢复正常3日，血白细胞不高为止。

5.危重病人适当输血。

6.手术后第2日拔除腹腔引流。

7.胆囊引流管接消毒引流瓶或引流袋，每日记录24小时胆汁引流量，观察胆汁颜色、混浊度、气味、有无脓血等。手术后5日起可间断用生理盐水冲洗引流管。

8.胆囊引流管一般于手术后2周左右拔除。拔管前先试行夹管1～2日，如无不良反应，经胆囊引流管做逆行胆系造影，显示胆囊、胆管内无异常发现后，方可拔管，否则，引流管应保留至下次手术时拔除。

第十四节　胆囊切除术

胆囊切除术分顺行法（由胆囊管开始到胆囊底）和逆行法（由胆囊底部开始到胆囊管）两种。前者出血较少，手术方便，一般优先采用。但在炎症严重、胆囊与周围器官紧密粘连、解剖关系不清、不易显露胆囊管及胆囊动脉时，则宜采用逆行法。

一、适应症

1.急性胆囊炎，发作时间未超过48小时，且病人一般情况尚可者。

2.慢性胆囊炎伴有结石，或慢性胆囊炎反复发作伴有息肉者。

3.胆囊萎缩已无功能伴有临床症状者。

4.胆囊积液或积脓者。

5.胆囊外伤破裂，病人全身情况良好者。

6.胆囊肿瘤。

7.胆囊造瘘术后需做胆囊切除手术者。

二、手术前准备

1.急症病人的手术前准备参见胆囊造瘘术。

2.慢性病例手术前应妥善准备，纠正贫血、改善营养状况，采用高糖、高蛋白、高维生素的保肝治疗。手术前配血400～600 mL备用。

三、体位与麻醉

仰卧位。连续硬背膜外腔阻滞麻醉或全身麻醉。

四、手术步骤

（一）顺行法胆囊切除术

1.切口

一般选用右上腹腹直肌切口或右肋缘下斜切口。

2.探查

首先探查肝脏有无充血、肿大、纤维化萎缩、异常结节、肝硬化或脓肿等。然后探查胆囊的形态、大小，有无水肿、充血、粘连和有无坏死与穿孔等情况，轻轻挤压胆囊能否排空，胆囊内有无结石，胆囊颈及胆囊管内有无结石嵌顿等。再扪诊胆总管内是否有结石、蛔虫，是否增粗或纤维化。胃十二指肠有无溃疡、肿瘤或憩室存在。总之，应在病情允许和需要的条件下尽量先做比较详细的探查，再根据探查所得的情况决定手术方式和步骤等。

3.显露胆总管与胆囊管

胆囊和肝十二指肠韧带若有粘连，应先仔细分离，以充分显露肝十二指肠韧带。用盐水纱布垫填入网膜孔处，以防止胆汁或血液流入小网膜囊内。用组织剪沿肝十二指肠韧带右缘纵行剪开肝十二指肠韧带，仔细分离出胆囊管、肝总管及胆总管，辨清胆囊管与总管的汇合处。

4.切断、结扎胆囊管

将胆囊管全部游离，在距胆囊管与总管汇合处0.5 cm左右，用两把弯血管钳钳夹胆囊管，在钳间剪断胆囊管，近胆总管侧断端做双重结扎。

5.显露、结扎、切断胆囊动脉

在胆囊三角内钝性分离出胆囊动脉，确认该动脉进入胆囊壁后予以钳夹、切断并双重结扎近心端，必要时应做贯穿缝扎（图9-62）。

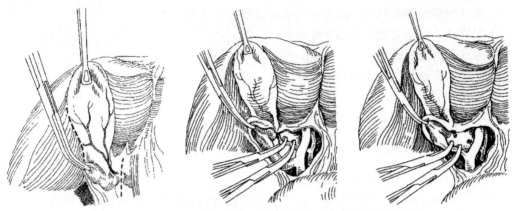

图 9-62　切开肝十二指肠韧带，显露胆管及血管并钳夹切断结扎

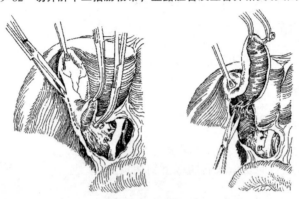

图 9-63　钝、锐性分离顺行切除胆囊

6.分离、切除胆囊

在距胆囊与肝面交界约 1 cm 处，浆膜下注射少量生理盐水，使浆膜水肿浮起，再切开浆膜。提起胆囊管，在胆囊与胆囊床之间，钝性加锐性分离切除胆囊（图 9-63）。

7.处理胆囊床创面

胆囊切除后，胆囊床创面如有活动性出血点，应予结扎或缝扎止血。然后将胆囊窝两侧浆膜用丝线（或肠线）做间断或连续缝合。关闭胆囊床创面（但有时为了防止胆囊床处血肿、感染，亦可不予缝合）。

8.放置引流、缝合腹壁切口

网膜孔处放一根带有侧孔的橡皮引流管，经腹壁另做戳口引出，腹壁切口逐层缝合。

（二）逆行法胆囊切除术

先从胆囊底开始，首先游离胆囊，再显露胆囊血管并结扎切断，最后分离出胆囊管直至与肝总管汇合处，并钳夹、切断、结扎，然后缝合胆囊床及放置腹腔引流管。

五、手术中注意事项

1.要充分显露手术野，全部手术过程要求在直视下进行，以免误伤胆总管、肝管或右肝动脉。

2.必须认清胆囊管、胆总管及肝总管之间关系及变异后，才允许进行钳夹、切断和结扎等操作，手术中必须仔细、轻柔。

3.胆囊管残端不宜超过 0.5 cm，否则会引起"胆囊切除术后综合征"及"再生胆囊"。但也不宜过短，以免结扎部分胆总管而造成胆总管狭窄。

4.胆囊动脉要结扎牢靠，以免结扎线滑脱造成术后大出血。

5.游离胆囊时，要求完整剥离下来，但又要注意勿损伤肝脏。

六、手术后处理

参见胆囊造瘘术。

第十五节　胆总管探查T形管引流术

胆总管探查及胆总管造瘘术的主要目的是探查胆道的病变，取出胆道内的结石、蛔虫或血块等，然后置入T形管。T形管引流可以降低胆道内压力，并有利于胆管炎症的消退；手术后并可经T形管做逆行胆道造影，以便进一步了解胆道系统情况。

但是，在胆道手术中，由于找不到胆总管而终止手术或反复手术的情况时有发生，是胆道手术的难题之一。造成寻找胆总管困难的常见原因有：

①胆道再次手术，粘连严重，解剖关系不清；

②肝十二指肠韧带炎性增生；

③解剖变异；

④硬化性胆管炎；

⑤肝门部肿瘤等。

手术过程中，遇到这些情况，可采取下列方法来寻找胆总管。

1.十二指肠上段胆总管寻找法

如胆囊未切除，寻找胆总管困难时，可沿胆囊管或经胆囊管放入探子到胆总管内，借助探子扪到胆总管的部位即可找到胆总管。对胆囊已切除病例，经肝十二指肠韧带右缘纵形解剖分离或在该部位穿刺均未抽到胆汁或无穿刺进针落空感而无法找到胆总管时，则可采用横行分离肝十二指肠韧带寻找法：先显露肝十二指肠韧带，于胆总管十二指肠上段范围内横行切开肝十二指肠韧带前面腹膜，仔细分离后可找到胆总管。若此法仍找不到胆总管，则用深部穿刺寻找法：即在肝十二指肠韧带上由前向后穿刺，但深度要够，方能发现胆总管。若进针深度超过 1.8 cm 才抽得胆汁，说明肝十二指肠韧带极度增厚，由于部位很深，必须沿穿刺针分离切开进入胆总管。

2.肝门处肝管寻找法

十二指肠上段胆总管寻找失败后，可在肝门处仔细分离显露肝总管或左、右肝管，再仔细向下找到胆总管。

3.胆总管十二指肠后段寻找法

上述两种方法寻找失败后，可试用此法，但必须特别仔细小心，严防损伤下腔静脉与十二指肠壁。

此外，还可采用的方法有：经十二指肠切开寻找壁内段法、经肝内肝管插管寻找胆总管法、胰后段寻找胆总管法。

一、适应症

（一）急性梗阻性化脓性胆管炎。

（二）胆道蛔虫病出现黄疸及胆道严重感染者。

（三）胆囊切除时遇下列情况之一者：

1.胆总管明显增粗或管壁增厚者；

2.胆总管内可扪及结石或蛔虫者；

3.胆总管穿刺液呈脓性者；

4.胆囊内有多数小结石者；

5.胆囊炎伴有胰腺病变者；

6.有黄疸或过去有黄疸病史者。

（四）胆囊切除术后出现以下情况者：

1.阻塞性黄疸；

2.胆绞痛、畏寒、发烧或黄疸反复发作者；

3.反复发作的胰腺炎并疑有胆管结石存在者；

4.胆瘘。

（五）已排除其他原因，而高度怀疑由于胆道病变引起的上消化道出血者，应行胆总管探查。

二、手术前准备

（一）急症手术和择期手术病人都必须进行6～24小时不等的手术前准备，以改善全身情况，使能耐受手术治疗。

1.禁食；肠麻痹腹胀严重者放置胃肠减压。

2.静脉输液，纠正水、电解质和酸、碱平衡失调，必要时输血或血浆。

3.适当应用广谱抗生素。

4.黄疸者注射维生素B、C、K，有出血倾向者静脉注射六氨基己酸、对羧基苄胺等。

5.有中毒性休克时，应积极抢救休克。

6.择期手术，病人如有长期黄疸，脱水，肝、肾功能受损，一般情况不良时，手术前应积极纠正，改善营养状况，应用高糖、高维生素等保肝治疗。

（二）手术者应仔细了解病史、体检、化验及各项辅助检查资料，对病情有足够的分析和估计。

（三）结石病人手术前当日晨应复查B超，观察结石移动变化，以防结石排出胆道，徒施手术。

三、体位与麻醉

仰卧位。一般选用硬脊膜外腔神经阻滞麻醉，必要时可用全身麻醉。

四、手术步骤

（一）切口

一般选用正中切口或右上腹腹直肌切口或右肋缘下斜切口。

（二）探查

进入腹腔后，首先探查肝脏是否正常，再检查胆总管周围淋巴结是否肿大等，胰头是否肿大或变硬，然后探查胃、十二指肠有无溃疡、肿瘤或憩室等存在，以及脾脏是否充血、肿大等。

（三）显露胆总管

用腹部深拉钩垫盐水纱垫将肝脏、十二指肠及横结肠拉开，使肝十二指肠韧带拉紧伸直。用盐水纱布垫填塞在网膜孔处，以防胆汁和血液流入小网膜囊。剪开肝十二指肠韧带右缘，用弯血管钳仔细分离，充分显露胆总管、肝总管及其右侧的胆囊管。

（四）切开胆总管

在距十二指肠上缘1 cm胆总管处，用细丝线在胆总管前壁两侧各缝一针牵引线，在两牵引线之间用空针做穿刺，抽到胆汁证实为胆总管后，用尖刀在穿刺部位由下向上挑开胆总管前壁一小口，用吸引器吸尽胆汁，再用剪刀伸入胆总管切口内向上、向下纵行剪开胆总管前壁约2～3 cm。必要时可向上剪开肝总管，至直视下能显露左、右肝管开口为度。切开胆总管时，出血点均应缝扎止血（图9-64）。

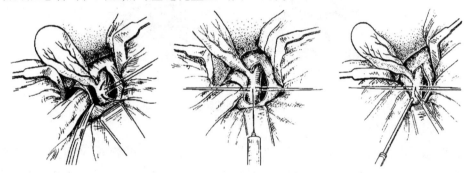

图9-64　显露胆总管，缝牵引线、穿刺、切开胆总管

（五）探查胆总管及左、右肝管

胆总管切开后，如有结石或蛔虫，用取石钳取出，并应注意胆总管下端的嵌顿结石，用刮匙和取石钳耐心取出。胆总管内结石取尽后，探查左、右肝管。若手术前B超检查疑有肝内胆管结石，探查左、右肝管应在直视下进行，经左、右肝管口用取石钳探查，若左、右肝管口存在狭窄，应切开狭窄后再进行探查，务求在直视下经肝内一级肝管尽可能取尽结石。再用胆道探子谨慎地探查肝总管、左肝管、右肝管及胆总管和胆总管十二指肠壶腹部，判明胆管内有无结石存留以及胆总管十二指肠开口处是否通畅。胆道探子通过胆总管十二指肠开口进入十二指肠时，有一阻挡突破感觉，同时在十二指肠前壁可触到胆道探子头位于十二指肠肠腔内（图9-65）。如能顺利通过探头直径为8 mm的胆道探子，即表示其开口通畅，不宜用大号探头强行通过，以免损伤壶腹部。应用探子探查胆总管时，均应按胆管方向沿胆管壁轻轻滑行，不可用暴力，以免损伤管壁。

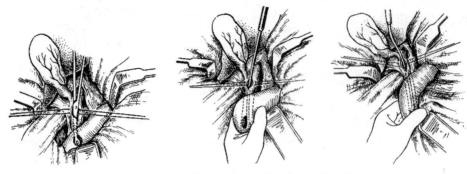

图9-65　取石钳及刮匙取石并扩张胆总管下端

（六）冲洗

取石后，用导尿管插入左、右肝管，用生理盐水灌洗肝内胆管。再将导尿管插入胆总管下端使其通过壶腹部，用盐水冲洗（图9-66），若无阻力与回流，表明胆总管下端通畅，导尿管已进入十二指肠。若有回流，则说明胆总管下端仍有梗阻因素存在，导尿管未能进入十二指肠。在确认为下端狭窄后应考虑做胆肠内引流术或胆胰壶腹括约肌（Oddi括约肌）成形术。

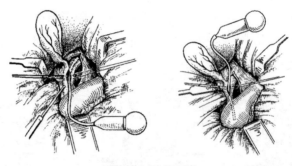

图9-66　冲洗胆道

（七）放置T形管

根据胆总管内径的粗细选用合适的T形管，注意通向肝门的管臂不宜过长，以免因管端顶住左、右肝管分叉处，引起疼痛、压迫性溃疡、出血或影响引流等。向下T形管臂长度也要视手术需要而定。T形管横臂两端应剪成斜面，在横臂后壁中央应剪一侧孔，或将横臂后壁剪去一条，以利胆汁引流及拔管。修剪T形管妥当后，用弯血管钳夹住，从胆总管切口置入胆总管内，再上、下稍加移动，证实T形管在胆总管内没有折叠或扭曲后，方可缝合胆总管切口（图9-67）。

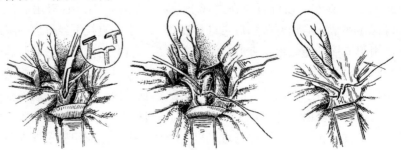

图9-67　放置T形管，缝合胆总管切口及肝十二指肠韧带

（八）缝合胆总管切口、肝十二指肠韧带切口

用00号羊肠线全层连续（或间断）外翻缝合，生理盐水自T形管稍加压注入胆总管，观察缝合口是否有渗漏，若有渗漏应补缝1～2针直至不漏为止。丝线间断缝合肝十二指肠韧带切口，T形管另一端自右侧腹壁另做戳口引出，并固定在皮肤缝线上。

（九）引流腹腔、缝合腹壁切口

将烟卷引流管（或带有侧孔的橡皮引流管）置于网膜孔处，自腹壁切口引出。然后逐层缝合腹壁切口并固定好引流管，以免滑出腹腔。

五、手术中注意事项

1.在炎症粘连严重的病例（如胆道二次手术或多次手术），胃、十二指肠、横结肠、大网膜等和肝下胆囊窝、腹壁之间可形成广泛的粘连团而致解剖关系不清。粘连不易分离时，手术入路最好避开原切口，先进入没有粘连的腹腔部分，然后严格沿着肝下缘脏面进行分离，将粘连团分向下方。如寻找胆总管仍十分困难，应先设法认出网膜孔，然后在网膜孔前方用空针做穿刺，在获得胆汁之前，决不可轻易切开，可选用已介绍的六种寻找胆总管的方法去找胆总管。且任何操作都必须在直视下进行，以免损伤其他脏器。

2.有胆总管T形管引流而需二次手术病例，由于胆总管内已有引流管存留，进入腹腔后可循引流管找到胆总管。在找到胆总管之前，决不要轻易拔除引流管。

3.胆总管壁的切口下端至离十二指肠上缘0.5 cm止，上端切口则根据探查需要可高达左、右肝管，形成一个大切口，有利于直视下探查肝内胆管。

4.探查时，不应只局限于显露部分，应同时探查左、右肝管，肝总管和十二指肠后段至十二指肠乳头部分的胆总管，以免遗漏结石和狭窄的好发部位。

5.T形管横臂长度要适当，修剪的T形管必须有利于胆汁引流和手术后拔管。关闭胆总管切口要严密，以防胆汁渗漏至腹腔造成胆汁性腹膜炎。且必须在直视下向外引出T形管，防止腹腔段的扭曲、成角。

6.有多发性肝内结石时，应仔细探查肝表面，如有局限结节、硬变萎缩、脓肿等，应考虑相应的联合手术治疗。

7.在冲洗过程中，向上端冲洗的压力要适当，以免将细小结石与脓性胆汁逆行冲入肝内胆管，造成人为逆行感染。

六、手术后处理

1.手术后平卧。无休克者，次日改半坐卧位。

2.手术后将引流管接消毒瓶中（或引流袋），消毒引流瓶应低于床沿20～30 cm，以利引流，并每天观察瓶内胆汁容量、颜色等。伤口愈合拆线后，一般在手术后10～12天试行夹管。开始可在饭后夹管2小时，若病人无不适，次日可全日夹管，如仍无反应，则进行T形管胆道造影，未发现结石及胆道显影良好者，夹管48～72小时后拔管。带管出院的病人要嘱咐注意保护好引流管，待手术后3个月后再行第二次手术。

3.手术后继续禁食1～2日。有严重肠胀气、肠麻痹者，必须做胃肠减压。禁食期间要补液和维持水、电解质平衡。

4.手术后继续应用抗生素控制感染，有黄疸者继续用大量维生素 B_1、C、K 及高渗葡萄糖等护肝药物。

5.腹腔橡皮管引流，一般于手术后48～72小时拔除。如引流物较多，可适当延迟，但最长不能超过一周。拔管时，应轻柔旋转，逐渐外拔。

6.一般手术后7～8天拆除切口皮肤缝线。

第十六节　肝裂伤缝合术

一、适应症

外伤性的肝裂伤，伴有明显腹腔内出血，且裂伤边缘较整齐，组织缺损不严重，不伴有肝内重要血管和胆管损伤者应进行缝合术。

二、手术前准备

1.根据伤员病情，对伴有失血性休克者进行输血、输液防治休克治疗，尽早手术。
2.给予抗生素，保肝药物，吸氧，胃肠减压等。
3.常规备皮，一般多选用全身麻醉。

三、手术步骤

（一）体位及消毒
病员取仰卧位。常规消毒皮肤，铺无菌巾及手术单。

（二）切口
行右上腹旁正中切口或右上腹直肌切口。切开腹腔后，立即清除积血。如继续迅猛出血，应用左手食指伸入小网膜孔，拇指在肝十二指肠韧带前面，捏紧肝十二指肠韧带内的肝动脉及门静脉以暂时止血。然后再继续探查肝脏损伤情况。

（三）暴露肝脏
为了增加肝脏活动度，进行彻底探查，可以剪断左侧三角韧带，以显露肝左叶，甚至将左叶牵出切口外。为探查肝下面，也可以将肝圆韧带结扎后切断，并剪断镰状韧带，将肝下缘向上翻起，以显露肝的下面。

（四）缝合
常见的肝裂伤有线状撕裂伤及部分撕脱伤等，因损伤不同，可采用不同的缝合方法。
1.单纯缝合
在肝面或肝缘上的线状裂伤，可用单纯缝合法修复；如有破碎和失活的组织应将其切除，充分止血，冲洗干净后再进行缝合。缝合时应用大号钝性弯圆针和经浸泡较软的粗肠线，距伤口边缘1～1.5 cm做水平褥式缝合，以防割裂肝组织，并保证有足够的肝组织抵抗缝线的拉力。肝外膜应包括在缝线之内。缝针必须穿过裂口底部以免留有死腔发生血肿和感染。如裂口在肝脏边缘可做全层缝合。

2.填塞缝合

对于不能做单纯缝合的星形裂伤或缺损较大的伤面，可用附近带蒂的网膜、肌瓣或止血海绵填入裂口后，再行缝合固定（图9-68）。

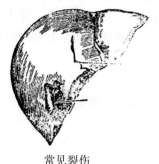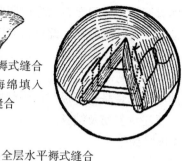

常见裂伤　　　　　　　　　　全层水平褥式缝合

图9-68　肝破裂修补术

（五）引流

肝损伤处置烟卷式引流，逐层缝合腹壁切口。

四、手术后处理

1.观察血压、脉搏、呼吸及尿量，测定血红蛋白及血球压积，观察血容量补充情况。

2.继续吸氧，持续胃肠减压。

3.继续静脉输液，应用大量广谱抗生素，如青霉素或先锋霉素静脉滴入，防止感染。

4.观察腹腔引流液内有无胆汁及新鲜血液，若无胆汁及继续出血，手术后48～72小时可拔除烟卷式引流。

5.手术后，如无腹胀或已排气，可进流食。

第十七节　脾切除术

长期以来人们把脾脏看成是一个可有可无的器官，认为切除脾脏不妨碍人体健康。近年来随着医学的发展，特别是免疫学的发展，人们对脾脏的生理功能有了进一步的认识，无脾会引起（主要是儿童）免疫功能缺陷等影响已日渐为外科界重视，因此对脾切除的利弊得失重新进行了评估，从而推进了脾脏外科解剖和手术方式的发展，脾切除术已不是脾脏手术唯一的方式。

一、解剖要点

（一）脾脏的位置与毗邻

脾脏是一个富于血供的淋巴器官，紫红色，质软而脆，位于左季肋部深处被第9～11肋所掩盖，正常时肋弓下难以触及。其外面贴膈，内面中部有脾门，脾门与胰尾相邻，前方与胃相邻，后方邻左肾及左肾上腺，行脾切除术时不可伤及周围脏器。

（二）脾的韧带

除脾门外，脾的各面均被腹膜所遮盖，腹膜反折形成韧带与邻近器官相连，支持并固定脾脏。进行脾切除术时，必须切断这些韧带。

1.脾胃韧带

脾胃韧带为脾门至胃大弯的腹膜皱襞，其上部内有胃短动脉、胃短静脉，下部内有胃网膜动脉、胃网膜静脉。此韧带有时很窄，使胃大弯与脾门紧密相邻，切断此韧带时应避免误伤胃壁或引起脾撕裂。

2.脾结肠韧带

脾结肠韧带是脾下极与结肠脾曲之间的腹膜皱襞，此韧带较短，脾切除术中切断此韧带时，要注意勿伤及结肠。

3.脾肾韧带

脾肾韧带为脾门至左肾前面的腹膜皱襞，其中有脾蒂和胰尾，脾蒂包括出入脾门的动脉、静脉、淋巴和神经。脾切除术切断、结扎脾蒂的血管时，注意不可伤及胰尾。

4.脾膈韧带

脾膈韧带是脾上极与膈肌之间的腹膜皱襞，脾肿大时它亦随之增大，门静脉高压症时，韧带内的小血管就成为门、腔静脉间的侧支循环径路，手术中如果未予以结扎就切断韧带，可引起手术中或手术后出血。

如果上述韧带和脾蒂过长，使脾不能固定于正常位置，则称游走脾。

（三）脾的血管

脾动脉由腹腔动脉分出后沿胰腺上缘走向左侧，经脾肾韧带达脾门附近，进入脾门前分上、下两支或上、中、下三支，再分为二级分支或三级分支进入脾门。脾脏除主干发出的分支外，尚有一支独立的上级动脉和下级动脉，前者发至脾动脉的胰段，后者可由胃网膜左动脉或脾动脉的下支发出。脾静脉由脾门处的2～6条（常见为3条）属支组成，位于脾动脉的后下方，行于胰尾和胰体后面上部的胰沟中。脾静脉比脾动脉粗一倍且壁薄，巨脾切除手术中分离、结扎此静脉时应仔细操作，以免破裂出血。脾静脉的属支中包括胰腺支，手术分离脾静脉与胰尾时应注意勿损伤胰腺支而出血。

（四）副脾

15%～40%的人有副脾，多位于脾门、脾蒂、大网膜等处。因脾功能亢进而进行脾切除时，必须同时切除副脾，否则副脾可发生代偿性脾功能亢进。

二、适应症

（一）原发性脾功能亢进

1.先天性溶血性贫血，如先天性溶血性黄疸和地中海贫血等。

2.自体免疫性溶血性贫血。

3.原发性血小板减少性紫癜。

4.血栓形成性血小板减少性紫癜。

5.原发性脾源性中性粒细胞减少症和全血细胞减少症。

（二）继发性脾功能亢进

1.炎症性（如黑热病、疟疾等）脾肿大伴有明显的脾功能亢进者。

2.门静脉高压引起的充血性脾肿大和脾功能亢进者。

3.脑磷脂网状内皮细胞病（Gaucher病）和神经磷脂网状内皮细胞病（Niemann-Pick病）等引起的脾肿大脾功能亢进者。

4.淋巴瘤、白血病、骨髓纤维化症等疾病引起脾肿大和继发性功能亢进者。

（三）游走脾

（四）脾脏肿瘤

（五）脾脏囊肿、脾脓肿

（六）脾破裂

1.脾破裂严重。

2.脾动脉、静脉损伤，脾脏失去活力不能保留。

3.合并严重的联合伤或严重出血、休克威胁生命，必须迅速结束手术者。

4.合并腹腔内脏器损伤而腹腔明显污染者。

5.病理性脾破裂。

6.老年人脾破裂。

三、手术前准备

1.外伤性脾破裂常伴有失血性休克，应在积极抗休克治疗的同时进行急诊手术。

2.对有肝硬化、年老、体弱的病人，要重视对脾脏的保护及心、肺的代偿功能。门静脉高压症的病人，在腹水消退、病情稳定后再手术。

3.有些择期施行脾切除者，需特别注意血液学方面的检查，矫治贫血和凝血功能异常。

四、麻醉和体位

全身麻醉或连续硬脊膜外腔阻滞麻醉。体位可采用仰卧位，左侧腰部垫高30°；行胸腹联合切口时，垫高45°，略向右侧卧位。

五、手术步骤

（一）切口

在左上腹直肌切开，切口可向左横行延长成"L"形，或取左侧肋缘下斜切口。脾周围粘连严重者，可考虑选用左侧胸腹联合切口。

（二）探查

1.脾脏破裂大出血时的腹腔探查及处理

开腹后可一边吸除血液，一边向脾门及血块最多处探查，并立即用手捏住脾蒂控制出血，快速清理手术野，改善显露。如仍有活动性出血，则可能合并有其他脏器或血管损伤，应立即查明并及时处理。

2.慢性脾病的腹腔探查

包括了解充血性脾肿大的原因，脾脏与周围组织的关系，以及脾病所引起的局部解剖上的改变等，从而验证诊断，了解病变和决定术式。

3.结扎脾动脉

探查完毕后，若因充血性脾肿大而行脾切除，一般先结扎脾动脉，使脾脏缩小、变软。做法是将胃底向右侧、胃向肝侧牵开，显露脾胃韧带，在无血管区剪开一小孔，沿胃大弯向左上结扎、切断（图9-69），胃短动脉、短静脉靠近脾的上极，可暂不处理。此时，显露出网膜内的胰尾及部分胰体，在其上缘可触及或见到有搏动的脾动脉。用镊子提起脾动脉表面的后腹膜，剪开1～2 cm，露出脾动脉，用直角钳或细长弯血管钳分离出脾动脉一段约1 cm左右，并用钳带过两根粗丝线，做脾动脉的双重结扎，但暂不切断脾动脉（图9-70）。

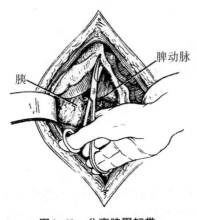

图9-69　分离脾胃韧带

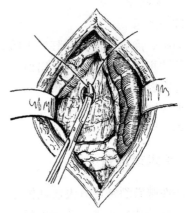

图9-70　结扎脾动脉

（三）游离脾脏

脾脏游离的关键，在于充分地分离和处理脾肾韧带及脾膈韧带。尤其是巨大的脾脏，粘连及侧支循环较多，操作不容易。可先将脾脏向上翻，结扎、切断脾结肠韧带（图9-71），注意勿损伤结肠壁及结肠系膜的血管。分离完毕后，再将脾脏向内侧翻转，显露脾肾韧带，并予以分离、切断、结扎（图9-72），然后手术者右手伸入脾膈间，将脾与膈面或肝左叶的疏松粘连行钝性分离，如为紧密的血管性粘连，则要在直视下钳夹、切断、结扎（图9-73）。

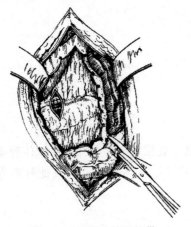

图9-71　分离脾结肠韧带

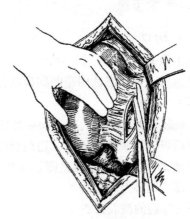

图9-72　分离脾肾韧带

（四）处理脾蒂

手术者右手伸入脾上极的后侧面，将脾脏连同胃底托出腹腔，但避免过度牵拉脾蒂。

将尚未处理的胃短动脉、短静脉进行结扎、切断。然后尽量推离胰尾，使脾蒂游离，用两把脾蒂钳和一把大弯血管钳夹住脾蒂。在近脾侧的血管钳与脾蒂钳间切断脾蒂（图9-74）。取出脾脏。脾蒂用粗丝线做双重结扎，并贯穿缝扎一次。

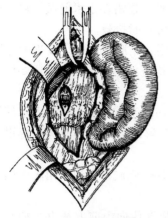
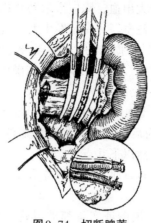
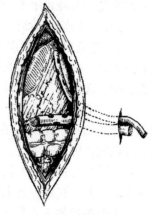

图9-73　分离脾膈韧带　　　　图9-74　切断脾蒂　　　　图9-75　腹腔引流

（五）切除脾脏后，需处理分离面的出血点，并检查胃短动脉、短静脉以及脾蒂部有无活动性出血，如有出血需及时处理，脾窝处渗血可用热盐水纱布垫压迫数分钟。一般在左膈下脾窝处放置橡皮管引流（图9-75）。

如果脾脏不大，又无粘连，不必先结扎脾动脉。手术者可用手将脾脏托出腹腔外，逐个处理各韧带，最后结扎脾蒂部的动脉、静脉，切除脾脏。

（六）副脾的功能与脾脏相同，故当脾功能亢进（血小板减少性紫癜、溶血性黄疸等）而行脾切除术时，应一并将副脾切除，以免症状复发。

六、手术中注意事项

（一）避免大出血。引起大出血的原因很多，常见的有：

1.撕裂脾附近的韧带出血

多因分离脾各附着韧带尚未充分时，就急于将脾托出进行脾蒂处理。这种出血多为持续性，常会招致失血性休克。防止办法是尽量分离、切断、结扎各附着韧带后再将脾托出。

2.脾膈韧带和膈面粘连渗血

虽出血量较少，速度缓慢，但如持续不停，最后也会大量失血。手术中最好能在直视下分离此处粘连，分离后要仔细检查，如有渗血，需及时缝扎止血。

3.撕裂脾门大出血

多发生在托出脾时操作不当，牵拉过甚，在脾门上方发生撕裂而大出血。如仔细操作，避免用力过猛，是可以避免的。

4.脾动脉扎断大出血

门静脉高压症时，脾极度充血肿大，脾动脉亦相应增粗。在胰体部、尾部分离结扎脾动脉时，如过于用力，可扎断脾动脉而致大出血。所以，在结扎脾动脉时（特别是近心端第一个结时），用力只是以闭合血管腔为度，以防过于用力而扎断。万一发生，可用左手指按住胰体上方脾动脉的近端，控制出血后再处理扎断处。同时，在分离脾动脉时，要保持手术野清晰，避免在血迹模糊中用血管钳盲目分离或钳夹，以免刺破其下方的脾静脉，引起更大的出血。一旦刺破脾静脉，应立即用纱布垫压迫，多可止血。

总之，脾切除术中发生意外的大出血，常使病人失血过多，发生休克，严重影响到手术后的恢复。为防止手术中意外大出血，除应采取防止措施外，还需在手术前做好输血准备，包括良好的输液通道、充足备血等，一旦发生大出血，可及时抢救。

（二）避免附近脏器损伤，最易损伤的是胃大弯部、胰尾、结肠脾曲等。发生的原因是显露不佳，出血较多时盲目钳夹。除了手术中仔细操作、检查外，在脾切除后还要仔细检查，如发现损伤，应及时修补。

（三）脾破裂引起腹腔内大出血时，病情紧急，施行脾切除术就不能像择期手术那样按部就班地进行。同时，在出血后，脾及其附近脏器的正常解剖关系常不能辨认得很清楚。在做紧急脾切除术时，应注意以下几点：

1.采用左上腹旁正中切口或腹直肌切口，操作方便、迅速。剖腹后尽快吸出腹腔内积血和血块，便于找到出血来源。

2.右手迅速伸入左膈下区，摸清证实是脾破裂后，将脾握住向内前方托出。如有困难，则可用示指和中指钝性分离脾后部的腹膜（即脾肾韧带左叶）。

3.将厚纱布垫塞入左膈下脾窝部，压迫止血，以防止脾再滑入腹腔，便于操作。

4.用三钳法处理脾蒂。此时还需要注意检查在紧急情况下，是否有误夹附近脏器（如胃大弯、胰和结肠等）的情况。

5.脾切除后，要取尽腹内残留的脾碎块组织。去除纱布垫后，要检查和结扎脾膈韧带或脾肾韧带处的止血点。其他和择期脾切除术一样，缝合腹壁前，左膈下须放置引流。

七、手术后处理

1.观察有无内出血，常规测量血压、脉搏和血红蛋白的变化。观察膈下脾窝引流管的情况，如有内出血倾向，应及时输血补液，如确系持续性大出血，则应考虑再次手术止血。

2.脾切除术对腹腔内脏器（特别是胃）的刺激较大，所以应放置胃肠减压管，防止术后发生胃扩张。手术后2～3日再恢复进食。

3.很多施行脾切除术的病人，肝功能较差，手术后应充分补充维生素、葡萄糖等，如疑有肝昏迷，应及时采取相应的防治措施。

4.注意肾功能及尿量的变化，警惕肝肾综合征的发生。

5.手术后常规应用抗生素，以防治全身和膈下感染。

6.及时测定血小板计数，如迅速上升达$50×10^9$／L以上，则可能发生脾静脉血栓，如再出现剧烈的腹疼和血便，则提示血栓已蔓延到肠系膜上静脉中，需及时使用抗凝血治疗，必要时手术治疗。

7.手术后第2～3天拔除引流，第7～10天拆除皮肤缝线。

八、手术后并发症

（一）腹部并发症

1.出血

术后迟发性腹内出血常发生在脾功能亢进和肝功能不佳的病人。对于这些病人，应在手术前、手术后采取措施，改善凝血功能，以防治出血。

2.膈下感染或脓肿

多继发于膈下积血的病人。手术后3～4日后，体温又复升高者，要高度警惕，及时详查。如已形成脓肿，应及时切开引流。

3.手术后急性胰腺炎

虽较少见，但病情很严重，常由于手术中损伤引起。对于有剧烈上腹或左上腹疼痛的病人，应及时测定胰淀粉酶，以明确诊断，及时处理。

（二）肺部并发症

肺不张和肺炎最为常见，尤其是老年人更易发生。如有左侧胸腔反应性积液，应疑有膈下感染，但亦可为肺部并发症所致，应及时行胸腔穿刺抽液，进一步诊治。

（三）其他并发症

1.脾静脉炎

手术中结扎脾静脉后，因远端成为盲端，故极易产生血栓，如并发感染后常出现高热、腹痛和败血症等症状，应注意防治。脾静脉炎常为脾切除术后高热不退的主要原因，但也须注意除外由于脾切除术后，病人免疫力下降易导致感染的可能。

2.手术后黄疸和肝昏迷

多发生在肝硬化的病人，一般预后较差，应提高警惕，及时防治。

第十章 骨科部分基础手术

第一节 骨折内固定概论

目前，随着治疗手段的发展，大多数骨折可用闭合复位方法治疗，少数可用闭合复位加经皮穿针或撬拔治疗，但仍有一部分骨折必须经手术治疗。手术者应根据病人及骨折的具体情况，并结合技术及设备条件慎重选择手术方案。

一、适应症

1.非手术方法复位未成功者，多为骨折断端间有肌肉或软组织嵌入等。

2.有移位的关节内骨折，如骨片较大，会影响关节功能，手法复位对位不好，将影响关节功能者。

3.有严重移位的骨骺分离和骨折，如不能正确复位，紧密接触和牢固固定，易发生不愈合，畸形愈合以及骨骺发育停止。

4.手法复位及外固定未能达到功能复位的标准而将严重影响功能者。

5.严重移位的撕脱性骨折，用闭合方法难以复位和维持复位，如髌骨、鹰嘴等处骨折，经内固定后可早期进行功能锻炼。

6.骨折并发主要的血管损伤，在切开处理血管时，宜同时做复位与内固定。

7.多处骨折为便于护理及治疗、防止发生并发症可选择适当的部位施行手术内固定。

8.开放性复位方法治疗后和闭合性复位方法治疗后发生的骨不连接。

9.完全性或部分离断的断肢，行再植术时需行固定骨折，然后行血管和神经吻合。

10.病理性骨折。

11.为降低因长期卧床制动和不固定所致的伤残或降低死亡率，对老年病人的粗隆部位骨折行内固定术。

12.开放骨折进行早期清创后可做适当的内固定。但污染严重时，可不做内固定，另选处理方法。

二、对内固定的要求

切开复位的时机须视病情和局部指征而定，对开放骨折或脱位并发血管损伤的骨折，需紧急手术，但若合并胸腹部或颅脑损伤或严重休克，则应先紧急处理危及生命的其他损伤。对一般的闭合性骨折，可择期手术。

三、内固定的材料

骨折内固定近年来进展很快，国内外做了大量全面的研究工作，相应地也产生了多种类型的内固定材料，以下介绍几种常见的内固定物。

（一）接骨板

1.普通接骨板

其仅起骨折断端固定作用，不起加压作用。固定骨干骨折，长度最好大于所固定骨干直径的4～5倍，骨折两端分别以2～4枚螺钉固定，且应离开粉碎的骨折线，螺钉必须恰好穿过两侧皮质（图10-1）。

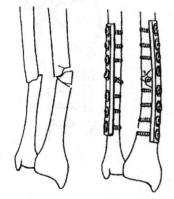

图10-1　尺、桡骨双折钢板内固定

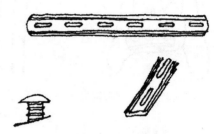

图10-2　带槽接骨板

2.带槽接骨板

固定不牢靠，利用肌肉的张力和收缩，使断端不断维持接触和压缩，消灭间隙（图10-2）。

3.加压接骨板

有两种：一种为加压器型，使用时利用加压器和螺钉使两端相对挤压，其缺点是手术切口长；另一种为自动加压型，各种自动加压接骨板主要依靠改变它的螺钉孔和螺钉帽的形状，使其在螺钉旋入过程中自动产生压缩力，称为自身加压接骨板，其每上一板螺钉，骨折断端增加一次挤压力，最终消除断端间隙，此板固定牢靠，手术后可不用外固定，且允许早期开始功能锻炼（图10-3）。

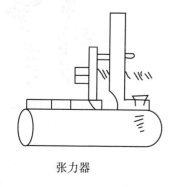

张力器

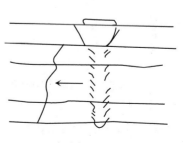

自动加压接骨板

图10-3　加压接骨板

4.加厚接骨板

其没有加压作用，仅钢板的强度大为提高。

5.特殊形状和成角形状钢板

特殊形状的钢板用于骨骼不平直部位的骨折，如干骺端可用T形钢板，胫骨平台用T形或L形等钢板（图10-4）。成角形钢板侧面呈L形，转角的一端为扁平形钉，另一端为钢板。钉与板的连接处有固定角度，如90°、95°、130°等，可用于股骨髁、股骨颈等骨折。

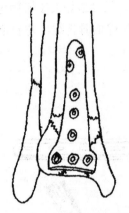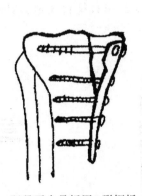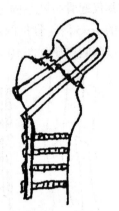

胫骨下端粉碎性骨折用T形钢板　　胫骨平台骨折用L形钢板　　股骨骨折、胫骨骨折用角形钢板

图10-4　特殊形状钢板固定

（二）髓内固定针

1."V"形髓内针与梅花形髓内针

"V"形髓内针与梅花形髓内针可用于股骨干、胫骨及肱骨干等长骨的中上段骨折。"V"形针的横断面呈V形，针头部狭窄，针尾有一小孔，以备拔针之用，梅花形的横断面呈梅花形（图10-5）。

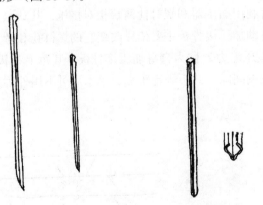

图10-5　V形髓内针和梅花形髓内针

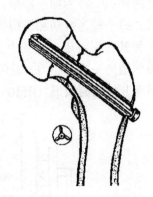

图10-6　三翼钉固定

2.三翼钉

三翼钉用于股骨颈骨折内固定（图10-6）。

3.鹅颈针

鹅颈针用于股骨粗隆间骨折之内固定（图10-7）。

4.弹性髓内针

Rush针或Ender针都属于弹性髓内针，这种固定虽不牢固，但由于肌肉收缩和早期负重引起两骨折断端轴向运动造成相互嵌插而达到稳定骨折的作用（图10-8）。

5.交锁髓内针

髓内钉两端加设螺钉孔，将锁固螺钉穿过骨皮质和螺钉孔做一端或两端交锁固定。钉的两端均交锁者，称为静力性交锁，可防止骨折断端短缩移位和旋转移位。仅在髓内钉的一端用螺钉固定者称为动力性交锁钉（一般为抗扭能力较差的一端）。其在肢体负重时允许压缩力通过骨折断端。临床上常先用静力性交锁髓内钉固定，待骨折初步愈合后，去除一端的锁固螺钉，使其转化为动力性固定，使压缩负荷通过骨折断端，有利于骨折的更好愈合（图10-9）。

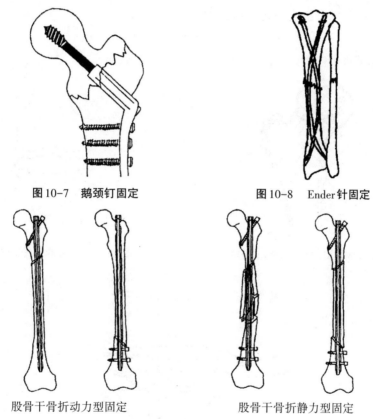

图10-7　鹅颈钉固定　　　　图10-8　Ender针固定

股骨干骨折动力型固定　　　　股骨干骨折静力型固定

图10-9　交锁髓内针固定

（三）其他

1.螺钉

（1）空心松质骨螺钉

用引导针旋入。用于治疗鹰嘴骨折、股骨颈骨折、胫骨上下端骨折、肩关节等部分骨折，具有加压固定作用（图10-10）。

（2）普通螺钉

适用于小骨块或肌腱附着处撕脱骨折内固定，也可用于大斜面骨折内固定（图10-11）。

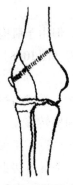

图10-10　肱骨外髁骨折松质骨螺钉内固定

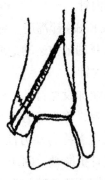

图10-11　胫骨内髁骨折螺钉内固定

（3）松质骨加压螺钉

多应用于内外踝骨折内固定（图10-12）。

（4）骨螺栓

用于骨髁部骨折内固定（图10-13）。

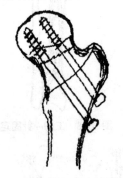

图10-12　股骨胫骨折空心松质骨螺钉固定

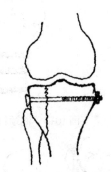

图10-13　胫骨髁部骨折螺栓固定

2.钢针

用途很广，小于1.5 mm称克氏针，大于此称斯氏针，除可用于牵引外，可用于单独固定骨折（图10-14）。

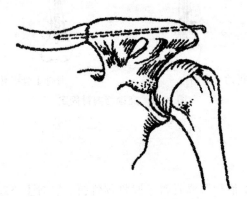

图10-14　锁骨骨折克氏针内固定

3.钢丝

内固定用，亦可与钢针联合应用于张力内固定（图10-15）。

4.记忆合金

用特殊金属制成，加热后可随意改变原形，与体温平衡后可自行恢复其原形（图10-16）。

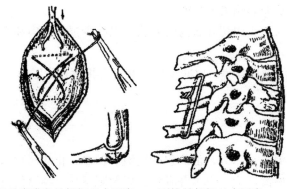

尺骨鹰嘴突骨折钢丝内固定　　颈椎骨折钢丝内固定

图10-15　钢丝内固定

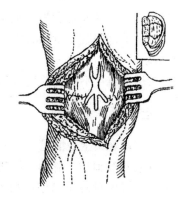

图10-16　聚髌器固定后

四、手术前准备

1.除一般要求外，对闭合性骨折要求手术区无伤口及感染。

2.上肢手术一般用臂丛麻醉，必要时全麻，下肢多用腰麻或硬脊膜外腔阻滞麻醉，范围小可用局麻，椎板手术可用局麻。

五、手术步骤

1.采用病人舒适又便于手术显露的体位。常规消毒，铺无菌巾及手术单。

2.四肢手术应尽可能在止血带下进行，以减少出血，使显露清楚，但应尽量缩短使用时间，每次不超过1.5小时。不可过久，以免发生缺血坏死或神经麻痹。如需继续使用，则在放气后，局部加压约5～10分钟，再充足气囊内气体，继续使用，但第二次时间应较第一次短。

沿肌间隔或肌肉间隙进入，适当剥离骨膜以显露骨折，要熟悉解剖关系，以免损伤血管和神经。要注意保护重要的血管和神经。

3.复位与固定

以钢板为例，在牵引与反牵引下，将骨折远折端对近折端复位，如有重叠，可用骨膜剥离器探入骨折断端稳妥地撬开骨折断端复位，有时须用持骨钳夹住两断端用折顶复位，复位后用骨折固定器夹住钢板和骨折断端，在保持骨折良好对位情况下用螺丝钉固定。在钢板孔处进行骨钻孔，应掌握好钻入的方向，勿扭曲，以防钻头折断。在即将钻透对侧骨皮层时可用骨膜剥离器保护，以防止突然钻透而损伤对侧软组织。选用合适长短的螺丝钉对正钻孔方向拧紧，最后检查固定是否牢靠。

4.伤口处理

完全止血后，彻底冲洗伤口，去除骨屑及凝血块，分别缝合肌肉、深筋膜、皮下组织及皮肤。

六、手术中注意事项

1.应选用较直接的切口，但应避免骨折部位正对皮肤切口，在关节处宜选用弧形或横行转折切口，防止愈合后瘢痕挛缩，从而影响关节功能。

2.手术进路宜尽量循肌肉间隙进入，少用切开肌肉的方法，以减少损伤肌肉和影响关节功能。

3.尽量避免不必要的显露和过多的剥离骨膜，以减少损伤和对骨折愈合的影响。

七、手术后处理

1.密切观察全身情况

注意观察血压、脉搏、呼吸、体温、意识等，治疗包括输液、输血、止痛药物和抗生素物等，及时处理手术创伤和失血、麻醉反应、手术并发症，以及观察是否继续失血，病情是否加重等。

2.密切观察局部情况

包括抬高患肢、加强护理、观察创口出渗血、观察患肢血液循环、预防褥疮和并发症、观察创口感染等。

3.外固定应用

多数四肢骨折术后需用石膏托外固定。

4.功能恢复锻炼

尽量早期进行全身和肢体的功能锻炼，内容和方法需按受伤的部位、手术方法及一般健康状况而定。

第二节　骨科常用手术器械

为使骨科手术顺利进行，必须备有骨科专用器械，手术医师须熟悉这些器械，掌握使用技术，才能减少组织创伤和缩短手术时间，完成手术。

一、止血带和驱血带

在做四肢手术时，若应用止血带，可使出血减至最低限度，从而使手术视野清晰，且易于在手术中辨认各种组织，便于手术操作，缩短手术时间，但需注意，在血栓闭塞性脉管炎、动脉血栓形成、幼儿和明显消瘦的病人禁用止血带，使用中应注意捆绑的方法、部位和定时松解等，以免发生肢体缺血和神经麻痹等并发症，在应用止血带之前应抬高患肢高于心脏平面2～3分钟，并用橡皮驱血带将肢体内的血液驱至止血带的近端，手术完毕时，必须将止血带完全松解，彻底止血后，方可缝合伤口。现在一般均使用气囊止血带。

1.气囊止血带

由于气囊止血带的压力是平均作用于该肢体较大面积上，所以比较安全，在成人行上肢手术时，气囊充气后压力应维持在33.3～40 kPa（250～350 mmHg），上肢应用气囊止血带的时限应为 1 小时，下肢手术时，气囊止血带充气后压力应维持在 46.7～53.3 kPa（350～400 mmHg）之间，维持时限不超过 1.5 小时；气囊止血带可用于儿童，但气囊止血带的压力应适当减小，如因手术复杂，需时较长，可在到达上述时限后先用湿纱布填塞于切口内，并以手对创面维持一定压力以止血，然后放尽气囊止血带内气体并结扎止血，10 分钟后，再充气至原有压力，开始第二个止血带时限，若手术时间很长，可连续应用此法。

2.橡皮驱血带

橡皮驱血带约 8 cm 宽，500 cm 长，自指或趾端开始，在肢体上像缠绷带一样，用力环形包扎，逐步向近端至上止血带平面处，借此将肢体内的血液驱赶到止血带平面以上。上妥止血带后，再取去橡皮驱血带。

对肢体有感染、肿瘤及血管病变的病人，禁忌使用驱血带。

二、牵开器

骨科手术除了应用一般的牵开器外，还可根据手术部位的不同，选用一些具有特殊性能的牵开器。胫股牵开器的弧形圆头可插入骨干以下，在手术中保护周围的软组织；在脊柱手术时，应用自动牵开器可充分显露手术野，且有压迫软组织、协助止血的作用（图 10-17）。

三、骨膜剥离器

使用骨膜剥离器（又称骨膜起子）可将附着于骨面上的骨膜及软组织自骨面上剥离下来，骨膜剥离器有多种不同形状（图 10-18）。

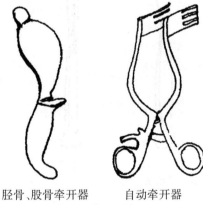

胫骨、股骨牵开器　　自动牵开器

图 10-17　牵开器

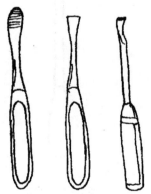

图 10-18　各种骨膜剥离器

四、持骨器

持骨器用于夹持骨折断端，使之复位并保持复位后的位置，以便于进行内固定，有骨钳和骨夹两种形式（图 10-19）。

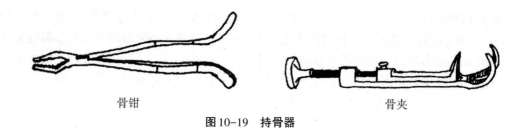

骨钳   骨夹

图10-19　持骨器

五、骨钻和钻头

有手摇钻及电动钻、气钻等，前者结构简单，只能用于在骨上钻孔，后者结构复杂，除可用于钻洞外还附有各种形状和大小不等的锯片，装上锯片后即成电动锯、气锯，通常选用钻头时需稍细于螺丝直径。

六、骨锤

骨锤用金属制成，一般按重量分成轻、中、重三型（图10-20）。

七、骨凿和骨刀

骨凿的头部仅有一斜坡形的刃面，主用于修理骨面和取骨。骨刀的刃面由两个相同坡度的斜面构成，主要用于截骨和切骨。有各种宽度的骨凿和骨刀（图10-21）。

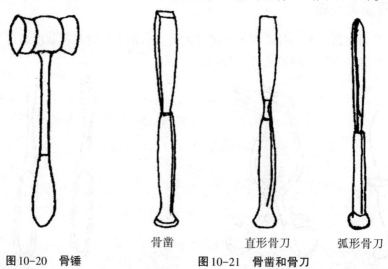

骨凿　　　　　　直形骨刀　　　　弧形骨刀

图10-20　骨锤　　　　　　图10-21　骨凿和骨刀

八、骨剪和咬骨钳

骨剪用于修剪骨片和骨端，咬骨钳用于咬除骨端的尖刺或突出的骨缘。骨剪和咬骨钳均有单关节、双关节之分（图10-22）。

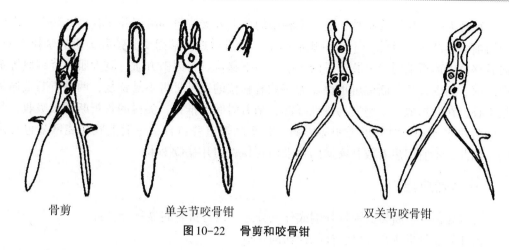

骨剪　　　　　单关节咬骨钳　　　　　双关节咬骨钳

图10-22　骨剪和咬骨钳

九、刮匙

刮匙用于刮除骨腔内的小死骨、肉芽组织和瘢痕组织等（图10-23）。

十、骨锉

骨锉用于锉平骨的断端，扩大或修整髓腔（图10-24）。

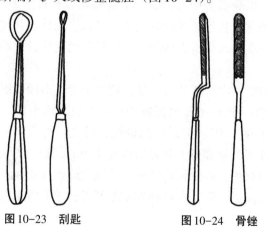

图10-23　刮匙　　　　　图10-24　骨锉

第三节　上肢骨折、脱位

锁骨骨折

锁骨骨折好发于中、外三分之一处，多由间接暴力引起，跌倒以掌心或肩部外侧着地是造成锁骨骨折的常见原因，成人多为短斜骨折；直接暴力作用于锁骨可产生横形骨折和粉碎性骨折，粉碎性骨折的骨折片如向下移位，有压迫或刺伤锁骨下神经和血管的可能。如骨折片向上移位，有穿破皮肤的可能，从而形成开放骨折。

锁骨为一双弧形管状骨，横置于胸壁的前上方支持肩部组织并使其离开胸壁，内侧一半向前弧形凸出，外侧一半向后弧形凸出。骨折后近折端因受胸锁乳突肌的牵拉而向上，向后移位，远折端因受上肢重量的影响，向下移位。又因斜方肌、胸大肌、背阔肌等牵拉而向前、向内移位，断端可重叠。大多数有移位的锁骨骨折不易整复，两骨折断端通常互相重叠，在此形成一个坚实的骨性隆起，随着时间的推移，尖锐的骨折断端被吸收，其隆起的骨块将缩小，对外形无明显影响。骨折断端重叠愈合，一般上肢功能恢复也是满意的，因此，不宜因患者或其家属的要求而轻易做切开复位手术。

一、适应症

1.有喙锁韧带断裂的锁骨外端或外三分之一段骨折有明显移位骨折。

2.开放性骨折或合并血管神经损伤的骨折。

3.骨折断端或移位的骨碎片压迫臂丛神经，用闭合方法不能解除压迫。

二、手术步骤

1.局部浸润麻醉或全麻。

2.病人仰卧位，伤侧肩部垫高。

3.克氏针内固定　以骨折为中心沿锁骨上缘做切口，长约2～5 cm，切开皮肤、皮下组织，暴露两侧骨折断端，从远侧骨折断端逆行插入克氏针，并使之穿出皮肤外，骨折断端复位再将克氏针自外端穿入骨折内侧段，剪除过长的克氏针外端部分，并将外端弄弯埋于皮下。

4.钢板螺丝钉内固定　皮肤切开后，显露锁骨上缘，沿锁骨纵轴切开锁骨骨折，进行剥离，整复骨折后，取一个4～6孔钢板置于锁骨上面，用小型骨折固定器将骨折断端连同钢板固定于满意的位置，用钻头通过钢板孔钻骨孔，拧入4～6枚合适长度的螺丝钉，必要时可植骨。但应注意，在锁骨上钻孔时应非常小心，钻的方向应向前下方，不可向后下方，并用骨膜剥离器保护，以免损伤锁骨下静脉和胸膜等重要组织。

5.张力带钢丝行内固定　但凡有喙锁韧带断裂者，于开放复位内固定时，须同时修复喙锁韧带（图10-25）。

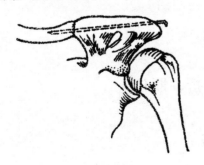
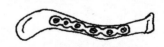
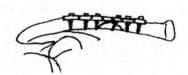

克氏针内固定　　　　　　　　　　　　　钢板内固定

图10-25　锁骨骨折固定

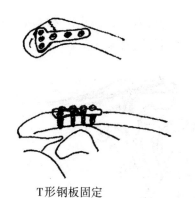
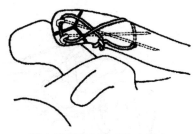

T形钢板固定 张力带钢丝和克氏针内固定

续图10-25 锁骨骨折固定

三、手术后处理

手术后用三角巾悬吊患肢3～4周,骨折可在8～12周内愈合,半年后可取除内固定材料。

肩锁关节脱位

多为直接暴力引起,如肩关节处于外展内旋时,此时肩部着地或暴力冲击于肩的顶部,可引起肩锁关节脱位。

肩锁关节为一滑动关节,其关节面平而呈椭圆形,其轴线向后,锁骨关节面横卧于肩峰关节面上。关节囊较弱,但有上下肩锁韧带加强,且有喙锁韧带及喙肩韧带分别将锁骨外端和肩峰紧扣于喙突上。

一、适应症

1.对于完全性肩锁关节脱位者复位较易,维持复位较难,不能取得满意效果,一般主张采用切开复位内固定并修补喙锁韧带。

2.对于2周以上的陈旧性肩锁关节脱位者主张手术。

二、手术步骤

1.局麻或全麻。

2.病人仰卧位,患肩下垫高。

3.沿肩峰和锁骨外端的前上缘做一锁骨上切口,其内侧端在三角肌和胸大肌之间向下弯曲延伸,于锁骨和肩峰的前缘在骨膜下剥离。

4.将斜方肌和三角肌在附着处切开、分离并牵开,暴露肩锁关节、喙突及肩锁韧带。

5.注意仔细保护静脉,清除碎骨片及关节间组织,复位肩锁关节。

6.将2根克氏针穿过肩峰、肩锁关节,直至锁骨外段4～5 cm,剪除多余克氏针,折弯远端埋于皮肤下。

7.修复肩锁韧带、关节囊和喙锁韧带,再将斜方肌和三角肌的边缘在锁骨及肩峰处褥式缝合。

8.修补喙锁韧带时可将喙肩韧带切断，在锁骨下方切成斜面，钻孔，将喙肩韧带缝以粗丝线，线头穿入小孔，将韧带拉入髓腔，结扎丝线或用筋膜修复（图10-26）。

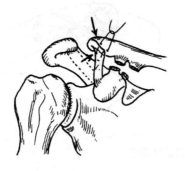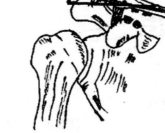

喙肩韧带移植至锁骨外侧端　　　　　　　喙锁韧带的重建

图10-26　肩锁关节脱位固定

三、手术后处理

手术后用三角巾悬吊患肢2周后开始主动活动，6～8周后去除内固定。

肱骨外科颈骨折

此骨折多为间接暴力引起，如跌倒时手或肘着地，暴力沿肱骨干向上传导冲击引起骨折；肩部外侧直接暴力亦可引起骨折。

肱骨外科颈位于解剖颈以下2～3 cm，相当于大小结节下缘与肱骨干交界处，此处由松质骨向密质骨过渡且稍细，是解剖上的薄弱环节，易于发生骨折，紧靠肱骨外科颈内侧有腋神经向后进入三角肌内，还有臂丛静脉和腋静脉经过，骨折时有可能发生血管、神经损伤，在青少年，肱骨颈部为肱骨上端的骺板，容易发生骨骺分离或骨折。

一、适应症

1.肱骨外科颈骨折移位严重，骨折手法整复失败者，一般断端不稳定，有软组织嵌入其间。

2.骨折并发肩关节脱位手法整复失败者。

二、手术步骤

1.臂丛麻醉。

2.仰卧位，患肩垫高。

3.从喙突外侧锁骨下缘起，沿三角肌与胸大肌之间向远侧延伸，切口长约8～10 cm。

4.沿切口切开筋膜，在三角肌和胸大肌间隙找出头静脉连胸大肌一起牵向内侧，将三角肌牵向外侧，显露胸大肌附着于肱骨的部分，结扎横过骨面至三角肌的血管分支。腋神经行经三角肌深面，牵拉时注意防止损伤。

5.显露骨折，可将骨膜切开，在牵引和对抗牵引下复位骨折用螺丝钉、克氏针或接骨板行内固定。螺丝钉可从骨折线下2～3 cm处由外侧斜向进入肱骨头，螺钉需有足够的长度，使骨折牢固固定，1～2根螺钉可维持复位（图10-27）。

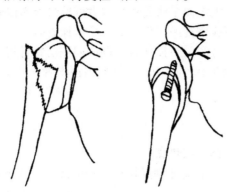

图10-27　肱骨外科颈骨折螺丝钉内固定术

6.如为骨骺分离，为减少骨骺损伤，可使用克氏针1～2根，但注意针尾于骨外折弯，放置负压引流关闭创口。

7.亦可使用Y形钢板及张力带内固定，沿皮肤切口一直切到锁骨外端骨膜，并显露出肩锁关节上部，打入交叉克氏针，然后在锁骨外端骨折处的内侧钻一小骨孔，用钢丝交叉扎紧。

三、手术后处理

1.伤肢用外展架固定于外展60～70°，前屈30～45°。

2.手术后伤肢在无痛苦下，开始伤肢未固定部位的功能锻炼，4～6周去除外展架，改用三角巾悬吊并练习肩部摆动和旋转活动直至骨愈合牢固。3～6个月去除内固定物。

肱骨干骨折

肱骨骨折好发于中部，其次为下部，上部最少，上、中1/3骨折大都由直接暴力所致，多为横形骨折或粉碎性骨折；肱骨干中、下1/3骨折多由间接暴力所致，多为斜骨折或螺旋骨折，易合并神经损伤。

肱骨干为一长管状骨，中段以上呈圆形，较粗，以下逐渐变细，至下1/3逐渐变成扁三角形，并稍向前倾。而其营养动脉于肱骨中段穿入，向远近两端分布，所以中段以下骨折常因营养而影响骨折愈合，而肱动脉、肱静脉、正中神经及尺神经均在上臂内侧，沿肱二头肌内缘下行。但桡神经自腋部发出后，在三角肌粗隆部自肱骨后侧桡神经沟，紧贴肱骨干，由内后向外前绕行向下。当肱骨中下1/3段骨折时易于合并桡神经损伤。

肱骨干骨折有以下特点：①上臂的肌肉不如大腿强壮，骨折后断端很少有重叠倾向，相反，在治疗中发生断端分离而引起骨延迟愈合者却常见。故牵引疗法及悬垂石膏疗法除长斜或螺旋骨折外均不宜采用。②上臂肌肉不如大腿丰富，骨折较易复位，且外固定较易达到目的，采用小夹板可不必固定上下关节。③肱骨干血运丰富，骨痂形成较多，大多数肱骨干骨折能在6～8周迅速连接。④肱骨干骨折断端牵引过度发生分离或骨干中、下1/3

横骨折，其远侧断端缺血，固定不牢者，可出现骨愈合迟缓甚至骨不连。

一、适应症

1.因骨折断端夹有软组织而手法复位失败者或肱骨有多段骨折者。

2.肱骨骨折合并血管或桡神经损伤，需要手术探查者。

3.同一侧肢体有多处骨和关节损伤者，例如同侧前臂骨折者。

4.开放性骨折，伤后在48小时内，经彻底清创术者。

二、手术步骤

1.臂丛麻醉或全麻。

2.病人取仰卧位，患侧肩部垫高。

3.以骨折部位为中心，取前外侧纵切口，切开皮肤、皮下组织、深筋膜、显露肱二头肌、肱三头肌、三角肌。

4.从肱二头肌、肱三头肌间纵行分开肌肉，显露骨折断端，注意勿损伤桡神经，尽量少剥离骨膜。

5.如为中1/3骨折，横形骨折或短斜形骨折，可用接骨板，最好采用6孔钢板螺钉内固定，亦可用加压钢板。

6.对于中段骨折及上段骨折或多段骨折，亦再用髓内针内固定，但选用髓内针不宜过长，过长易将骨折断端撑开。用髓内针固定可从肱骨大结节处或肱骨内上髁，也可从鹰嘴凹上方凿一长孔进入。

7.选用合适的内固定方法使骨折断端紧密对合，内固定后缝合切口或交锁髓内钉内固定。

8.对于长斜形骨折或长螺旋形骨折，将骨折复位后用2～3枚螺丝钉内固定，亦可取得好的疗效（图10-28）。

三、手术后处理

1.手术后用外展架固定上肢，以防止上、下骨折断端分离和骨折处旋转、剪力和其他方向活动，加压钢板不用外固定。钢板用石膏托外固定。

2.手术后开始无痛苦下的未固定部位的功能锻炼，4～6周去除外固定，三角巾悬吊，开始肩部功能锻炼。

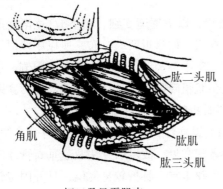

肱二头肌

角肌

肱肌

肱三头肌

切口及显露肌肉

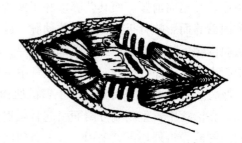

暴露骨折断端

图10-28 肱骨干骨折内固定

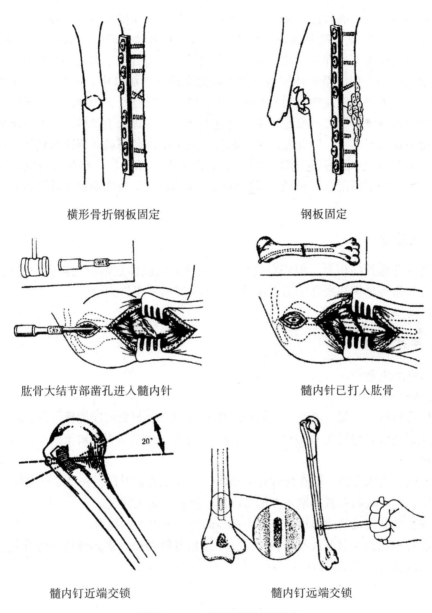

横形骨折钢板固定　　　　　　　　　钢板固定

肱骨大结节部凿孔进入髓内针　　　髓内针已打入肱骨

髓内钉近端交锁　　　　　　　　　髓内钉远端交锁

续图10-28　肱骨干骨折内固定

肱骨髁上骨折

　　肱骨髁上骨折系指肱骨远端内外髁上方的骨折,以小儿为多见。有时可有血管、神经等严重并发症。

　　肱骨髁上骨折为直接暴力或间接暴力所致,跌倒时肘关节半伸或全伸位,手掌着地,暴力经前臂向上传递而达肱骨下端,将肱骨髁推向后上方,同时由上向下的体重和冲力,将肱骨干下部推向前下方,使肱骨髁上发生骨折;跌倒时肘关节屈曲,肘后着地,暴力由肘部传至肱骨下端形成骨折,骨折可伴有向尺侧、桡侧移位,也可旋转移位,也可压迫或损伤肱动脉、正中神经或桡神经。

肱骨下端扁而宽，前有冠状窝，后有鹰嘴窝，两窝之间仅有一层较薄的骨质，故髁上部容易发生骨折。肱骨下端骨骺的纵轴线与肱骨干的纵轴形成一向前约30°～50°的前倾角，肘关节为屈戌关节，在伸直位，前臂完全旋后时，前臂与上臂之间可有10°～20°的外翻，为正常提携角。肘关节的伸屈角度测量以完全伸直为0°（中立位），肘的屈曲角度均以此为起点，肘关节极度屈曲时约为150°。肱动脉、肱静脉及正中神经从上臂的下段内侧逐渐转至肘窝部前侧于肱二头肌腱膜下通过进入前臂。肱骨髁上骨折时，肘窝前部由于有肱二头肌腱膜横行于其上，因此肱动脉、肱静脉及正中神经易被骨折断端刺伤，或被挤压在腱膜与骨折断端之间，引起前臂缺血性挛缩或正中神经挫伤。桡神经与肱骨外髁较接近，故亦有被挫伤之可能。尺神经经过肱骨内上髁的后方，当骨折移位较严重时，亦可被挫伤。

一、适应症

1.骨折合并血管损伤者，但应在骨折手法复位后，肢体远端出现剧痛、苍白、麻木、无脉、感觉异常等早期缺血性挛缩表现时，应不失时机手术探查。

2.手法复位失败者。

二、手术步骤

1.臂丛麻醉或全麻。

2.取仰卧位。

3.切口从肘窝上方起，沿肱二头肌内缘做一直切口，至肘前屈侧横纹处，沿该横纹延伸，至肱桡肌边缘，再转为直切口，向两侧牵开皮瓣。注意勿损伤皮下的头静脉、重要静脉和皮神经。

4.切开肱二头肌腱膜，检查血管有无损伤，如有肱动脉损伤，先将断端夹住。

5.复位骨折，从内外髁各钻入一根克氏针，将骨折交叉固定。

6.修补肱动脉或做静脉移植术，正中神经断裂，可做一期缝合。

7.无血管神经损伤时开放复位内固定，手术取外侧切口，暴露骨折并将其复位，应用克氏针行交叉固定（图10-29）。

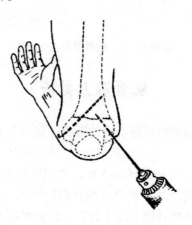

图10-29　肱骨髁上骨折克氏钉交叉固定

三、手术后处理

手术后行上肢石膏固定于肘关节功能位。4周去除石膏并拔除克氏针，进行功能锻炼。

肱骨外髁骨折

肱骨外髁骨折是儿童肘部常见损伤，因此多属于骨骺骨折。骨折块通常包括肱骨外髁、肱骨小头及到滑车外侧部分及干骺端骨折。

肱骨外髁骨折多系间接暴力所致如跌倒时手撑地，桡骨头与肱骨外髁相互撞击及前臂伸展肌的猛烈收缩和牵拉，造成肱骨外髁骨折和移位。

一、适应症

1.严重骨折移位或旋转移位。
2.移位骨折，局部肿胀明显，影响手法复位或手法复位失败者。
3.陈旧性移位骨折。

二、手术步骤

1.全麻或臂丛麻醉。
2.仰卧位。
3.取肘外侧切口，切开皮肤、皮下组织，分离软组织，暴露骨折部，显露外髁骨折块，清除骨折部的血块。
4.将骨折复位，用巾钳夹住，用2根克氏针分别将外髁固定于肱骨干上，其方向由外下向内上，呈45°～60°角，剪短针尾，折弯或螺钉固定，亦可在骨复位后用粗丝线缝合固定（图10-30）。

三、手术后处理

用石膏托固定肘关节于直角位，3周后开始肘关节屈伸锻炼，于锻炼完后仍用石膏固定。骨折愈合后方可拔针。

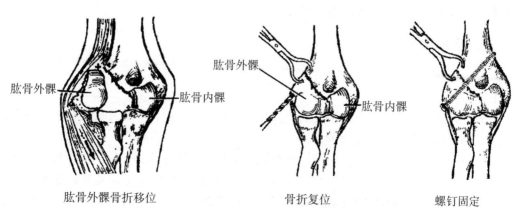

肱骨外髁骨折移位　　　　　骨折复位　　　　　螺钉固定

图10-30　肱骨外髁骨折复位固定

肱骨髁间骨折

肱骨下端三角柱状变得宽而扁，前面内侧有冠突窝，后有鹰嘴窝，末端膨大，内侧形成横圆柱状的肱骨滑车，外侧形成球状的肱骨小头，二者壁覆有关节软骨。肱骨下端向前倾斜，与干之间形成35°角。

多种暴力都可以引起肱骨髁间骨折，但与肱骨髁上骨折由类似暴力引起类似，跌倒时，肘关节处于伸展位，手掌和人体重力向上下传导并集中在肱骨髁部，暴力作用于尺骨，向上撞起使肱骨内外髁分裂，向两侧分离，即造成骨折；肱关节在屈曲位时直接撞击地面，也由于尺骨鹰嘴向上撞击所致，其可形成 V 形骨折、Y 形骨折、T 形骨折。

肱骨髁间骨折特点如下：

①在肱骨内、外上髁分别有腕和手指的屈肌群和伸肌群附着，这些肌肉对内外髁的骨折片起牵拉作用，使骨折块移位明显。

②治疗此类关节内骨折的要求很高，对骨折片必须准确地复位、稳妥地固定，还要求关节能早期活动，减轻关节周围的瘢痕形成，使不妨碍关节功能的恢复。

③如病情适应做切开复位，又欲获得满意的治疗结果者，必须将肱骨远端关节面完善地重建，将骨折碎片妥善地对合和做内固定，要求必须有充分的手术显露，应尽可能采用后侧入路，以充分暴露。同时应将手术创伤降低至最小限度，选用的内固定物也需体积很小而效果最好者。

一、适应症

1.青壮年的不稳定骨折，经手法复位失败。

2.新鲜的开放性骨折。

二、手术前准备

1.手术前应仔细研究肱骨髁间 T 形骨折或 Y 形骨折的 X 射线片，虽然这些片子不能显示骨折部损伤的全貌，但对手术前订出手术计划有重要价值。

2.应准备好各种内固定材料及设备，包括长、短拉力螺丝钉，常规接骨板和螺丝钉，粗细钢丝，大小、长、短不等的螺纹钉等。

三、手术步骤

1.臂丛麻醉。

2.仰卧位。

3.取肘后侧切口，先找到内髁处的尺神经，牵开加以保护，将肱三头肌腱于鹰嘴附着部做舌状切开暴露骨折，清除血肿。

4.认清肱骨下端骨折块移位情况、骨折线、关节面，然后将其复位，但骨常碎成五六块，可先将其固定为较大的两三块于二髁间。用克氏针或骨栓固定，使其转变为髁上骨折，使用克氏针交叉固定或 T 形钢板固定、Y 形钢板固定。如有条件可在 X 射线电视观察下复位和内固定（图10-31）。

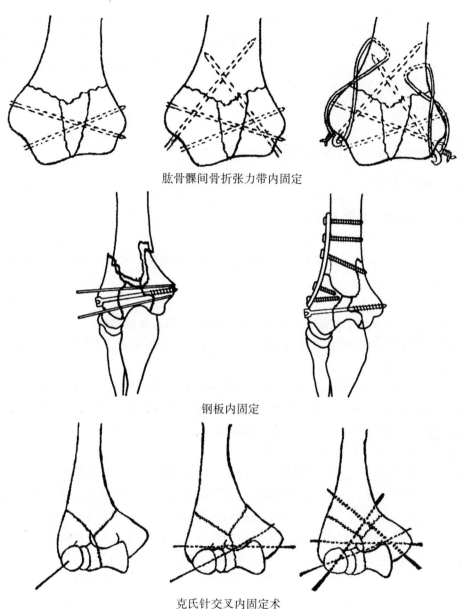

肱骨髁间骨折张力带内固定

钢板内固定

克氏针交叉内固定术

图10-31　肱骨髁间骨折内固定术

四、手术后处理

手术后用石膏托固定患肘于直角位，4～6周拆除石膏，功能锻炼。

尺骨鹰嘴骨折

尺骨鹰嘴骨折是肘部常见损伤，成人多见，大多数病例为关节内骨折，易发生分离移位。直接暴力可造成粉碎性骨折，肱三头肌的猛烈收缩可形成横形骨折。

尺骨鹰嘴处解剖有以下特点：肱肌止于尺骨近端冠状突，肱三头肌止点在尺骨鹰嘴，分别为肘关节屈伸运动的动力；尺骨鹰嘴关节面侧为压力侧，背侧为张力侧，手术治疗中要求准确复位，恢复光滑的关节面，如错位愈合，关节面变得高低不平，则会引起活动受限、延迟康复和并发创伤性关节炎，且固定要有足够的强度，以允许在X射线片上证明完全愈合之前，就能做主动运动锻炼，同时鹰嘴突是肱三头肌的止点，治疗的另一目的是恢复正常的伸肘力量。

一、适应症

骨折移位明显手法复位失败或不宜手法复位者。

二、手术步骤

（一）臂丛麻醉。上臂上气囊止血带。

（二）仰卧位，患肢置于胸前肘关节屈曲90°。

（三）取肘后侧切口，切口自鹰嘴突的近侧2 cm处开始，沿着它的桡侧缘向远侧延伸5 cm。

（四）切开筋膜，剥离骨膜，显露骨折。

（五）确定骨折类型，将肘关节伸展，放松肱三头肌，复位骨折。

（六）用两把巾钳夹将骨折断端维持复位，可应用内固定方法有钢丝交叉固定、钢丝张力带固定、螺钉等。

1.钢丝交叉固定在骨折远侧1.5～2 cm处的尺骨干上横钻一骨洞，再在近侧1.5～2 cm处横钻一骨洞，将钢丝交叉穿过两骨洞，使绕过骨折线的钢丝在鹰嘴背侧紧贴骨面呈"8"字形交叉或环形，抽紧钢丝打结并扭紧固定。

2.克氏针钢丝张力带固定

复位后于骨折线下的尺骨背横行钻一骨孔，穿过钢丝，自鹰嘴近侧端插入克氏针（较粗），越过骨折线5～6 cm，针尾剪短折弯，将钢丝交叉绕过鹰嘴及克氏针，收紧钢丝（图10-32）。固定后肘关节伸屈，在直视下观察对位是否稳定，此外，尚可行鹰嘴骨折碎片切除术，但此法优缺点尚有争论，优点为：（1）骨折不连接的可能性完全摒除，只需将肱三头肌腱附着于远折片。（2）由关节面不平滑所致的创伤性关节炎的可能性大为减少。尽管有以上优点，但现认为这种方法只适用于鹰嘴骨折片较小、粉碎性骨片未波及冠状突的老年患者。

三、手术后处理

用石膏托将肘固定于90°或略大于90°位，2～3周后去除外固定，进行关节功能锻炼。

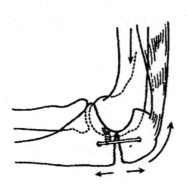

尺骨鹰嘴骨折钢丝交叉固定术

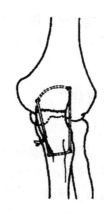

尺骨鹰嘴骨折单纯孔固定法环孔法后侧观

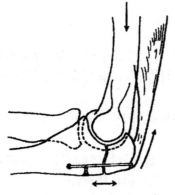

尺骨鹰嘴骨折单纯环扎固定法，环扎位于
尺骨纵轴的后方，可避免骨折向后方开口

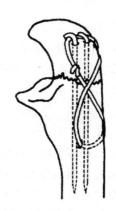

尺骨鹰嘴骨折髓内钉和张力带钢丝固定法

图10-32　尺骨鹰嘴骨折固定

前臂双骨折

　　尺、桡骨干骨折较为多见，其复位愈合和功能恢复要求高，治疗不当，其并发症将严重影响手和上肢的功能。前臂直接暴力、间接暴力和扭转暴力均可造成尺、桡骨在各个位置上的双骨折。直接暴力较多，多由于打击或机器、车轮挤压致伤，造成两骨同一平面的横形骨折或粉碎性骨折，常合并有较严重的软组织损伤。间接暴力，跌倒时手掌着地，地面的反击力沿腕及桡骨下段向上传导，致桡骨中、下1/3部位骨折，暴力通过骨间膜转移到尺骨，造成尺骨低位骨折。扭转暴力，如跌倒时手掌着地而同时在前臂发生扭转暴力，可引起尺、桡骨干的螺旋骨折或斜骨折。

　　前臂骨骼由尺、桡骨二骨组成。尺、桡骨皆为微弓形的长管骨，两骨由上、下尺桡关节及骨间膜紧密相连，上尺桡关节由桡骨小头的环状关节面与尺骨的桡切迹构成，下尺桡关节由桡骨的尺切迹和尺骨小头构成，上、下尺桡关节的联合活动使前臂具有独特的旋转功能，前臂旋转时，以尺骨为基准，在上尺桡关节，桡骨小头在尺骨的桡切迹沿桡骨纵轴自转。在下尺桡关节，桡骨在尺切迹围绕尺骨小头做公转和自转。骨间膜为一强韧的纤维组织，附着于桡、尺骨，几乎连接尺、桡骨干的全长。前臂在中位，两骨干中部距离最宽骨间膜上下一致紧张，桡、尺骨干上的骨间相互对峙，当前臂旋前或旋后时，骨干间隙缩小，骨间膜附着的桡、尺骨不再对峙，使骨间膜上下松紧不一致。前臂旋前时，骨干呈交叉位。

一、适应症

1.闭合复位与外固定失败者。

2.历时1~2周尚未复位而有严重移位者。

3.开放性骨折伤后8小时以内者。

4.多发骨折，特别一个肢体多处骨折者。

二、手术步骤

1.采用全身麻醉或臂丛阻滞，上臂上气囊止血带。

2.仰卧位，前臂置于胸前。

3.尺、桡骨分别取切口暴露，尺骨全长均位于皮下，均可直接尺骨切口暴露尺骨。

4.桡骨上、中、下1/3骨折，均可采用前臂背侧切口进入，前臂旋前，自肱骨外上髁开始，至腕背中心画一条直线，取此直线做皮肤切口。

5.切开皮肤、皮下组织，经桡侧腕短伸肌和指总伸肌之间切开筋膜，分开二肌并向两侧牵开，在切口近侧即可显露旋后肌。

6.注意由旋后肌后缘穿出的桡神经深支，其在旋后肌深浅层之间斜行，并在其下1/3处穿出，在桡骨粗隆肱三头肌腱外侧向下切断旋后肌，以防损伤桡神经。

7.于桡骨前侧做骨膜下剥离，并围绕桡骨外侧而达后侧，此可显露桡骨上2/3。

8.显露桡骨下半时，可在拇长伸肌用拇短伸肌之上或下将肌肉按需要向尺侧牵开，并做骨膜下剥离。显露骨折处，复位后，使用钢板内固定，对桡骨骨折安放的钢板应能恢复桡骨桡侧和背侧的弧度，因而要将钢板仔细改形。

9.斜形骨折、蝶形骨折及粉碎性骨折应通过骨折片使用拉力螺钉固定，如粉碎性骨片较小，使用拉力螺钉困难，需取髂骨做髓腔内植骨，修复骨缺损，以免出现骨不连等并发症。

10.当使用骨髓内针内固定时最好采用不切开骨折部的闭合穿插钉法，但闭合穿针有一定困难时亦可采用切开复位。用于尺、桡骨干的髓内钉的种类很多，以尺骨而言，髓腔较直，可使用任何形式的髓内钉，手术操作简便，骨膜剥离比用钢板的范围小，较易愈合。

11.桡骨骨干弯曲，除特制的预先弯曲成形的sage钉以外，其他髓内钉都是直的，不能适应桡骨的弧度，使用后将使弧度变形。因此，一般主张钢板固定桡骨，以髓内钉固定尺骨。

12.切开复位应放置引流，以防严重肿胀引起骨筋膜室综合征（图10-33）。

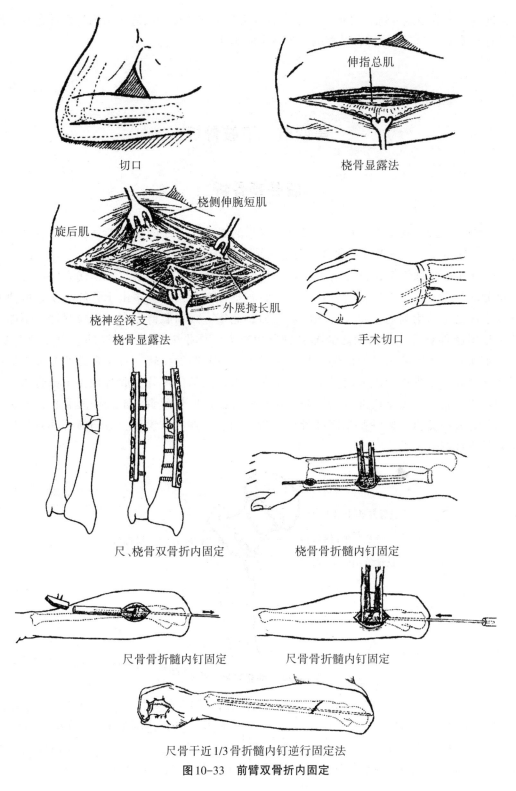

切口   伸指总肌
                        桡骨显露法

桡侧伸腕短肌
旋后肌
桡神经深支   外展拇长肌
桡骨显露法   手术切口

尺、桡骨双骨折内固定   桡骨骨折髓内钉固定

尺骨骨折髓内钉固定   尺骨骨折髓内钉固定

尺骨干近1/3骨折髓内钉逆行固定法
图10-33 前臂双骨折内固定

三、手术后处理

钢板内固定，手术后用石膏托外固定，1～2周活动肩关节，3～4周去除石膏外固

定，进行肘关节功能锻炼，骨折基本愈合后方可开始前臂旋转锻炼。髓内钉内固定时，外固定时间为8～12周至骨折有足够的骨痂愈合时为止。

第四节　下肢骨折

股骨颈骨折

股骨颈骨折常发生于老年人，随生活水平的提高、寿命的延长，其发病率有升高趋势，在临床治疗中存在骨折不愈合和股骨头缺血坏死两个主要问题。

青壮年股骨颈骨折，往往由于严重损伤，如车祸或高处坠落致伤，偶有因过度过久负重劳动行走，逐渐发生骨折者，称为疲劳骨折；老年人骨折多由于骨质疏松，可使股骨颈生物力学结构削弱，使股骨颈脆弱，另，老年人髋周肌群退变，反应迟钝，不能有效地抵消髋部有害应力，加之髋部受到压力较大（体重2～6倍），局部应力复杂多变，因此不需要多大的暴力，如滑倒、从床上跌下、下肢突然扭转，甚至在无明显外伤的情况下都可以发生骨折。成人股骨上端骨折按骨折线的部位可分为股骨颈头下部骨折、股骨颈中段骨折、股骨基底部骨折及股骨转子间骨折，股骨颈头下部及中段骨折位于关节囊内，称囊内骨折。股骨颈基底部骨折骨折线的后部在关节囊外，故与转子间骨折均为囊外骨折（图10-34）。

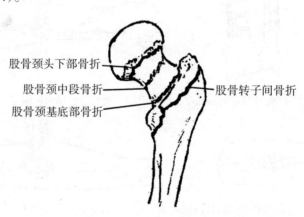

图10-34　股骨颈骨折分类

髋关节由髋臼和股骨头组成，外有关节囊和髂股韧带包裹，是一个比较稳定的关节，股骨颈的轴心线与股骨干的纵轴线形成一个颈干角，正常范围是110°～140°，平均为127°，大于此角为髋外翻，小于此角为髋内翻，在冠状面上，股骨颈的长轴与股骨干的额状面又形成一个角度，称为前倾角，在成人约为12°～15°（图10-35）。

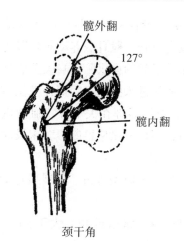
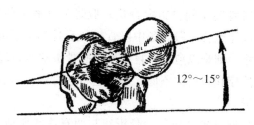

颈干角　　　　　　　　　　　前倾角

图 10-35　股骨的颈干角和前倾角

将股骨头沿冠状面剖开后可见有两种不同排列的骨小梁系统：一种系统起自股骨干上端内侧骨皮质外上方 1/4 处软骨下方，为承受压力的内侧骨小梁系统；另一种系统起自股骨颈外侧皮质，沿股骨颈外侧上行与内侧骨小梁系统交叉，止于股骨头内下方 1/4 处软骨下方，此为承受张力的外侧骨小梁系统。上述两种骨小梁系统在股骨颈交叉的中心区形成一三角形脆弱区域，即所谓 Ward 三角区，在老年人骨质疏松时，该处往往仅有脂肪充填其间，更加脆弱。从股骨干后面粗线上端内侧的骨密质起，由很多骨小梁结合成相当致密的一片骨板，向上通过小粗隆前方，向外侧放散至大粗隆，向上与股骨颈后方皮质融合，向内侧与股骨头后内方骨质融合，以加强颈干间之连接与支持力，称为股骨矩（图 10-36）。大粗隆下方股骨干外侧皮质薄，向下逐渐增厚，故股骨颈骨折的内固定物所处的部位与其固定强度有密切的关系，如内固定物正位于股骨颈中的 Ward 三角区，其尾端正位于粗隆下股骨干皮质最薄处，就不能起到良好的固定作用，如内固定物从大粗隆下方沿骨皮质厚处，与股骨干纵轴成 30°左右方向，紧贴于股骨矩处钉入，此内固定物正处在牢固致密的内侧，骨小梁系统中与髋关节负重力线相平衡，则所受剪力小，内固定物尾端嵌在较厚的骨皮质中，可起到较坚强的固定作用。

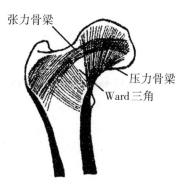
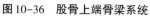
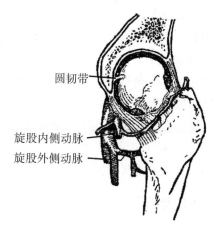

图 10-36　股骨上端骨梁系统　　　**图 10-37　股骨头和股骨颈的血液供应**

股骨头和股骨颈的血液供应有四个来源，即旋股内侧动脉、旋股外侧动脉、股骨头圆韧带内的小凹动脉和骨滋养动脉（图 10-37）。旋股内侧动脉、旋股外侧动脉的分支均自髋关节囊由股骨颈基底部返折处进入股骨颈而至股骨头。股骨头圆韧带内的小凹动脉很细，只供给股骨头附近很小的区域，有时在韧带内还没有血管。股骨滋养动脉自股骨髓腔上行，在股骨颈部与上述各动脉分别汇合。股骨大、小转子间的血供除来自关节囊外，在该处还有许多肌肉附着，从这些肌肉的附着处有许多小血管进入骨内，因而血液供应很丰富，故股骨转子间骨折愈合快；股骨颈基底部骨折因骨折线后部在关节外，血液供应尚好，故也能愈合。股骨颈中段骨折及股骨颈头下部骨折，因血液供应已断，若未及时予以妥善治疗，则难以愈合，且易发生股骨头缺血性坏死。

按治疗和愈后的不同，临床上将股骨颈骨折分为三型：内收型骨折、外展型骨折、中间型骨折。

内收型骨折是指远端骨折线与两脊连线所成的角度（称Pauwells角）大于50°；而外展型骨折是指此角小于30°。前者属不稳定骨折，易变位，而后者属于稳定骨折，但处理不当，或继续扭转，也会变位，变为不稳定骨折。位于二角度中间者为中间型骨折（图10-38）。

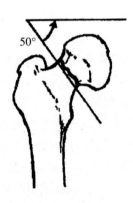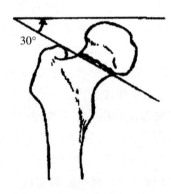

内收型骨折　　　　　　　　外展型骨折

图10-38　骨折类型

股骨颈骨折内固定方法较多，归结起来，主要为以下几种：

1.单钉内固定类

以三刃钉为代表的单钉类，三刃钉内固定为众所熟悉的传统治疗方法。

2.多钉内固定类

常用克氏针、三角针、Moore钉等，利用多钉的布局达到内固定的目的。

3.加压内固定类

其主要特点是所用的内固定钉带有螺纹，钻入或像螺丝钉那样拧入股骨内的，此类有单钉或多钉式，单钉如活动翼粗螺纹钉，多钉如螺纹钉等。

4.全髋置换或股骨头置换术

一、适应症

成人新鲜关节囊内股骨颈内收型骨折及中间型骨折有发生移位倾向者。全身情况不能耐受手术者禁止实施该手术。

二、手术前准备

对老年病人必须注意其一般情况。股骨颈骨折发生后，应立即做固定，防止发生休克。入院应行持续骨牵引，可以缓解疼痛及协助复位。在对病人行全面检查后，如无禁忌症，一般可在入院后1～2周内施行手术。手术前应在牵引下拍股骨颈正侧位片，观察骨折复位情况。

三、手术步骤

（一）三刃钉内固定术

1.手术一般可在局麻或在硬脊膜外腔阻滞麻醉下进行。对危重老年病人须在心、肺功能监护下进行手术。

2.仰卧位。臀部垫高，患肢在复位后固定于外展内旋位。

3.首先进行整复使骨折复位（可在X射线导引下复位）拍片，根据X射线片及股骨头上针头的位置进行定位，取有刻度的三刃钉引导针，在股骨大粗隆下缘在股骨正侧面，纵行切开皮肤5 cm，在大转子下方2 cm处约为45°角进入。

4.再用锤击或电钻将引导针插入股骨头，通过骨折线达软骨头下0.5 cm处。在距第1根引导针的上、下1 cm处插入第二、三根引导针，拍X射线片。

5.选择其中位于股骨颈中心与股骨颈平行或稍斜行的针作为引导针，利用另一根距引导针较远的针作为固定针，并使之通过关节面达髋臼部，以固定股骨头，防止股骨头在手术过程中旋转移位，拔除第三根引导针。

6.用1 cm宽的骨刀或三翼凿围绕引导针将骨皮质凿一三角形孔，取适宜长度三刃钉一根，沿引导针插入骨皮质的三角形孔内，再套上送钉器，锤击送钉器，使三刃钉通过骨折线达骨头的软骨面下停止，取下送钉器，拔除引导针和固定针，拍X射线位，检查位置，再用嵌插器锤击，嵌插骨折，关闭创口（图10-39）。

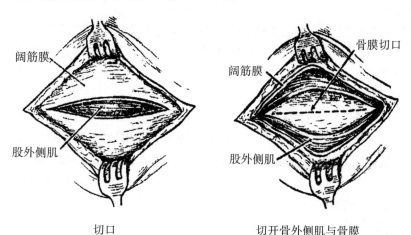

切口　　　　　　　　　　切开骨外侧肌与骨膜

图10-39　三刃钉内固定

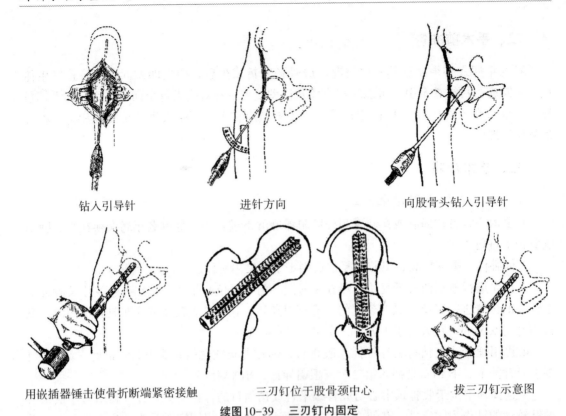

钻入引导针 　　　　　　进针方向 　　　　　　向股骨头钻入引导针

用嵌插器锤击使骨折断端紧密接触 　　　三刃钉位于股骨颈中心 　　　拔三刃钉示意图

续图10-39　三刃钉内固定

7.放置患肢在外展30°，可做皮牵引4～8周，亦可穿横板鞋，手术后第二天可开始在床上坐起，2个月后可扶双拐不负重下地活动。骨折愈合坚固后，无股骨头缺血性坏死时，才能负重行走。三刃钉可不取出。

（二）螺纹钉固定术

1.局麻或硬脊膜外阻滞麻醉。

2.仰卧位。

3.患肢在骨折复位后固定于外展内旋位，在电视监视下，取股骨大转子下外侧直切口，于股骨、大转子外侧下3～4 cm处沿股骨头颈中线打入一引导针，打至髋臼上。

4.在距引导针上下及下后方各约1.5 cm处打入2根引导针，用空心丝锥沿引导针攻透骨质，按引导针长度选择合适的空心螺纹钉，沿引导针拧入，至骨折两端相互嵌插。活动髋关节，透视检查，固定良好方可终止手术。

5.亦可呈三角形，在其下方打入第四根引导针，沿引导针拧入螺纹钉，使三根螺纹钉呈三角形，拔除引导针，关闭创口（图10-40）。

6.手术后皮牵引2～3周，2～3天可活动关节，1～2周坐起，3～4周持双拐下地，3～4个月后逐渐下地负重。

（三）股骨颈骨折全髋置换术

55～70岁患者股骨颈头下骨折，全身情况较好时均宜做全髋置换术，根据X射线测量的髋臼的外径，可准备2～3套假体供手术中选择，以骨水泥固定型为首选。

1.硬脊膜外腔阻滞麻醉或全麻。

2.健侧卧位。

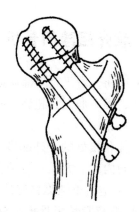

图10-40　股骨颈骨折，骨折断端复位嵌插后，以两枚空心松质骨螺纹钉固定

3.取后外侧切口，暴露充分，取由髂后上棘至股骨大转子连线中内1/3处开始向外下做弧形切口，绕大转子沿股骨干向下延伸约8～10 cm，分离臀大肌纤维，显露切断臀中肌上端后半侧。

4.分离上下孖肌，股方肌于上端切断。牵拉臀大肌外侧部，臀中肌向外显露坐骨神经，保护牵开，将臀大肌内侧部梨状肌及坐骨神经牵向内侧。

5.暴露后方关节囊，沿髋臼后缘向前上及前下进行钝性分离，充分暴露关节囊，经股骨颈向大转子做"1"形切开，显露股骨头颈及骨折部，将圆韧带切断，撬拔出股骨头。用干纱布填塞于臼内止血。

6.锐性分离股骨颈基底部及小转子，以摆锯或骨在距小转子1～1.5 cm处切除股骨颈残端，其截骨线与人工股骨头预定插入部位的颈座方向平行。

7.清理髋臼，以相应型号的髋臼锉扩大髋臼，将选定的人工髋臼试放于扩大后的臼内。

8.如人工臼缘已与臼缘平齐，调制骨水泥放入臼内，将人工臼放入臼内，加压固定5～10分钟，至骨水泥固化。

9.于屈髋屈膝位拉出股骨转子部股骨颈残端，以髓腔扩大锉经股骨颈残端插入股骨上端髓腔，反复扩大直至人工股骨头柄基本能进入髓腔。

10.调制好骨水泥放入髓腔插入人工股骨头柄，颈部底座指向小转子偏前，用靠打器靠打股骨头使底座坐实，待骨水泥凝固后，复位髋关节，活动关节，做各方向活动无异常，放置引流，关闭创口。

11.手术后2～3天拔除引流，皮牵引1～2周，3日后活动肌肉与关节，1周后即可坐起，2～3周可扶拐下地，逐渐负重。

（四）股骨颈骨折人工股骨头置换术

70岁以上患者股骨颈头下骨折及粉碎性骨折，或65～70岁患者全身情况较差，宜做单纯人工股骨头置换术，根据X射线片测量股骨头最大外径减去15%～20%即为所需人工股骨头外径。

麻醉及体位同全髋置换术，切口及暴露同全髋置换术，股骨上端并股骨头颈切除，人工股骨头柄安装同全髋置换术，仅不处理髋臼，不安装人工髋臼。手术后处理同全髋置换术。

股骨粗隆间骨折

股骨粗隆间骨折是老年人常见损伤，由于粗隆部血运丰富，骨折后极少不愈合。

老年人骨质疏松，肢体不灵活，当下肢突然扭转、跌倒或使大粗隆直接触地致伤易造成骨折，粗隆部骨质松脆，故骨折常为粉碎型。

大转子呈方形隆起，位于颈与体相接处的上外部供大部臀肌附着，小转子的一锥形隆起，从颈的后下缘与体的连接处突向内后上方。小转子尖及前面粗糙处为腰大肌附着。

一般将转子间骨折分为5型：Ⅰ型为单纯无移位的骨折；Ⅱ型为单纯有移位的骨折，股骨矩完整；Ⅲ型为合并小转子骨折及股骨矩骨折，有移位；Ⅳ型为合并大小转子间骨折；Ⅴ型为大转子下外向小转子内上行走的反转子间骨折（图10-41）。

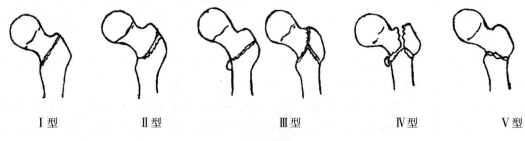

Ⅰ型　　　　Ⅱ型　　　　　　Ⅲ型　　　　　Ⅳ型　　　　　Ⅴ型

图10-41　粗隆间骨折分型

一、适应症

因保守治疗，卧床时间长，易形成并发症，死亡率高，骨折畸形愈合多，故适于内固定者均应手术治疗。

二、手术前准备

常规摄双髋及股骨上端正位片，根据健侧髋关节选择适当的角形钢板及螺钉2～3套或备Gamma钉，L端长度应过股骨头下松质骨。螺钉长度以钉尖达股骨头内距关节面1.5 cm处为宜。

三、手术步骤

其内固定方法较多，常见的有L-角形钢板固定、滑动加压螺钉板固定、Gamma钉固定等，但对于复杂的Ⅲ、Ⅳ、Ⅴ型股骨转子间骨折，感染及并发症发生率仍较高。

（一）L-角形钢板内固定术

1.用硬脊膜外腔阻滞麻醉或全麻。

2.仰卧位，患臀垫高。

3.自股骨大转子上2 cm向下做外侧直切口，长约10 cm，切开皮肤、皮下组织及阔筋膜，分离股外侧肌，暴露大转子股骨上段外侧，在大转子下缘钻入一克氏针，沿股骨颈上缘，经股骨头至髋臼内壁。

4.在针下1 cm处用骨刀或钻头开槽，将L长端沿股骨颈上方皮质下打入。钻透钢板下及小转子皮质骨，拧入皮质骨螺钉使小转子充分复位固定。

5.于近端第一钢板孔以4.5钻头钻孔通过骨折线，以6.5松质骨螺钉拧入，使骨折部嵌插加压，然后再常规打孔拧满远侧各螺钉。

6.如有冠状面爆裂粉碎则应先用上述方法上满钢板螺钉，再整复移位的大转子骨块，用拉力螺钉或和钢丝固定。

7.逐层关闭创口，放置引流（图10-42）。

8.手术后3～7天坐起，2～3周持拐下地，6～8周逐渐负重，骨折基本愈合后方能负重行走。

（二）股骨转子间骨折滑动加压螺钉-板固定术

1.切口同上一术式。

2.显露骨折部，以骨钻于远位骨折上端适当位置钻孔，能顺利通过钉-板的套筒为宜。

3.经套筒在中央钻入一带刻度克氏针，X射线证实与套筒中心线一致，拧入加压螺钉，螺钉头部应进至股骨头距关节面约1cm处，螺纹位于股骨头内。

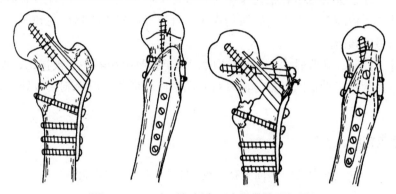

图10-42 L-角形钢板内固定股骨转子间骨折

4.钉尾的轨道部向下，套入钉尾固定套，拧紧固定螺钉，再打孔拧满钢板上其余各皮质骨螺钉（图10-43），或使用Gamma内固定（图10-44）。

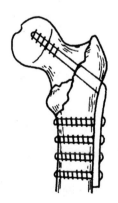 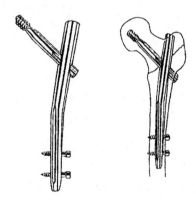

图10-43 滑动加压螺丝钉-板内固定　　　　图10-44 Gamma钉内固定治疗股骨转子间骨折

手术后处理同前一术式。

股骨干骨折

股骨干包括粗隆下2～5 cm至股骨髁上2～5 cm的骨干。

多数骨折由强大的直接暴力（如打击、挤压等）所致，多引起横断骨折或粉碎性骨折；一部分骨折由间接暴力（如杠杆作用、扭转、由高处坠落等）所致，多引起斜面性或螺旋形骨折；儿童的股骨干骨折可能为不全骨折或青枝骨折。

股骨是人体最长的管状骨。骨干由皮质骨构成，表面光滑，后方有一股骨粗线，是骨折切开复位对位的标志。股骨干呈轻度向前外侧突的弧形弯曲，其髓腔略呈圆形，上、中1/3的内径大体一致，以中上1/3交界处最窄。

股骨干为三组肌肉包围，其中伸肌群最大，由股神经支配；屈肌群次之，由坐骨神经支配；内收肌群最小，由闭孔神经支配。由于大腿的肌肉发达，股骨干直径相对较小，故除不完全性骨折外，骨折后多有错位及重叠。股骨干周围没有足够的外展肌群，外展肌群位于臀部附着在大粗隆上，由于内收肌的作用，骨折远端有内收移位的倾向，已对位的骨折，常有向外弓的倾向。

股骨动脉、静脉，在股骨中上1/3骨折时，由于有肌肉相隔不易被损伤，而在其下1/3骨折时，由于血管位于骨折的后方，而骨折断端常向后成角，故易刺伤该处的腘动脉、腘静脉。

一、适应症

1.股骨干上、中、下横及短斜面骨折，蝶形骨折或粉碎性骨折。

2.股骨多段骨折。

3.股骨中上、上1/3陈旧骨折，延迟愈合或不连接。

4.股骨中、上、下1/3骨折，并发大腿神经、血管损伤需修复者。

5.多发骨折或多发伤，不能应用牵引者。

二、手术步骤

股骨干骨折手术使用方法较多，有加压钢板固定、髓内钉固定、加锁髓内钉固定等。

（一）股骨干骨折加压钢板内固定术

要求骨折线外有3～4枚螺钉。

1.用硬脊膜外腔阻滞麻醉或全身麻醉。

2.仰卧位。

3.取股外侧中央直切口，以骨折为中心，长度按选定钢板长度确定，切开皮肤、皮下组织、阔筋膜，分离股外侧肌，直至股骨干骨折部，切开骨膜行骨膜下剥离，显露两骨折断端及外侧放置钢板处。

4.复位骨折，将钢板置于外侧，用持骨器固定钢板及骨折，中央椭圆形加压孔靠近骨折近端。

5.可用钻头打孔于加压螺钉孔的另侧螺孔，钻孔拧入一皮质骨螺钉，钻头于另侧中央椭圆形孔斜向骨折线钻孔，攻丝后拧入皮质骨螺钉使骨折断面嵌插加压。

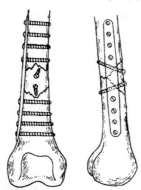

加压钢板拉力螺钉固定

图10-45 股骨干前后蝶形骨折

6.依次打孔攻丝拧满钢板两侧各螺钉，关闭创口，放置引流。

7.粉碎性骨折及蝶形骨折，如骨片较大，先将骨片整复于近位骨折断端，拧拉力螺钉固定。再与远位骨折断端整复对位，放置钢板，以持骨器固定，拧满钢板两侧各螺钉。

8.如粉碎性骨折片难以固定，缺损难以修复，则应及时在髂骨嵴切除一长圆形带皮质的骨块或取半侧腓骨行髓腔内移植。髓腔要适当扩大，以使骨块能在髓腔内上下移动，当髓腔内植骨块放妥后，以钢板螺钉固定，两侧应各有1~2枚螺钉通过该骨块（图10-45）。

9.手术后处理：24小时内引流少于50 mL时可拔出，一般无须加用外固定，可立即活动肌肉及关节，4~6周持双拐下地，拍片，如骨折线模糊，有骨痂形成，则可恢复正常负重功能练习。严重粉碎性骨折，固定不够牢固，骨缺损修复不理想时，手术后亦可加用石膏托外固定，延迟功能活动及负重时间，一旦出现局部肿胀疼痛，则应卧床，加用外固定。

（二）髓内针内固定术

适用于股骨干中段横形骨折、短斜形骨折、短螺旋形骨折。

手术前选用合适的髓内针。

1.用硬脊膜外腔阻滞麻醉或全麻。

2.侧卧位，患肢在上。

3.股外侧沿大转子至股骨外髁连线上以骨折为中心取一纵形切口，切开皮肤、皮下组织、筋膜层，切开股外侧肌及股中间肌，暴露、切开骨膜并行骨膜下剥离，两骨折端剥离2~3 cm即可。

4.逆行髓内穿针法

（1）显露骨折后，即将尖头引导针自近折端插入髓腔，使之穿出股骨大转子凹部而到皮下，此时即可在摸到引导针尖端处的皮肤上做小切口，再用小骨凿扩大引导针穿出股骨大转子凹部之出口处，使髓内针易自该处进入髓腔。

（2）将选好的髓内针套在引导针上，进入近侧骨折段髓腔内，保持方向击打，直至髓内钉与远折端平齐，取出引导针。

（3）复位骨折，顺利击打使髓内针进入远侧骨折断端之髓腔，一般针尖应达股骨髁上水平，如髓腔太细，先行扩髓。

5.顺行髓内穿针法

（1）先在股骨大转子顶端凹部做一小切口，显露大转子后，用骨凿在股骨大转子顶之凹部凿出一小圆洞。

（2）扩大至髓内针能进入髓腔之程度，将适当的髓内针自股骨大转子顶部圆洞击入股骨髓腔中去，复位骨折。

（3）使髓内针继续深入至远侧骨折段之髓腔中去（图10-46）。

6.缝合上下切口。

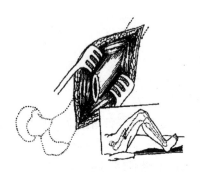

显露骨折断端

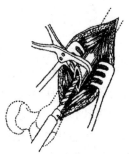

扩大髓腔

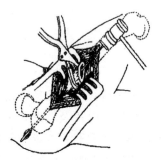

将引导针逆行打入

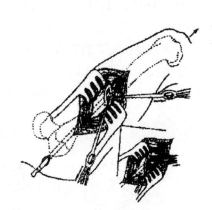

髓内钉先自股骨近端打出

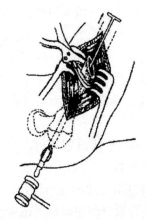

髓内钉顺着引导针打入

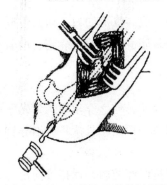

髓内钉穿过已复位之股骨骨折断端

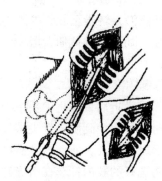

遇到进钉困难，在不得已情况下可将远端钻入，凿除部分骨质使之进入

图10-46　股骨干骨折髓内针内固定

7.若髓内针内固定不够牢固，应同时加用外固定。手术后可开始做足趾及踝关节活动，肿胀消退后做膝关节及髋关节锻炼，2周后扶双拐起立。拍片显示骨痂足够时，才可弃拐行走。骨折愈合1年半以上方可拔除髓内针。

（三）加锁髓内钉固定术

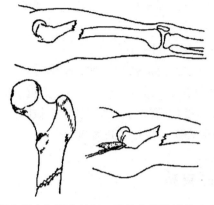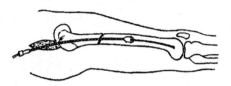

闭合髓内钉固定的切口进针点及钻透骨皮质　　　　插入引导针、扩大髓腔

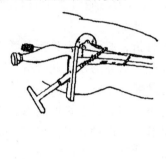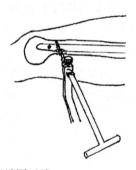

近端锁钉放置，远端同近端

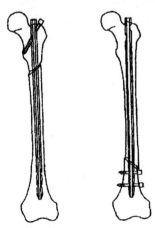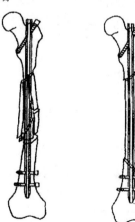

股骨干骨折动力型固定　　　　　　　股骨干骨折静力型固定

图10-47　加锁髓内钉固定

加锁髓内钉适用于固定不稳定的斜形骨折、蝶形骨折和粉碎性骨折。

1.硬脊膜外腔阻滞麻醉或全麻。

2.仰卧位或侧卧位。

3.可在股骨大转子外侧顶部做直切口，切开皮肤、皮下组织、筋膜，分离臀大肌，显露大转子顶端外侧。

4.切开骨折部，打孔进入髓腔，插入球头引导针，向下进至骨折部，复位，将球头引导针插入远折段髓腔至髁部止。

5.取可弯性髓腔扩大器，通过球头引导针插入髓腔，逐步扩大，至比选定的髓内针直径大1 mm为止。随后打入髓内针，至上端钉孔距骨入口2～3 cm为止，安上瞄准器，拧入加锁钉。远近端均上加锁钉为静力型，只上一端为动力型（图10-47）。

6.手术后常规放置引流，拔除后可活动关节肌肉，2～3周扶拐下地，横形骨折和短斜形骨折可适当负重，蝶形骨折、螺旋骨折、粉碎性骨折、长斜形骨折，不宜负重，8～12周拍片显示有连续骨痂形成再逐渐离拐负重。在静力型加锁髓内钉固定者，可拔除近端加锁螺钉进行负重。但应定期拍X射线片，根据骨痂愈合质量决定负重程度。

股骨髁上及髁部骨折

股骨下端距关节面15 cm以内的骨折，现认为是股骨髁上骨折或在腓肠肌起点以上2～4 cm范围内的骨折称为股骨髁上骨折。

直接暴力和间接暴力均可造成股骨髁上骨折，股骨髁上骨折及髁部骨折也可见于骨质疏松关节强直者，由于膝部杠杆作用加强，受力后亦易发生此骨折。髁部骨折多见于膝部碰伤，或沿股骨纵轴直向暴力，向下压股骨髁部可造成。

在股骨髁部腘动脉居于深层，紧贴股骨下端与胫骨上端的后方，进入比鱼肌的腱弓后分为胫前动脉、胫后动脉。腘动脉和胫前动脉、胫后动脉不但紧贴股骨下后方和胫骨后上方，且被其分支所固定，当股骨下端或胫骨上端骨折时，可受到损伤。

股骨髁上骨折按Schatzkert分为四种类型：①单纯股骨髁上骨折，无移位；②单纯骨折，有移位；③粉碎性骨折；④经关节粉碎性骨折。而由于腓肠肌内外侧头起始于股骨内外髁后面，故远折端易向后移位，复位固定较困难，因此，对于股骨髁上骨折有移位者均应手术治疗。

一、适应症

除无移位型的骨折可采用非手术治疗外，均适用于做手术切开复位内固定。内固定时应注意：

①关节面完全复位；

②内固定要坚固；

③有关节面塌陷时须植骨充填修复；

④膝关节外翻角。

手术方法现较多，较常用L-角形钢板内固定术。

二、手术步骤

（一）股骨髁上骨折L-角形钢板内固定术

1.硬脊膜外腔阻滞麻醉或全身麻醉、腰麻。

2.仰卧位。

3.以骨折为中心做外侧直切口，如不需显露关节，止于股骨外髁最高点。切开皮肤及皮下组织、阔筋膜，分离股外侧肌，切开关节囊及骨膜，剥离显露骨折处。

4.如为经髁部粉碎骨折，先将髁部骨折整复，以拉力钉1～2枚行固定（如髁部及髁上有骨缺损，应髓内植骨）整复髁上骨折。

5.于外髁下端距关节面约1.5～2 cm处中央用骨凿凿一骨槽，与中轴垂直，取长度适当的L-角形钢板，将钢板L端打入髁部以持骨钳固定远近段骨折。

6.于远折段打孔拧入松质骨螺钉及皮质骨螺钉，或其间使用一根骨螺栓。

7.螺钉应穿过内侧皮质骨，达到加压固定骨折断端的目的，打孔拧满近端各螺钉。如前后骨折片固定不牢，可由前向后拧入1～2枚拉力螺钉。

8.手术后处理：固定牢靠之横形骨折或短斜形骨折，可不用外固定，如骨折固定牢靠，手术后3日即可活动肌肉和关节，2～3周后持双拐下地不负重，10～12周后逐渐负重。

（二）股骨内髁骨折松质骨螺钉内固定术

1.硬脊膜外腔阻滞麻醉或全身麻醉。

2.仰卧位或侧卧位。

3.以股骨内髁最高点为中心，做直形切口或弧形切口，长约8～10 cm，切开皮肤、皮下组织、关节囊，注意分离股内侧肌。

4.将髌骨向外侧牵开，充分暴露骨折处，整复骨折，使骨折完全复位。

5.关节面保持平整，选择2枚合适的松质骨螺钉，以钻头钻至外髁皮质，拧入螺钉，螺丝应过对侧皮质1～2圈，可充分固定，如骨质坚硬，螺钉拧入有困难，可先行攻丝，再拧螺钉（图10-48）。

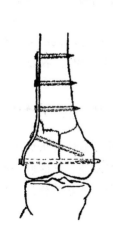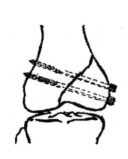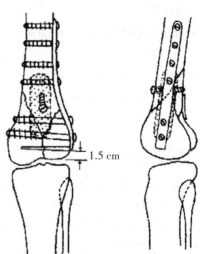

1.5 cm

股骨髁上骨折钢板内固定　　股骨内髁骨折螺丝钉内固定　　股骨髁上骨折钢板内固定并植骨

图10-48　股骨髁上及髁部骨折固定术

6.手术后处理：拔除引流后，即可活动肌肉和关节，2～3周扶拐下地，8～12周离拐行走。

髌骨骨折

髌骨骨折为直接暴力和间接暴力所致。直接暴力多因外力直接打击在髌骨上所致，如撞伤、摔伤等，骨折多为粉碎型，其髌前腱膜、髌两侧腱膜和关节囊多保持完好；间接暴力，多由于股四头肌强力收缩形成牵拉性损伤，例如在滑跌摔倒时，为防止倒地，股四头肌强力收缩，使髌骨分成2块，它可在中央断裂，也可在两极断裂，多造成横形骨折，髌前筋膜及两侧扩张部撕裂严重。

髌骨是人体最大的籽骨，呈近三角形，为股四头肌伸膝作用的主要支点。它位于膝的前方，与股骨髁上部位形成髌股关节，髌骨能起到保护膝关节、增强股四头肌肌力、伸直膝关节最后10°～15°的滑车作用。股四头肌的肌腱沿髌骨的前方，向下形成髌韧带，止于胫骨结节上，其两侧为髌旁腱膜，髌骨结合股四头肌肌腱、髌韧带和髌旁腱膜，构成一组完整的伸膝装置。切除髌骨后，在伸膝活动中可使股四头肌肌力减少30%左右，所以，除不能复位的粉碎性骨折外，应尽量保留髌骨。在治疗中应尽量使关节面恢复平整，减少髌骨关节炎的发生，同时应修复肌腱的连续性。

一、适应症

骨折移位较明显者，应做切开复位内固定术。

一般横形骨折以张力带克氏针-钢丝固定效果较好，粉碎移位亦可按横形骨折固定或行钢丝或粗丝线髌周缝合，亦可做记忆合金聚髌器内固定术。

二、手术步骤

1.硬脊膜外腔阻滞麻醉或腰麻。

2.仰卧位。

3.做髌前横弧形切口，凸面向下，切开皮肤、皮下组织，深筋膜下剥离，向上翻起皮瓣，显露骨折处，清除积血，检查骨折情况。

4.张力带适用于横形骨折者，其将髌骨复位，用巾钳临时固定，于髌骨双侧纵向平行穿过两枚克氏针，用钢丝呈环形或"8"字形绕过克氏针的四角（图10-49），收紧打结钢丝。

5.环状缝合术为传统术式，适用于髌骨粉碎性骨折、穿克氏针困难者，手术整复骨折块后，紧贴髌骨周缘做环形钢丝缝合。

6.记忆合金聚髌器内固定术，适应症广泛，基本免除了髌骨切除术，复位骨折后用丝线自两侧向中央缝合髌腱扩张部及髌前腱膜，恢复关节平整性，放置聚髌器，在髌底中线两侧旁开0.5～1 cm开两小口，将聚髌器在冷水中展开，将其自髌尖至髌底方向套入，热水复温，使其牢固固定骨折块（图10-50）。

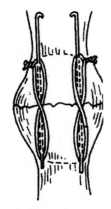

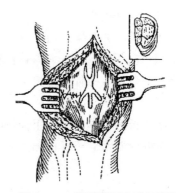

图10-49　髌骨骨折张力带克氏针、钢丝内固定　　　　　图10-50　聚髌器固定后示意图

7.手术后处理：张力带固定，手术后将膝关节置于功能位，2～3天后伸屈活动膝关节，4～5周可逐渐负重行走；周围钢丝缝合术，手术后应长腿石膏托外固定4～6周，手术后2～3天开始肌肉活动，5～6周去石膏逐渐负重行走，伸屈活动膝关节；记忆合金手术后石膏托固定1～3周，后去石膏，练习膝关节屈伸活动，4～5周逐渐负重行走。

胫骨平台骨折

胫骨平台骨折是较多常见的关节部骨折，外髁多于内髁。

一般直接暴力、传导暴力、扭曲暴力均可造成骨折。直接暴力多由于外力直接作用于髁部，如汽车、非机动车的直接撞击；传导暴力，多为高处坠落所产生的垂直压缩力，易引起双侧髁部骨折；扭曲暴力，多为突然的内旋或外旋，常伴内翻、外翻，多见于各种剧烈运动的比赛和训练中。

胫骨上端呈两个微凹面，中央为胫骨隆突，这两个微凹面又称为平台，与股骨髁互成关节。胫骨平台主要是松质骨，容易被股骨髁撞击，造成塌陷。胫骨平台两侧各有侧副韧带与股骨髁相连，其外髁皮质，不如内髁皮质坚硬，因受损伤时多为膝外翻位，故胫骨外髁骨折多于内髁骨折，平台塌陷骨折时，前交叉韧带可断裂，同时可有腓骨颈骨折。

其分型方法较多，为便于治疗，按需要分为三类：Ⅰ型，单纯、无移位的内髁或外髁骨折，此类一般采用非手术疗法；Ⅱ型，一侧的平台塌陷，并多伴有关节面断裂，关节间隙增宽，此型多需手术将凹陷之关节面撬起，于其下方植骨，并附加内固定术；Ⅲ型，波及双侧髁部的骨折，且常伴有关节内韧带、半月板、腓骨头的损伤，此类骨折治疗难度较大。

一、适应症

对于Ⅱ、Ⅲ型骨折一般均应采用手术治疗。

二、手术步骤

1.硬脊膜外腔阻滞麻醉、全麻或腰麻。

2.取仰卧位，使用止血带。

3.沿髌骨外侧缘做弧形切口，沿髌韧带外缘向下延伸，长度视骨折情况而定，以充分显露骨折进行良好内固定。

4.切开骨膜及关节囊，切开附于半月板上的冠状韧带及伸肌起端。将胫骨外侧肌肉及其他软组织扒向后侧，充分显露骨折和周围正常之关节面。

5.检查平台关节面骨折移位及骨折情况，检查半月板、交叉韧带及侧副韧带，如完全断裂应进行修复。

6.根据骨折的具体情况选用合适的内固定方法，如使用松质骨螺钉、骨栓、骨栓加钢板或L形钢板行内固定（图10-51）。

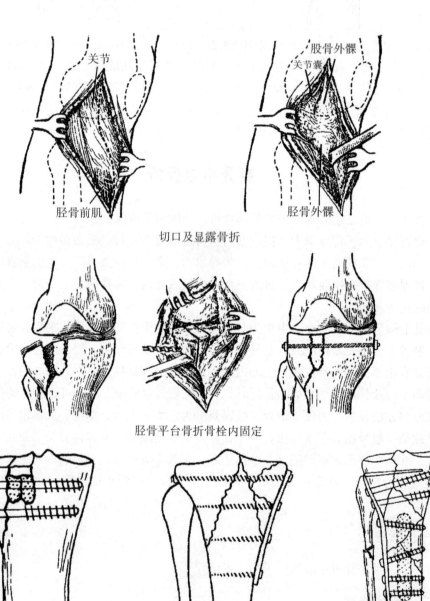

切口及显露骨折

胫骨平台骨折骨栓内固定

松质骨螺钉内固定　　　　　　钢板内固定　　　　　　L形钢板内固定

图10-51　胫骨平台骨折内固定

三、手术后处理

石膏外固定2～3天后开始做肌肉收缩活动，2周持双拐下地不负重，4～6周去石膏，活动关节，10～12周后逐渐负重。

胫腓骨骨干骨折

直接暴力和间接暴力均可造成胫腓骨骨干骨折。直接暴力，胫腓骨骨干骨折以重物打击、踢伤、撞击伤或车轮辗轧伤等多见，可引起横骨折、短斜骨折或粉碎性骨折，两骨折往往在同一水平，因胫骨前面位于皮下，所以骨折穿破皮肤较多见，肌肉被挫伤机会大，如暴力较小，皮肤虽未穿破，但挫伤严重，血运不良，亦可发生皮肤坏死，骨外露发生感染。间接暴力，从高处坠落、旋转暴力扭伤或滑跌可致骨折，特点是骨折线多呈斜形或螺旋形，两骨均骨折时，腓骨的骨折面往往高于胫骨的骨折面，软组织挫伤小，但骨折移位致使骨折尖端穿破皮肤形成穿刺性开放伤的机会较多。对此类骨折，应摄胫腓骨全长X射线片，以免漏诊。

胫骨是连接股骨下方的支撑体重的主要骨骼，腓骨是附连小腿肌的重要骨骼，并承担1/6的体重，通过上下胫腓关节联结和骨间膜，将胫腓骨接合成一个整体，增强下肢的持重力量。胫骨的横切面是三棱形，至下1/3呈四方形，故在中1/3与下1/3交接处，骨的形态发生转变，是易发生骨折的诱因之一。胫骨的前内侧位于皮下，故骨折断端极易穿破皮肤而形成开放性骨折。胫骨虽有生理弓形，但膝、踝两关节面是相互平行的，使其能均匀持重。故两关节面平行是胫腓骨骨干骨折复位的一个标准。

股动脉分出胫前动脉和胫后动脉后，胫前动脉跨越肌间膜上缘而进入小腿后方，故胫骨上1/3骨折时，如下骨折段向上移位时，可使腘动脉分叉处受压，可造成小腿下段的缺血，胫骨中1/3骨折时如严重挤压伤，瘀血可关闭在小腿的骨筋膜室内，增加室内的压力，造成缺血性肌挛缩，胫骨中、下1/3交界处骨折时，由于胫骨的滋养孔进入骨内，在股骨密质内下行3～4 cm后进入髓腔，在中、下1/3处发生骨折时，滋养动脉容易发生断裂；由于骨干下1/3处无肌附着，从骨膜来的血液供应又不足，故易引起骨折延迟愈合。腓总神经自腘窝绕过腓骨颈向前行，故腓骨上端的骨折可伤及腓总神经。

一、适应症

1.多段骨折，难以利用牵引达到复位目的。

2.手法复位失败者，多因骨折断端软组织嵌顿而难以达到理想对位。

3.合并血管、神经损伤者，需行探查术，可同时施行手术将断端复位及内固定。

4.开放性骨折，于清创同时证明创口干净，条件好，无感染之可能，也可酌情行内固定术。

5.同侧肢体多处骨折，为避免相互影响，可行开放复位加内固定术。

二、手术步骤

术式较多，主要有以下几种：

①髓内针固定，包括Ender钉固定、交锁髓内钉固定等；

②螺丝钉固定；

③钢板螺丝钉固定；

④框架式外固定。

注意：钢板置于胫骨外侧，手术切口位于外侧，可做直切口或绕经外侧的弧形切口，在深筋膜下剥离，注意保护皮肤血运，合并腓骨骨折时，一般只整复固定胫骨骨折。

（一）加压钢板内固定术

1.硬脊膜外腔阻滞麻醉、全麻或腰麻。

2.仰卧位，使用气囊止血带。

3.以骨折为中心取距胫骨嵴外约1 cm做切口，或向外做弧形切口，长度与钢板相等，切开皮肤及深筋膜，行深筋膜下剥离，以保护皮肤血运。

4.沿胫骨嵴外侧切开骨膜，行骨膜下剥离，显露骨折断端，清除断端间血肿及肉芽组织后，进行整复。

5.放置钢板于外侧，严重粉碎性骨折，整复后如钢板对侧游离骨块大，可拧入两枚拉力螺钉，骨片复位满意，则以钢板螺钉固定。如钢板对侧骨块小，不能用拉力螺钉或仅能用一枚固定，应取髂骨或半侧腓骨髓腔内植入，再以钢板螺钉固定，亦可使用外固定架固定（图10-52）。

6.手术后处理：2～3天拔除引流，手术后活动肌肉及关节，3～4周扶双拐下地，10～12周逐渐负重。

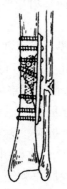
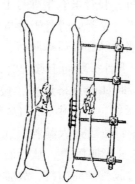

胫骨干粉碎骨折钢板内固定　　　　　胫腓骨骨折框架固定

图10-52　胫腓骨骨折固定术

（二）加锁髓内钉内固定术

1.麻醉、体位同钢板内固定术。

2.沿韧带内侧缘做5～6 cm长切口，切开皮肤，切至骨膜下，向外侧剥离，显露胫骨结节。

3.在胫骨结节接近髌韧带处用骨锥开一口至髓腔，改用可屈性弧形球头引导针插入近侧骨折段髓腔，在电视透视下进入远折段髓腔内，直到远端骨骺部。

4.扩大髓腔，至髓腔直径较远髓内针大1 mm。拔除球头引导针，插入一直形引导针，打入髓内针至近折段髓腔内，复位骨折。

5.继续打入髓内针，使之通过骨折断端，进入远折段髓腔，即拔出引导针，用瞄准器打孔拧入远近端加锁螺钉。参考肱骨干及股骨干交锁钉使用。

6.手术后处理：稳定骨折手术后即可活动肌肉、关节并可持拐下地部分负重；如为不稳定骨折，不可早期活动负重；如为粉碎性骨折，有骨缺损时，用石膏托外固定5~6周，进行适当锻炼，8~12周拍片见连续骨痂后逐渐负重行走。

踝部骨折

踝关节由胫骨远端、腓骨远端和距骨体构成。内踝是胫骨远端内侧的突出部分，而外踝则是腓骨远端的突出部分。胫骨远端后缘呈唇状突起，称为后踝，踝穴由胫骨远端关节面、内踝、外踝和后踝组成。外踝比内踝略偏后，距骨体紧靠于踝穴内，使足显略外展位。当踝关节背屈时，距骨与踝穴紧密接触，无活动余地，但在足跖屈时，距骨可向两侧轻微活动。

踝关节周围有三组重要韧带：

①下胫腓韧带，位于胫骨下端腓骨之间，连接两骨。

②内侧副韧带，又称三角韧带，起自内踝顶端，向下呈扇形分布，分别附着于舟骨、距骨前内侧，下跟舟韧带和载距突。

③外侧副韧带，起于外踝顶端，分别附着于距骨前外侧、跟骨外侧和距骨后外缘，又分别称为距腓前韧带、跟腓韧带和距腓后韧带。

踝部骨折分单踝骨折、双踝骨折及三踝骨折，还包括经关节的胫骨下端骨折和胫骨关节面前唇骨折。踝部骨折多由间接暴力引起，根据暴力的大小、方向和受伤时足所处的位置，可产生不同类型的骨折。

一、适应症

1.手法复位不满意者，多有软组织嵌顿，
2.两处以上骨折难以同时兼顾者等
3.三踝骨折或踝部骨折脱位者。

二、手术步骤

1.选用局麻或腰麻。
2.取局部弧形切口，双踝者需分别切开，充分暴露骨折断端，牵开嵌顿之韧带、关节囊，完全复位，根据骨折大小、类型及局部具体情况，选用螺丝钉内固定、张力带固定、钢板+螺钉等治疗（图10-53）。

三、手术后处理

以小腿石膏托固定，4~5周后拆除石膏，开始活动关节，10~12周后逐渐下地负重活动。

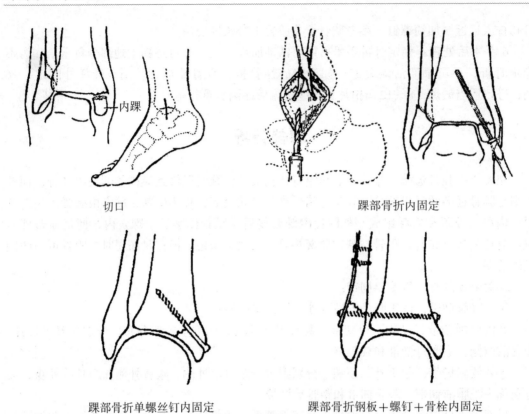

切口　　　　　　　　　　　　　踝部骨折内固定

踝部骨折单螺丝钉内固定　　　　踝部骨折钢板＋螺钉＋骨栓内固定

图10-53　踝部骨折内固定术

第十一章　口腔科基础手术

第一节　牙周小手术

牙龈成形术

一、适应症

1.牙龈外形呈龈缘突或边缘增厚者。

2.牙龈龈缘缺损或龈裂者。

3.牙齿萌出后，龈组织覆盖于牙冠部分者。

4.彻底消除患牙周围病理组织，以预防牙周病复发者。

二、手术步骤

1.常规消毒，将麻药直接注入牙龈组织内，使龈组织变硬，便于手术（图11-1）。

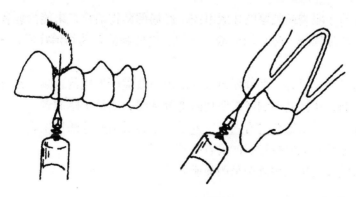

图11-1　局部浸润麻醉

2.用斧形切龈刀，以30°角从切龈点刺入牙龈组织，刀刃以根方向冠方斜向片切牙龈外层肥厚的组织，使切断点终止于牙龈边缘处，切除龈组织。

3.亦可用手术剪刀进行修整，常用眼科手术剪刀，剪去过厚的牙龈组织。

4.亦可用轮形石进行修整，尤用于龈组织肥厚坚实者，将轮形石高速旋转，并轻压修整区，间断操作，同时喷水降温（图11-2）。

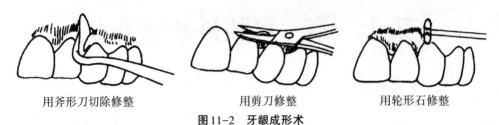

用斧形刀切除修整　　　　　用剪刀修整　　　　　用轮形石修整

图11-2　牙龈成形术

5.用温生理盐水冲洗，小棉球塞于牙间隙处，以压迫止血，拭干创面后，将牙周塞治剂敷于创面上。

三、注意事项

1.此手术适用于单纯牙龈组织肥厚，对骨质肥厚而牙龈较薄者，需要进行骨成形术，在手术前正确选择。

2.在手术过程中，尽量减少牙槽骨的暴露，使手术后减少骨质的吸收。

3.嘱病员，手术后暂不宜咬硬物，亦不宜刷牙，次日可刷非手术区牙齿。

4.若手术范围较大，手术后可给予抗感染药物与止痛药物。

5.手术后1～2天复诊，检查伤口，若创面清洁正常，更换牙周塞治剂即可；若创面有感染肉芽组织，需烧灼后，再上牙周塞治剂。

6.手术后第五天有轻度渗血，属正常现象。

牙龈切除术

一、适应症

1.增生肥大的牙龈袋或肥厚的牙龈组织，经局部药物治疗，未能治愈者。

2.中等深度的牙周袋，经牙周洁治、牙周袋内壁刮治及药物治疗后，牙周袋深度仍有3～5 mm者。

3.在牙齿萌出后，仍有一部分牙冠被牙龈组织覆盖所形成的盲袋，并反复发炎者。

4.因龈下龋洞，在修复龋洞时需要切除部分牙龈，以显示龋洞者。

5.牙列不齐，在手术缝合时有困难，并手术后容易引起牙龈增生者。

6.行牙龈切除后，能保持足够的附着龈宽度者。

7.牙槽骨未吸收，单纯龈乳头呈明显肥大者。

二、手术步骤

1.常规消毒，局部浸润麻醉，可加少许肾上腺素，使局部血管收缩，减少手术中出血。

2.用标记镊与牙齿的长轴平行握持，把一侧直喙插入袋底，另一侧直角钩的喙放在袋壁外（图11-3），稍用力将其夹紧，使牙龈表面能刺成出血点。从最后一个牙齿的远中面依次向前至中线，将牙周袋做成连续标记。将连续标记各点连接起来即是牙龈切除术的切开线（图11-4）。舌侧也用同样方法做出标记牙周袋深度。

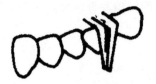　　　　　　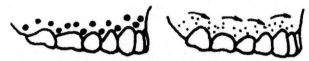

图11-3　测出龈袋深度　　　　　　　　　　　图11-4　切开线标记

3.测出牙周袋深度基本一致，宜采用连续切龈法，自最后一个牙齿的颊侧开始，沿袋底轮廓连续向前不中断，做完颊侧切开后，再做舌面。为避免切牙孔血管和神经的损伤，应沿切牙乳突的两侧切开，不可横越切开（图11-5）。

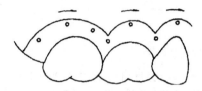　　　　　　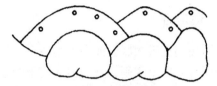

图11-5　连续切开　　　　　　　　　　　图11-6　间断切开

4.测出牙周袋深度悬殊较大，宜采用间断切龈法，自最后牙齿的远中角颊侧开始，沿牙周袋的走行切入，进入牙间乳头到达下一个牙齿的远中颊角处，下一个切开则是自上一切口开始，越过牙间隙到达再下一个牙齿的远中颊角（图11-6）。这样个别的切开可重复于每个需要手术的牙齿。

5.用龈刀在所做的标记线根上2 mm处，刀刃与牙长轴成45°角的方向切入，直切至下面的硬组织。这样能使手术愈合后，有正常的外形。

6.用牙间龈切除刀沿颊（唇）或舌面切口进入牙间隙，切断牙间龈组织，分离取下被切除的龈组织（图11-7）。

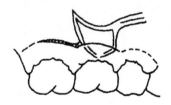　　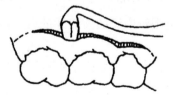　　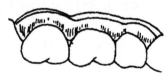

图11-7　切除牙龈组织

7.仔细检查牙周袋是否完全去净，用刮器或刮匙去除遗留的肉芽组织及根面上的一切钙化的沉积物及黏附的软组织。用细纱带插入牙间隙反复牵引，去净肉芽组织。

8.创面用温生理盐水多次冲洗，以除去残余的碎屑。

9.拭干创面后，先取一小段成条束状的牙周塞治剂塞入牙间隙中，用湿而较紧的棉签将牙间间隙压紧。然后，再将切龈创面完全覆盖，仅覆盖于牙冠的颈部。再用湿棉签将塞治剂表面压光滑。

三、注意事项

1.在注射麻醉时，不宜将麻药直接注入牙龈组织内，避免牙龈组织因麻药引起肿大变形，影响定点的准确性。

2.切口必须整齐，保证创口愈后的龈缘不出现锯齿状，并忌在一个切口上反复切划。

3.若牙龈肥厚严重者，一次切除很难获得准确的斜面，宜采用二次切除法，即再施行牙龈成形术为好，避免创口愈合后，牙龈缘形成阶梯状的突起，引起食物残渣滞留，并影响美观。

4.1周后复诊，必要时再敷换牙周塞治剂1次。

5.嘱病人，手术后1周内暂时不能刷牙，并避免咀嚼硬物。

6.必要时，可给予镇痛药物与抗感染药物。

牙龈翻瓣术

一、适应症

1.牙周袋超过膜龈联合或在上不适合，行牙龈切除者。

2.牙周袋外形不规则，其袋内病变组织范围甚大，不宜进行袋内壁刮治术者。

3.牙周牙髓联合性损害，需做根尖刮治术或断根术。

4.牙槽骨经X射线摄片检查表明牙槽骨有垂直吸收者。

二、手术步骤

（一）常规消毒、局麻，若手术范围甚大，且达到深层组织时，宜采用传导麻醉。

（二）根据不同的病变部位与不同的病变范围进行选择切口。

1.梯形瓣切口宜用于前牙区深度牙周袋或后牙颊侧深度牙周袋。

2.角形瓣切口宜用于后牙区较深牙周袋，且病变范围较局限的个别牙齿。

3.弧形瓣切口宜用于前牙根尖刮治的治疗。

4.矩形瓣切口宜用于前牙区深度牙周袋或后牙区颊侧深牙周袋。

5.龈乳头切口宜用于病变范围较广泛的前后牙的唇（颊）、舌（腭）侧的中等深度牙周袋。

6.纽扣式切口宜用于袋底较宽且袋口较窄的深部牙周袋（图11-8）。

（三）用牙龈刀在手术区两侧牙龈上做纵形切口，直达龈缘，然后将各个牙齿的龈缘及牙间乳头切开。若后牙常在手术区近中侧做纵形切口，分开牙间乳头，形成三角形瓣即可。

（四）用骨膜分离器，将龈瓣与骨膜一同翻开，使病变区充分暴露。

（五）刮除根面上残余的牙石、牙垢、病变牙骨质、肉芽组织。

（六）根据牙槽骨损伤情况，用骨锉进行修整，用手术剪刀修整龈缘。

（七）清除手术区的骨碎片、组织残屑、不良血凝块后，将龈瓣复位。在龈瓣上放上湿纱布，自根尖方向裕面方轻加压力，使龈瓣与根面紧贴，排除多余的血液及空气。

（八）缝合创口，外敷牙周塞治剂（图11-9）。

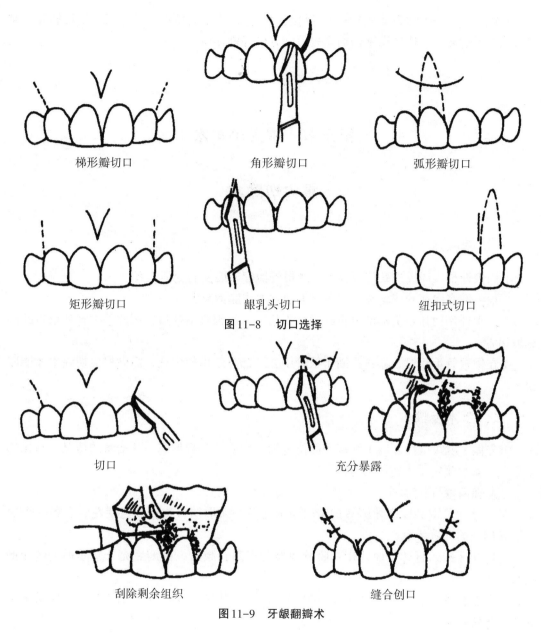

梯形瓣切口　　　　　角形瓣切口　　　　　弧形瓣切口

矩形瓣切口　　　　　龈乳头切口　　　　　纽扣式切口

图11-8　切口选择

切口　　　　　　　　　　　　　充分暴露

刮除剩余组织　　　　　　　　缝合创口

图11-9　牙龈翻瓣术

三、注意事项

1.手术区两侧切口须做在健康的骨组织上。切口不能做在龈乳头的正中或根分叉处。

2.用分离器分离软组织瓣时，必须掌握好支点，避免损伤软组织。

3.在修整牙槽骨时，不能降低牙槽突的高度，以免减少牙周支持组织的功能与牙龈退缩的不良后果。

4.手术后牙颈部或牙根过敏，可采用脱敏治疗。

5.手术后3个月内不可探查牙周袋，避免影响伤口愈合。

6.手术后5～7天拆线，更换牙周塞治剂后每7～10天，再更换牙周塞治剂，直至创口愈合。

7.嘱病人，手术后3周内避免饮用刺激性食物，或咀嚼硬物。手术当天不可刷牙、漱口。第二天能漱口，待牙周塞治剂除去后，方可轻刷牙齿。

第二节　根尖小手术

根尖切除术

一、适应症

1.因慢性根尖周炎病变范围较大，经根管治疗未能使病变消失者。

2.根尖部有肉芽肿或囊肿，需做根尖切除术才能治愈者。

3.由于外伤使牙根尖端部分折断而牙不松动，经根管治疗后，用此手术将牙根折断部分取出者。

4.在做根管治疗时，器械折断于根管中并一部分超出根尖孔，需做根尖切除术才能取出者。

二、手术步骤

1.先做X射线摄片，以了解病变部位范围、性质、牙根形态、牙槽嵴的情况、与比邻的解剖关系，确定手术范围与方法。

2.常规消毒与麻醉。

3.在患牙唇侧黏膜离牙龈缘的4～5 mm处做一弧形切口，长度包括左、右各一个邻牙，弧的凸面向着牙冠。

4.切开牙龈，直达骨面，用骨膜分离器分离黏骨膜瓣，翻瓣后充分暴露根尖区牙槽骨板。

5.用骨凿或牙钻去除患牙根尖部的硬骨板，暴露根尖。若骨质已有破坏，仅顺破坏区扩大就可暴露根尖。

6.用细裂钻横切根尖或用骨凿劈除根尖，不能超过牙根长度的1/3，以保持牙齿一定稳定性。

7.用大小合适的刮匙把根尖周围的病理性组织刮净，并搔刮骨面，使血液充满骨腔，有利于创口愈合。

8.把黏骨膜瓣复位缝合（图11-10）。

二、注意事项

1.根尖切除术宜用于上、下颌前牙。

2.宜患牙先做根管治疗，并做充填，待充填4～5小时后，再做此手术，亦可在手术中做根管倒充填。

3.上颌中切牙的切口要避免损伤唇系带。

4.在分离黏骨膜瓣时，要完整分离骨膜，并在手术中不能损伤黏骨膜瓣。

5.手术后在切口相应面部冷敷，预防水肿。

6.给予抗感染药物与镇痛药物。

7.手术后5～7天拆线。

8.嘱病人，手术后暂不刷牙，但需多漱口，保持口腔清洁。

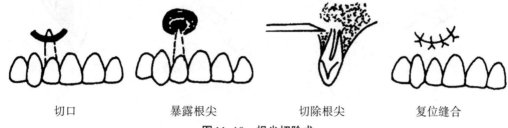

| 切口 | 暴露根尖 | 切除根尖 | 复位缝合 |

图11-10 根尖切除术

瘘管通过术

一、适应症

1.慢性根尖炎伴有瘘管的单根牙。

2.在根尖区呈慢性小脓肿，即将穿破形成瘘管者。

二、手术步骤

1.先将患牙做常规根管治疗，开髓，去除牙髓及坏死组织、扩大根管。冲洗吸干。

2.用盛有生理盐水的注射器针头插入根管中，达根尖的1/3处，再用牙胶封闭洞口。

3.将注射液推入根管内，并见液体从根管通过根尖至瘘管口溢出，根管与瘘管贯通，则可继续缓慢进行冲洗。

4.将注射针头保留在根管原来位置，而注射器取下。吸入0.3 mL的碘酚溶液，仍套入针头上，将瘘管口周围用棉花保护，避免碘酚外溢时灼伤黏膜。再缓慢加压注射器，使碘酚由根管通入根尖孔至瘘管口溢出。在瘘管口表面见到有银白色时，表明碘酚已到达瘘管口，此时立即停止注射器加压，用酒精棉球迅速吸干。

5.去除封闭根管口的牙胶，退出注射针头，将根管内吸干。

6.用碘仿、氯仿、牙胶尖做根管超填，再做龋洞充填（图11-11）。

三、注意事项

1.在用生理盐水冲洗时，观察患者有无疼痛及冲洗液能否从瘘管口溢出。只有待患者无疼痛且液体能畅通至瘘管口溢出时，方可改用碘酚注入。

2.在操作中应仔细，碘酚量忌过多，并避免将碘酚注入根端肉芽范围之外，否则易引起药物性骨髓炎。

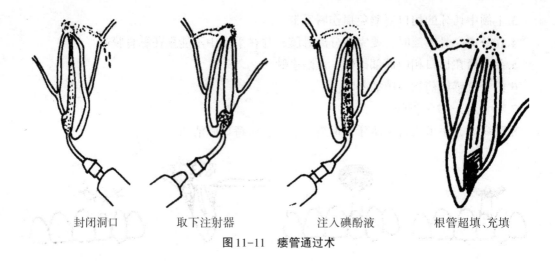

封闭洞口　　取下注射器　　　注入碘酚液　　根管超填、充填

图11-11　瘘管通过术

第三节　普通牙拔除术

常规拔牙术

一、适应症

1.严重的牙周病经治疗无效，并引起其支持组织严重破坏的牙齿。

2.牙冠破坏甚大，无法做充填治疗者。

3.牙齿根尖部严重破坏而无法做根尖超充治疗、根端切除或牙再植术等方法保留者。

4.影响邻近缺牙修复的错位牙、过度倾斜牙、畸形牙或无对殆牙。

5.经常咬伤颊黏膜的颊向错位上颌第三磨牙。

6.经常引起炎症的多生牙、阻生牙及埋伏牙。

7.影响恒牙正常萌出的滞留乳牙。

8.在正畸治疗设计中必须减数的牙齿。

9.由于外力引起牙冠或牙根折断而无法修复的牙齿。

10.引起全身性疾病的病灶牙。

二、手术步骤

1.常规消毒与局部麻醉。

2.将牙龈分离器沿牙龈缘插入龈沟内，分离牙齿颈部牙龈附着，避免在拔牙过程中将牙龈撕裂、引起出血等不良后果。

3.将牙挺自病牙近中唇或颊侧插入，至牙槽骨与牙根之间，使牙挺四面紧贴牙根。用左手拇指与食指扶持病牙和邻牙，牙挺以牙槽嵴为支点向远中和殆面方向旋转，把病牙挺松或挺出时，可感觉到病牙挺松的程度，切忌将牙挺插在两个牙齿之间以邻牙作为支点。

4.将合适牙钳的钳喙从病牙牙冠的唇舌面或颊舌面，向牙根方向推至龈沟，达牙槽嵴缘，牢固地夹住牙颈部，避免牙钳在用力时活动与滑脱。牙钳必须与牙齿长轴的方向一致，切忌引成角度，避免同时夹住邻牙。

5.牙钳向唇舌侧或颊舌侧缓慢地反复摇动，摇动的力量与幅度应逐渐加大，以免在撕裂牙周膜纤维组织与扩大牙槽窝时折断牙根或牙颈部。摇动的次序与方向是先向骨壁薄阻力小的一侧用力。

6.对于切牙与尖牙，多采用摇动与旋转相结合之力，将病牙拔除。而多根牙、双根牙、弯根牙、扁根牙则不能采用转动拔除，只能做颊、舌向摇动，以免牙根折断。

7.牙钳将病牙做牵引拔除时，应顺着牙根弯曲和阻力小的方向用力。通常牙根多向远中方向弯曲，故拔牙时应稍向远中牵引，其用力不宜过猛，避免牙根折断。

8.清除牙槽窝内的肉芽组织、骨屑等，锉平修整牙槽骨的锐利骨缘及过高的牙槽中隔，按压扩大的牙槽骨壁，使其复位。然后在拔牙创口上放置纱布卷，上、下颌咬住（图11-12）。

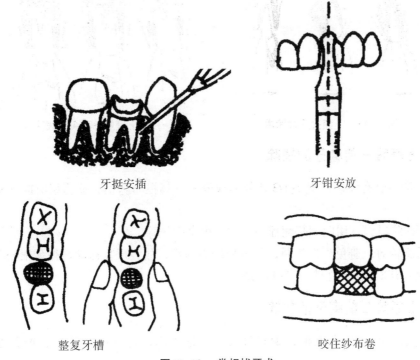

牙挺安插　　　　　　　　　　牙钳安放

整复牙槽　　　　　　　　　　咬住纱布卷

图11-12　常规拔牙术

恒牙拔除术

一、上颌切牙的拔除

1.上颌中切牙的牙根呈单根，近似圆锥形，且唇侧牙槽骨壁较薄。宜采用转动和向唇侧方向摇动相结合拔除（图11-13）。

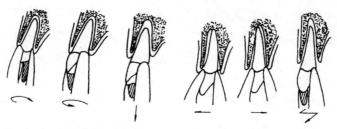

图11-13　上颌中切牙拔除术　　　图11-14　上颌侧切牙拔除术

2.上颌侧切牙的形态与上颌中切牙形态相似，仅牙根稍扁而稍短，在根尖1/3处略向远中弯曲，宜采用旋转角度小些，并向下与远中方向牵引相结合拔除（图11-14）。

二、上颌尖牙的拔除

上颌尖牙根为单根，呈锥形，根长且粗壮，近远中略呈扁平，有时在根尖1/3处弯向远中，唇侧牙槽骨壁较薄。此牙比较牢固，需反复摇动，摇动时宜偏向唇侧用力，待松动后方施以较小的转动力，使牙齿更为松动些，再向下前与远中方向牵引拔除（图11-15）。

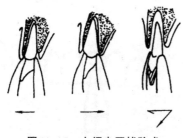
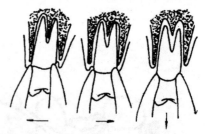

图11-15　上颌尖牙拔除术　　　　图11-16　上颌第一双尖牙拔除术

三、上颌第一前磨牙的拔除

1.上颌第一前磨牙多在根尖1/3处分为双根——颊根与腭根，而腭根有时在根尖处又分为双根。

2.此牙拔除时，宜用向颊腭侧摇动，向远中牵引拔除。

3.忌用旋转力，避免牙根折断，且取根较为困难，故宜反复摇动，待牙根松动时，即使遇有断根，其取根比较容易（图11-16）。

四、上颌第二前磨牙的拔除

1.上颌第二前磨牙为单根，少有分叉，牙根较扁，近远中径较短，根尖处有时有弯曲。

2.拔除时宜向颊腭侧摇动，待其松动后，采用牵引力与略有转动力拔除（图11-17）。

五、上颌第一、第二磨牙的拔除

1.上颌第一、第二磨牙都为三个牙根，颊侧分近中根与远中根，腭侧为一个根。其两牙深藏于厚韧的牙槽骨内。磨牙颊侧骨壁为颧牙槽嵴所增厚加固，腭根粗大，两颊根较小，根尖多向远中弯曲。

2.上颌第一磨牙其分叉较大，其根又粗大，故在拔牙时阻力较大。上颌第二磨牙根叉较小，其根又较细。

3.拔牙时宜选择合适的牙挺将牙轻微挺松，然后选用合适的牙钳，尽量把牙钳钳喙压向牙颈部以上，使颊侧钳喙的突出尖端插入两颊根的分叉处。

4.将牙钳缓慢地向颊腭侧摇动，以扩大牙槽窝。先向颊侧摇动，其幅度可略大些，后向腭侧摇动，其幅度宜略小些。待牙松动后，再向远中颊侧牵引拔除（图11-18）。

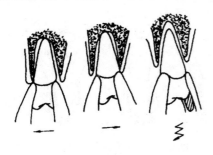

图11-17　上颌第二双尖牙拔除术

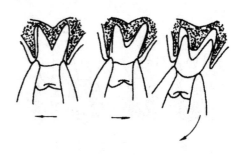

图11-18　上颌第一、第二磨牙拔除术

六、上颌第三磨牙的拔除

1.上颌第三磨牙的牙冠较小，位置常倾向颊侧或向近远中及颊侧移位。其牙根略向远中或颊侧弯曲，且牙根变异较大，可能是单根或三根融合或多根。牙根远中的牙槽骨较薄，拔牙时阻力较小。

2.用牙挺插入第三磨牙近中牙颈部，嘱病人闭口至一指大小，口唇放松，然后再把牙挺向后移动，找到支点。手术者左手食指放于第三磨牙的舌面，将第三磨牙向远中下方挺松牙齿。

3.待牙挺松，用牙钳向远中、颊侧及向下方向牵引拔除（图11-19）。

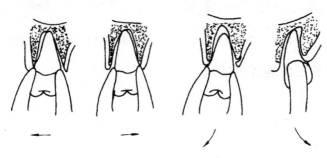

图11-19　上颌第三磨牙拔除术

七、下颌切牙的拔除

1.下颌切牙的牙冠较小，其根呈单根，偏平且短细，近远中径小，唇侧骨壁薄而骨质疏松。

2.手术者用左手食指牵开下唇，拇指轻轻按放在牙钳的关节处，其他手指握持下颌骨下缘，以防止牙钳夹伤下唇及避免在牙齿脱位时击伤上颌牙齿。

3.一般不需用牙挺，牙钳宜向唇舌侧摇动，先向唇侧后向舌侧摇动，待牙松动后将牙向上外方及稍用旋转的力将牙牵引拔除（图11-20）。

八、下颌尖牙的拔除

1.下颌尖牙呈单根，粗壮而较长，根尖略向远中弯曲。

2.拔除时向唇舌侧摇动为主，先向唇侧，然后向舌侧摇动。待牙松动后，再用旋转角度较小的力，将牙向上外方牵引拔除（图11-21）。

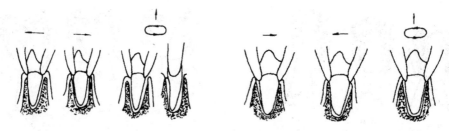

图11-20　下颌切牙拔除术　　　　　　　图11-21　下颌尖牙拔除术

九、下颌第一前磨牙的拔除

1.下颌第一前磨牙呈锥形，为单根，牙根较短而细小，根尖常向远中弯曲。

2.拔除时向颊舌侧摇动，先向舌侧摇动，后向颊侧摇动，向颊侧用力可较大，待牙松动后稍加旋转将牙牵引拔除（图11-22）。

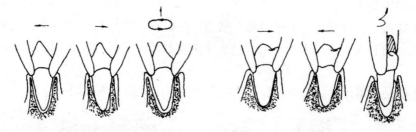

图11-22　下颌第一前磨牙拔除术　　　图11-23　下颌第二前磨牙牙拔除术

十、下颌第二前磨牙的拔除

1.下颌第二前磨牙的牙冠比下颌第一前磨牙大，且牙根长而略呈圆形。

2.拔除时向颊舌侧摇动，先向舌侧摇动，后向颊侧摇动，待牙稍有松动再旋转把牙牵引拔除（图11-23）。

十一、下颌第一、第二磨牙的拔除

1.下颌第一、第二磨牙有两个根——近中根与远中根。颊舌径大于近远中径，根尖向远中弯曲。第一磨牙常有远中舌根，较小。第二磨牙比第一磨牙牙根细，根分叉的角度也小，牙根也向远中弯曲。

2.颊侧骨壁由于颊侧牙槽骨的外斜嵴越过而增厚。

3.将牙钳两侧的钳喙尖突都插入根分叉处，然后向颊舌侧摇动，先向舌侧摇动，后向颊侧摇动，待牙松动后再向上、向舌侧远中牵引拔除（图11-24）。

4.如牙冠缺损较大形成残冠者，可用牛角钳拔除（图11-25）。

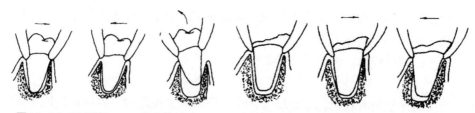

图11-24　下颌第一、二磨牙拔除术　　图11-25　牛角钳拔除下颌磨牙残冠

十二、下颌第三磨牙的拔除

1.下颌第三磨牙的位置变化甚大，难易程度差异很大。一般情况下，将牙挺松后向颊舌侧摇动，并向𬌗面、远中牵引拔除。

2.对于生长位置异常，形成阻生，见阻生牙拔除。

注意事项

1.在应用牙钳前，分离牙龈要彻底，避免在拔牙时撕裂牙龈。

2.使用牙挺时，必须以牙槽嵴为支点，不能以邻牙为支点，以免损伤邻牙及周围组织。

3.在安放牙钳前，应再次复核患牙，防止拔错牙齿。

4.安放牙钳时，钳喙必须夹在牙颈部，其长轴应与牙齿长轴保持平行。

5.牙钳切忌夹在牙龈组织上，否则会引起牙龈严重撕裂而出血。若有软组织不慎撕裂，应立即复位、缝合止血。

6.使用牙挺时，必须用左手拇、食两指保护好邻牙及防止牙挺滑脱，刺伤喉部等。

7.有瘘管存在的创口，必须用刮匙由牙槽窝向黏膜、瘘管口向牙槽窝，把瘘管壁的上皮组织刮除。

8.拔牙后嘱病人，咬紧纱布，半小时后吐去；要保持创口清洁，当天不能漱口，不要用手触摸创口；不能经常吐口水，或用舌舔创口，以免创口渗血；拔牙当天不宜做剧烈运动；拔牙当天与次日，唾液中有少量血水，属正常现象，若血量较多，宜及时就诊；如有创口缝合者，5～7天拆线。

乳牙拔除术

一、适应症

1.乳牙滞留，影响恒牙萌出者。

2.乳牙根端刺破黏膜引起炎症或根尖周炎症不能控制者。

二、手术步骤

1.常规消毒、麻醉。对松动的乳牙与浅在的残根，可用涂布麻醉或指压麻醉。对不松动的乳牙采用局部浸润麻醉。

2.为避免伤害乳牙下面的恒牙胚，勿轻易使用牙挺，牙钳放置位置不宜过深，最好使用乳牙专用钳。使用牙钳时，要防止滑脱，不能夹在牙冠上，以防止牙冠破折，其牙钳的喙端一定要夹在牙齿的龈缘下方。

3.安放牙钳时要轻柔，拔牙时要有节奏，随时观察患儿反应，看有无疼痛，以便取得合作。

4.乳切牙的牙根吸收较快，牙根较直，略呈椭圆形，拔除时不容易损伤恒牙牙胚，拔牙时用旋转与牵引相结合的力拔除。

5.乳尖牙的牙根常不吸收，且此部位的骨质较坚固，容易引起牙根折断。故拔牙时宜牙钳钳稳，用力得当方能迅速拔除。

6.乳磨牙的拔除可（慎）用牙挺，将牙挺松，然后将牙钳喙插入龈缘下方，将牙摇动、牵引拔除。

7.恒牙牙胚位于乳牙根的分叉部，牙根钳应夹在近中根上或远中根上较好（图11-26）。

8.乳牙根包绕着恒牙冠距离很近时，给拔牙带来困难，为避免损伤恒牙胚，宜采用外科高速切割手机先将牙冠分离开，然后再将牙根分别拔除（图11-27）。

9.对乳牙残根碎片的拔除，很容易折断，遗留的残根容易引起恒牙萌出的位置发生障碍，故在拔牙时必须先观察清楚其牙根的部位、吸收的程度、恒牙胚的位置，及时判断拔除术的困难程度，以便在使用牙挺或根钳时心中有数，将残根碎片迅速拔除。

10.拔牙后用消毒的纱布卷压迫创口。

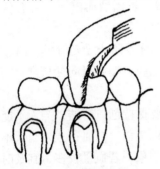 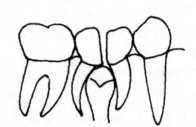

图11-26　牙根钳放在远中根处　　　　图11-27　将乳牙牙冠分割后拔除

三、注意事项

1.在拔牙前不要让患儿看到拔牙钳、注射器等器械，以减少患儿的恐惧心理。必要时先采用心理疗法，增强患儿信心后再施拔牙手术。

2.拔牙时操作宜轻巧而迅速，并注意防止患儿的头部忽然摆动，使牙钳夹持不牢将拔下的牙滑入食道或气管。

3.拔牙后不必搔刮牙槽窝，如有大量炎性肉芽组织，宜用镊子夹出。

4.拔牙后嘱在候诊室待完全止血后方可离开。

5.拔牙的当天，嘱患儿应当保持安静，保持创口的清洁。

错位牙拔除术

一、适应症

1.错位牙完全没有咬殆功能，且导致食物嵌塞者。

2.错位牙刺激颊部软组织或舌，引起不适者。

3.错位牙由于拥挤，导致邻牙龋齿者。

二、手术步骤

（一）错位上颌前牙拔除术

1.常规消毒与局麻。

2.向腭侧移位的上颌切牙与向唇侧移位的上颌尖牙，都能使用上颌前牙钳进行拔牙。但由于牙齿位置的拥挤，无法以牙钳在唇腭侧方向夹住牙齿，而只能以近中与远中方向夹住牙齿（图11-28）。

3.在拔牙过程中，亦无法将牙钳做唇腭侧方向摇动，而主要采用旋转力，把牙周膜纤维撕断分裂，使牙松动。

4.拔牙后用消毒的纱布卷压迫创口，上、下颌牙齿咬住。

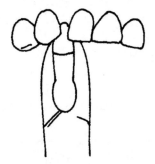

图11-28 向腭侧移位的上颌侧切牙拔除术　　图11-29 向腭侧移位的上颌前磨牙拔除术

（二）错位上颌前磨牙拔除术

1.常规消毒与局麻。

2.向腭侧移位的上颌前磨牙，能采用上颌前磨牙牙钳进行拔牙。

3.把牙挺插在牙齿的近中侧与颊侧，以牙槽骨为支点，由近中侧和颊侧向远中侧和腭侧的方向，把牙齿挺松（图11-29）。

4.虽能将牙钳以近中与远中方向把牙齿夹住，由于上颌前磨牙的牙根呈扁平状，在摇动牙齿时，容易断根，故应缓慢摇动，渐将牙齿摇松牵引拔除。

5.拔牙后用消毒的纱布卷咬住。

（三）错位下颌切牙拔除术

1.常规消毒与局麻。

2.向舌侧移位的下颌切牙不宜使用牙挺，而宜使用下颌前牙钳进行拔牙，牙钳钳住牙齿的近中与远中方向，将牙牵引拔除。

3.拔牙后用消毒的纱布卷放置在创口上，上、下颌牙咬住。

（四）错位下颌前磨牙拔除术

1.常规消毒与局麻。

2.向舌侧移位的下颌前磨牙可采用上颌前磨牙钳进行拔牙，在舌侧将牙钳钳住牙齿的近中与远中方向。

3.在摇动牙齿时，动作应该缓慢，渐将牙齿摇松牵引拔除（图11-30）。

4.拔牙后用消毒的纱布卷压于创口上，并咬住。

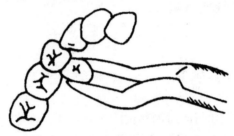

图 11-30　错位牙拔除牙钳的安放法

三、注意事项

1.错位牙往往不能从牙齿的唇腭侧使用牙钳，只宜钳住牙齿的近远中面。

2.由于唇腭侧牙列的阻挡，要反复交替使用牙挺和牙钳，才能将错位牙拔除。

3.使用牙挺时，注意防止邻牙的损伤。

4.在牙钳旋转时，幅度不宜大，以免损伤邻牙。

5.在拔除下颌错位牙时，应避免牙钳撞击上颌牙齿。

牙根拔除术

一、适应症

1.牙拔除术中用力不当使牙齿的颈部或牙根部折断者。

2.牙根弯曲或肥大的畸形牙根，在拔牙过程中难以避免的牙根折断者。

3.死髓牙在拔除时使牙根折断者。

4.牙冠龋蚀面积过大而遗留的残根。

二、手术步骤

（一）根钳拔除法

1.此法适用于牙根较长，并高出于牙槽骨嵴平面的牙根。

2.基本原则与牙钳拔牙法相同，利用根钳的喙端较薄而细窄，能与牙根紧密贴合。拔除时应将根钳尽量推至颈部，钳稳牙根时才能用力牵引拔除。

（二）牙挺分根法

1.此法适用于多根牙的牙根。

2.将牙挺插入根叉处向两侧转动，使牙根分开或血管钳取出根端（图11-31）。

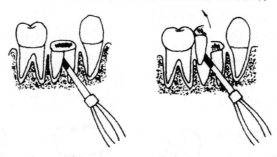

图 11-31　牙挺分根法

（三）骨凿劈根法

1.此法适用于多根牙的牙根。牙根与牙根之间连接较为密切、用牙挺不能分根时，可采用此法分根。

2.骨凿放于两根之间，锤击时要轻而有力，劈开牙根。然后再逐一将牙根取出（图11-32）。

（四）牙钻分根法

1.此法适用于多根牙根，牙冠大面积缺损，牙钳无法拔出者。

2.由于是多根牙，用牙挺阻力亦大时，将牙根分开后，分别取出（图11-33）。

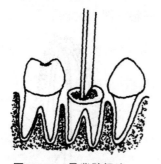

图 11-32　骨凿劈根法

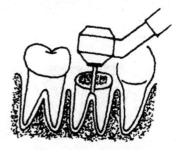

图 11-33　牙钻分根法

（五）牙根挺取根法

1.此法适用于牙根断于牙槽窝内的高位牙根。

2.接插牙挺，挺喙的凹面应对牙根，利用楔力，撬动、旋转的力，将牙根挺松与挺出（图11-34）。

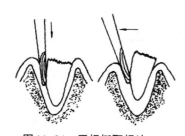

图 11-34　牙根挺取根法

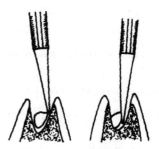

图 11-35　根尖挺取根法

（六）根尖挺取根法

1.此法适用于牙根断于牙槽窝内的低位牙根。

2.将根尖挺从牙根断面高的一侧插入，在牙根与牙槽骨壁之间，旋转推进，将牙根挤出或松动后用细小根尖钳取出（图11-35）。

（七）三角挺取根法

1.此法适用于多根牙的断根。

2.常用于已把一个根取出，然后用三角挺以牙槽骨板为支点，分别挺除牙槽中隔或将牙根一并挺出（图11-36）。

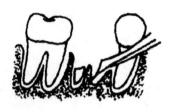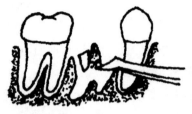

图11-36　三角挺取根法

（八）探针取根法

1.此法适用于根尖部折断者，近根部的根管较粗，且断根的根尖已松动者。

2.采用探针插入根管内一并牵引带出（图11-37）。

（九）根管扩大针取根法

1.此法适用于断根比较小，而且断根已有松动者。

2.采用根管扩大针旋转插入根管内，然后牵引取出断根（图11-38）。

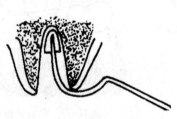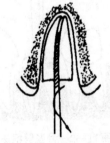

图11-37　探针取根法　　　　　图11-38　根管扩大针取根法

（十）翻瓣去骨取根法

1.此法手术后，反应较大，故较少选择应用，在上述方法无法将牙根取出时方可采用。

2.根据需要选择做梯形切口、弧形切口或角形切口，其范围应大于手术野，直切至骨膜，用骨膜分离器沿切口翻起黏骨膜瓣。

3.然后用小的骨凿凿去唇颊侧骨质，暴露牙根长度的1/2。

4.用牙挺挺出或用牙钳拔出牙根。

5.清除牙槽窝内的碎骨片与肉芽组织等，修整牙槽骨。

6.将黏骨膜瓣复位后予以缝合。

三、注意事项

1.遇到断根不能惊慌，要有充足的光源与准备好取根器械是关键，切忌在视野不清晰的情况下盲目寻找牙根。

2.待止血后仔细检查牙根所在位置与性质，是残根还是断根，牙根还留有的长度，在牙槽窝内的深浅度与弯曲度，牙根斜面以及能取出牙根的方向，以及与邻牙的关系，如与邻牙的遮挡与上颌窦或下牙槽神经管的关系等。

3.取上颌磨牙断根时，特别是上颌第一磨牙腭侧根，应避免将断根推入上颌窦内。若断根确已进入上颌窦内，应立即停止深部探查，拍摄X射线片，明确断根的位置后，采用自扩大的牙槽窝内用生理盐水或纱条填塞后抽出方法取根。无法取出者，再采用上颌窦开窗取根法。

4.取下颌第三磨牙舌侧根时，根挺不宜向舌侧用力过大，以免舌侧骨板穿破后断根推入翼下颌间隙。若断根确已进入此间隙内，必须立即在舌侧做翻瓣手术，用骨钳钳去舌侧骨板。并防止断根进一步往下滑动，采用手指压迫第三磨牙舌侧下方，同时选用合适的器械取出断根。

第四节　阻生牙拔除

下颌阻生第三磨牙拔除术

一、适应症

1.阻生智齿不能正常萌出，形成盲袋经常发炎者。

2.阻生智齿倾斜，引起下颌第二磨牙远中牙颈部龋齿或即将发生龋齿者。

3.阻生智齿本身有龋坏，或引起食物嵌塞者。

二、手术步骤

（一）常规拔除法

1.常规消毒与麻醉。

2.切口设计在下颌升支前方，外斜嵴的颊侧，离第二磨牙远中面1～1.5 cm处向前做一切口，至第二磨牙远中面的中央。然后转向颊侧沿第二磨牙龈缘向前，至第二磨牙近中龈乳头处，再成钝角向前、下方，到下颌第一磨牙的颊沟处（图11-39）。

3.切开时，刀尖应达骨面，将黏骨膜全切开，并用骨膜分离器直达骨面将黏骨膜瓣自骨面翻开。

4.用锋利的小圆凿，凿去下颌第三磨牙颊侧或远中的骨组织。骨凿的长轴要与骨面垂直，使凿骨过程中稳和准。在凿骨手术前，亦可先在需要凿去骨质部分的外围钻上几个小孔（图11-40）。然后顺着小孔将骨凿除，显露牙冠部。或用外科高速切割手机磨除下颌第三磨牙颊侧或远中的骨组织。

5.用外科高速切割手机将牙切割成数块，分块拔除。传统方法是用双刀凿劈开牙冠，将劈凿放于牙冠颊侧发育沟上，并与发育沟垂直，然后用骨锤对准凿柄，用快而脆的力量敲击，可将牙冠劈开或劈去阻力部分。①如是单根阻生牙，应劈去牙冠近中阻生部分，然后将牙挺出。②如是双根阻生牙，应在牙冠正中发育沟处将牙冠对半劈开，或将牙冠的近中角阻力最大处劈去。③如是垂直位阻生牙，且牙根的远中部分包埋在升支内的，则必须将牙冠的远中角劈去，然后将牙挺出。④如是粗胖的水平阻生牙，可将牙颈部凿断后，将牙冠与牙根分别取出（图11-41）。

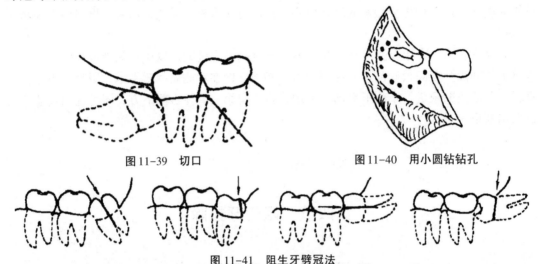

图11-39　切口　　　　　　　　图11-40　用小圆钻钻孔

图11-41　阻生牙劈冠法

6.牙冠阻力被劈除后，牙齿能顺利挺出。①把牙挺插在牙冠劈裂线中间，以近中牙冠与骨板为支点，将远中牙冠与牙根挺出。②把牙挺插在阻生牙近中骨板上作为支点，将牙向远中上方挺出（图11-42）。

7.清除拔牙创口，用刮匙去除牙槽窝内的牙的碎屑、碎骨片、不良肉芽组织等，骨的锐缘过高的应以修整。

8.把黏骨膜瓣切口两侧对准缝合。缝合不宜太紧，以减少手术后水肿，缝合后将消毒棉卷加压止血。

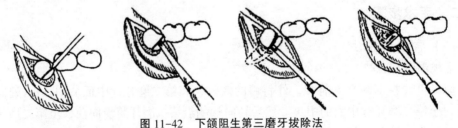

图11-42　下颌阻生第三磨牙拔除法

（二）垂直阻生牙拔除法

1.垂直阻生牙大多数是高位，一般采用挺出法就可拔除。由于其取根较为困难，故尽量不采用劈冠法为宜。

2.高位垂直位阻生牙，多数根尖略弯向远中，其远中无骨阻力，容易用牙挺将牙齿向远中与上方挺出。

3.牙挺自阻生齿近中插入，以牙槽嵴顶为支点，宜向近远中交替转动，并以向近中转动为主。

4.待牙挺松后，再将牙挺喙转为抵住牙颈部，并向上撬动牙齿，直至撬出牙齿。也可换用前磨牙钳将牙拔除。

5.遇牙根阻力较大可将牙挺自颊侧牙周间隙插入，向舌侧用力挺出。

6.低位垂直位阻生齿，因其冠部远中边缘或远中颊侧角阻力较大，需切开翻瓣，用骨凿凿除阻力骨质至冠周最突点以下，解除骨阻力后用牙挺将牙齿挺出（图11-43）。

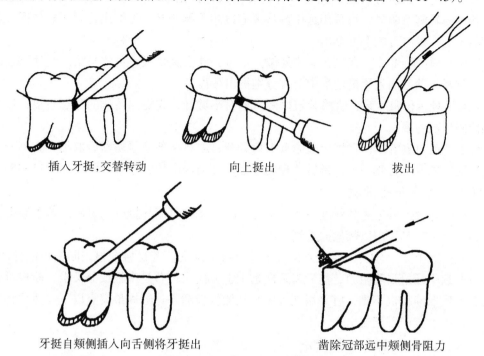

插入牙挺,交替转动　　　　　　向上挺出　　　　　　　　　拔出

牙挺自颊侧插入向舌侧将牙挺出　　　　凿除冠部远中颊侧骨阻力

图 11-43　垂直阻生牙拔除法

（三）近中阻生牙拔除法

1.近中阻生牙多为高位，一般采用挺出法或分牙法就可拔除。

2.高位近中阻生牙，常冠部无骨阻力，根部阻力不大，邻牙亦无阻力或阻力不大。用牙挺从颊侧近中插入冠下间隙，并向近远中交替转动牙挺将牙挺出。

3.若挺松后牙仍不能顺利挺出，则将牙挺喙刃抵于牙颈部向上前方挺、将牙挺出。

4.若根部阻力过大，仍不能顺利挺出时，可用宽牙挺插入颊侧牙周间隙，以颊侧牙槽骨为支点，将牙向舌侧挺出。

5.无法用牙挺挺出时，可采用分牙法拔除。若是分叉根，可将阻生牙对半分开，把牙挺自劈裂线近牙颈部插入，向近中方向转动，先取出远中半牙冠与根，再以颊侧骨板为支点，将近中半牙冠与根挺出。若是融合根，可将阻生牙冠近中部劈开。把牙挺自劈裂线插入，将远中部分牙冠及整个牙根向远中上方及舌侧一并挺出，然后从近中冠下挺出近中部分牙冠（图11-44）。

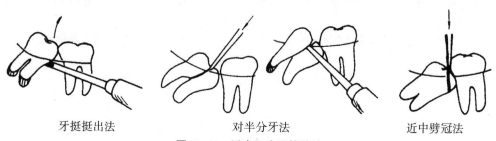

牙挺挺出法　　　　　　对半分牙法　　　　　　近中劈冠法

图 11-44　近中阻生牙拔除法

（四）水平阻生牙拔除法

1.水平阻生牙位置常较低，一般采用分牙法或去骨法拔除。

2.水平高位阻生牙，在颊沟处劈开近中角，先挺出远中牙冠与根，然后取出近中牙冠。若颊沟暴露不明显，可采用远中沟将牙冠以颊舌侧分开，先挺出舌侧牙冠与根，然后将颊侧牙冠与根向舌侧上方挺出。

3.水平颊位阻生牙，宜先在颊侧处做一切口，并去除骨板，再将与第二磨牙重叠部分的牙冠分开，然后插入牙挺向远中上方分别挺出牙齿。

4.水平颊舌位阻生牙，宜将牙冠以颊舌侧对半劈开，先挺出舌侧的牙冠与根，然后挺出颊侧的牙冠与根。

5.水平正中阻生牙，宜将牙冠的近中角分开，或将全部牙冠切断后取出。亦可分开颊舌侧牙冠，先取出舌侧一半，再劈断颊侧牙冠，分别取出颊侧牙冠与牙根（图11-45）。

（五）远中阻生牙拔除法

1.高位远中阻生牙的倾斜度小并远中无骨阻力者，可用牙挺顺利挺出。若下颌支前缘有少许骨阻力，可采用以颊侧向舌侧挺出。

2.低位远中阻生牙，主要阻力在远中骨板或下颌支。若是融合根，断根可能性较小，宜以分开远中牙冠消除阻力，然后将牙向远中上方挺出。若是多根或分叉根，断根可能性较大，且拔取断根也不难，宜采用把远中与颊侧骨板磨除达冠周最突点以下，然后将全部牙齿向远中上方或舌侧挺出。

（六）舌向位阻生牙拔除法

1.舌向位阻生牙其舌侧倾斜度不大者，一般采用挺出法就可拔除。

2.舌向位阻生牙其倾斜度较大或牙冠全部倒向舌侧，成为舌向水平位者，应在第二磨牙舌侧面向远中做一切口，用骨膜分离器翻开龈瓣暴露牙冠，将牙挺出（图11-46）。

3.低位舌向位阻生牙，其牙冠部有大量骨组织覆盖，舌侧骨板亦无缺失，需去骨暴露牙冠，然后将牙挺出。

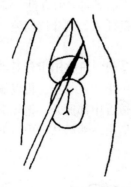

图11-45　水平正中阻生牙拔除法

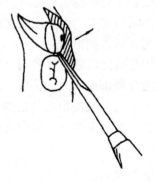

图11-46　舌向位阻生牙拔除法

上颌阻生第三磨牙拔除术

一、适应症

1.上颌阻生第三磨牙已经发生龋坏或引起食物嵌塞导致第二磨牙龋齿者。

2.牙冠部分萌出，经常发生冠周炎者。

3.严重摩擦颊黏膜或咬破颊黏膜者。

4.影响张闭口运动者。

5.影响义齿的修复或戴入者。

二、手术步骤

（一）近中颊向位埋伏阻生牙拔除法

1.常规消毒与麻醉。

2.在牙齿远中做一切口，至第二磨牙远中面的中央部分，然后沿第二磨牙颈部直至第一、二磨牙之间的间隙处，再向上成钝角切至颊沟。

3.用骨膜分离器由前向后翻起粘骨膜瓣至上颌结节处的软组织的颊侧瓣，再用牙龈分离器将腭侧牙龈缘稍加分离，暴露上颌结节。

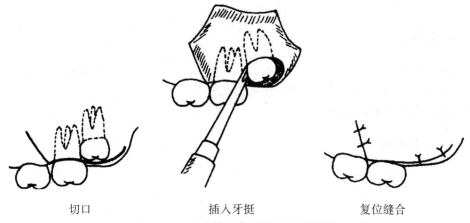

切口　　　　　　　　　插入牙挺　　　　　　　　　复位缝合

图11-47　上颌第三磨牙颊向阻生拔除法

4.用外科高速切割手机去除覆盖于牙冠的骨质，并显露至冠最大周径之上。因上颌阻生第三磨牙周围的骨组织较疏松能顺利去除，但切勿将牙齿推入上颌窦内，故拔此牙时，不采用劈冠法。

5.将牙挺从近中颊角处插入，先用挺刃较细的直挺插入，使牙冠与牙槽之间形成一个小间隙，然后更换挺刃较宽的牙挺，插至牙齿的颈部，将牙向颊侧，远中以旋转方法挺出。

6.清除拔牙创口，刮匙牙槽窝的异物，粘骨膜瓣复位后缝合（图11-47）。

（二）近中腭向位埋伏阻生牙拔除法

1.常规消毒与麻醉。

2.切口先自上颌第二磨牙远中至上颌结节切开，然后再切开第二磨牙腭侧龈缘。

3.翻开腭侧黏骨膜瓣，暴露牙冠。

4.遇牙冠周围骨组织阻力较大时，应去除其骨质阻力部分。

5.使用牙挺将牙齿挺出。

6.清除拔牙创后缝合创口（图11-48）。

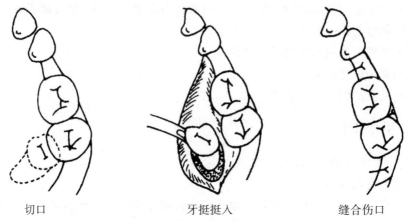

切口　　　　　　　牙挺挺入　　　　　　　缝合伤口

图11-48　上颌第三磨牙腭侧向埋伏阻生牙拔除法

上颌阻生尖牙拔除术

一、适应症

1.前牙的多生牙阻生及其他原因引起的尖牙阻生，并常可发展成为囊肿而须拔除者。

2.引起前牙牙列不齐或间隙过宽，影响美观者。

3.易造成邻牙牙根吸收者。

二、手术步骤

（一）上颌腭侧阻生尖牙拔除法（图11-49）

1.常规消毒与麻醉。

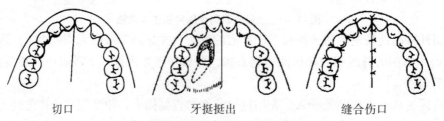

切口　　　　　　　牙挺挺出　　　　　　　缝合伤口

图11-49　上颌腭侧阻生尖牙拔除法

2.切口患侧自中切牙至第一磨牙以前的腭侧牙颈部的腭乳头，然后在中切牙的后方，硬腭正中上做一纵形切口，长约1.5 cm左右，达第二前磨牙远中舌面的长度。

3.用骨膜分离器自前向后将硬腭黏骨膜瓣全部向后翻转，暴露骨面。

4.用骨凿凿去覆盖于牙冠的骨质，充分暴露阻生牙的牙冠。

5.用牙挺将阻生牙挺出或挺松后用牙钳拔除。

6.清除创内异物，锉平骨缘，将黏骨膜瓣复位缝合。必要时放置消毒纱布压迫。

（二）上颌唇侧阻生尖牙拔除法

1.常规消毒与麻醉。

2.自患侧中切至第一前磨牙远侧做一弧形切口。

3.翻转黏骨膜瓣，大多数能见到隆出骨板的牙冠，如尚未萌出也能见到隆起的骨板，去除牙冠表面的骨板，暴露牙冠。

4.用牙挺挺出牙齿。

5.创口缝合（图11-50）。

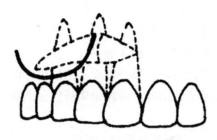

图11-50　弧形切口

（三）牙冠在唇侧、牙根在腭侧的阻生尖牙拔除术

1.常规消毒与麻醉。

2.先从颊侧做一弧形切口，将牙尽量从唇侧方向拔除。

3.用骨膜分离器分离黏骨膜瓣，并翻起暴露骨面与牙冠，用牙钳反复旋转，常可拔除。

4.必要时去骨，使牙冠充分暴露。

5.用牙挺挺出牙齿。如遇挺牙时发现阻力甚大或估计会损伤邻牙时，则应磨断牙颈部，将牙冠与牙根分别取出。

6.遇牙冠已从唇侧取出，而牙根仍无法取出者，再从腭侧切开进入，拔除牙根。

7.创口缝合。

（四）牙冠在腭侧、牙根在唇侧的阻生尖牙拔除术

1.常规消毒与麻醉。

2.在唇侧相当于牙根的范围做一弧形切口。

3.用骨膜分离器翻转黏骨膜瓣，暴露牙根部。

4.去除部分骨组织，将牙横断，分别拔除牙根与牙冠。

5.如牙冠不能取出，再从腭侧进入，拔除牙冠。

6.也可以先从腭侧进入，暴露牙冠，用牙钳旋转等方法试拔之。若不能顺利拔除，即再从唇侧进入。

7.创口缝合。

下颌阻生尖牙拔除术

一、适应症

1.引起前牙牙列不齐并影响美观者。
2.估计会造成邻牙牙根吸收者。

二、手术步骤

1.常规消毒与麻醉。
2.在阻生牙唇侧黏膜上做一个梯形切口。
3.用骨膜分离器翻转黏骨膜瓣，暴露牙冠。
4.如牙冠阻力较大，可用骨凿凿去部分骨质，然后用牙挺将牙挺出。
5.如遇较大的阻生牙仍无法挺出者，可将牙横断后分别取出牙冠与牙根（图 11-51）。
6.创口缝合。

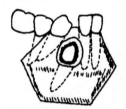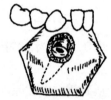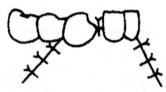

图11-51 下颌阻生尖牙拔除法

三、注意事项

1.未采用切开黏膜与去骨手术拔牙，仅用挺出法拔除者，手术后处理同一般拔牙。

2.在手术过程中曾采用切开黏膜、去骨者，其手术后反应较大，可有局部肿胀、张口受限、咽侧红肿等，应酌情给予镇痛、消炎药物，并局部给予冷敷。

3.估计手术后反应较大者应次日复诊。

4.在施行下颌阻生第三磨牙分冠或挺牙时，一定要防止颞下颌关节间接性受损，由助手托住患者下颌骨方能进行。

5.拔除上颌阻生尖牙时，手术前必须拍摄X射线定位片或CBCT，以明确诊断是唇侧还是腭侧阻生，以免造成不必要的损伤。

6.在做下颌阻生第三磨牙分冠手术时，宜采用外科高速切割手机或双面刃骨凿，并必须找到合适的发育沟，若发育沟不清楚，应采用多凿去些骨板，充分暴露发育沟，亦可采用磨轮或钻针磨出人造沟后再进行劈冠手术。

7.骨凿长轴的方向必须与欲劈开的劈裂线方向一致，并锤击时宜采用速度快而清脆的冲击力。

第五节　龈瓣小手术

下颌第三磨牙龈瓣切除术

一、适应症

1.垂直位的阻生牙，其咬殆面上仅有较少牙龈覆盖，经切除后可以完全露出殆面和大部分牙冠远中面者。

2.下颌第三磨牙与上颌第三磨牙有咬殆关系，或者估计待完全萌出后可有正常咬殆关系。

3.已判断下颌第三磨牙远中骨板的高度在牙颈部以下者。

4.下颌第三磨牙远中与下颌支前缘之间必须有充裕的距离可容纳牙龈的一定厚度。

二、手术步骤

1.常规消毒与浸润麻醉。

2.将下颌第三磨牙远中覆盖的牙龈上面向远中做一个三角形的切口。

3.把三角形切口内的牙龈与覆盖在下颌第三磨牙的龈瓣一起切除。

4.将三角形两边的牙龈拉拢缝合1～2针，使牙龈的高度正好降至牙颈部（图11-52）。

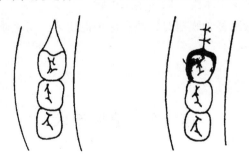

图11-52　龈瓣切除术

三、注意事项

1.必须是急性炎症消退后。

2.切口的选择是关键，将远中和颊舌侧牙龈充分切除，远中缝合或仅填塞碘仿纱条。

上前牙导萌术

一、适应症

1.已经超过上前恒切牙萌出的年龄，但还未生长出来者。
2.经X射线摄片诊断，上前恒切牙已经生长在牙龈黏膜的下方者。

二、手术步骤

1.常规消毒与麻醉。
2.选用梯形切口，其范围应大于手术野。
3.切至骨膜，用骨膜分离器沿切口翻起黏骨膜瓣，充分暴露切牙牙冠。
4.然后转黏骨膜瓣向上，复位后给予缝合（图11-53）。

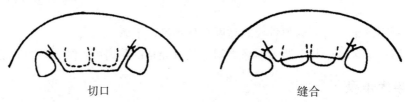

切口   缝合

图11-53 上前牙导萌术

三、注意事项

1.手术前宜先做X射线摄片诊断。
2.切口一定要充分暴露手术野，以免手术失败。
3.在用骨膜分离器做翻黏骨膜瓣时，注意保护恒切牙，切忌使用暴力。

第六节 囊肿手术

下唇黏液囊肿摘除术

一、适应症

1.已明确诊断者。
2.无急性感染者。

二、手术步骤

1.常规消毒，局部浸润麻醉。

2.依黏膜皱褶方向，围绕囊肿做梭形切口。

3.切开黏膜与黏膜下层，用尖头血管钳或眼科小剪刀，沿囊壁周围做钝性分离。

4.然后把整个囊肿全部摘除，缝合创口（图11-54）。

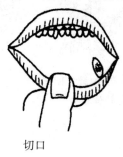 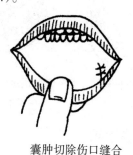

切口　　　　　　　　　　　　　囊肿切除伤口缝合

图11-54　黏液囊肿摘除术

三、注意事项

1.此囊肿在手术操作中，必须仔细、认真，争取一次完整摘除，避免复发。

2.若囊肿较小者，可依黏膜皱褶方向，做楔形切口，以楔形切除整个囊肿。

3.囊壁较薄，易撕破者，且囊壁与周围组织有粘连者，可把囊壁、黏液腺等一并切除。

舌下黏液囊肿袋形术

一、适应症

1.患严重疾病不能接受摘除手术者。

2.小儿不宜施行摘除手术者。

3.囊肿较大，不易彻底摘除者。

4.囊肿已急性感染，为控制炎症进一步发展，缓解症状者。

二、手术步骤

1.常规消毒，局部黏膜下浸润麻醉或舌神经阻滞麻醉。

2.在囊肿最高处切开黏膜与囊壁。

3.放出腔内黏液，使囊肿缩小。

4.用碘仿纱布条填塞创腔，将囊腔再次膨起，便于手术。

5.用血管钳钳夹提起黏膜与囊壁，边剪除囊壁边将切口处的口底黏膜与囊壁边缘缝合，使囊腔与口腔相通，暂不剪断缝线。

6.袋形缝合后，残留的囊肿底壁，为口腔黏膜的一部分。为防止创缘内卷，在创腔底部放置凡士林纱布块，将保留的袋形缝合线尾，相互轻轻地结扎，固定纱布（图11-55）。

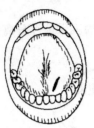 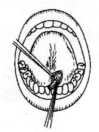 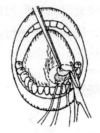 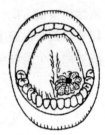

囊肿顶部做切口　　　囊肿内填塞纱布条　　　切除边缘,缝合创缘　　　结扎纱布条

图11-55　舌下黏液囊肿袋形术

三、注意事项

1.若将囊壁环形切除范围较小,囊肿顶部的囊壁残留过多,使手术后形成的袋腔大于袋口,易造成手术后复发。

2.在手术过程中要避免损伤颌下腺导管。

3.手术后保持口腔卫生,经常漱口。

4.填入的碘仿纱条过5～7天更换一次,或逐渐将其抽除,拆除缝线。

舌下黏液囊肿切除术

一、适应症

1.单侧较小的舌下黏液囊肿。

2.无感染者。

二、手术步骤

1.常规消毒,舌神经阻滞麻醉。

2.在囊肿最高处,切开黏膜。

3.用血管钳在黏膜与囊壁之间钝性分离。

4.摘除囊肿,彻底止血后缝合黏膜创缘,用纱布卷暂时压迫舌下黏膜,或用缝线穿过口底深层组织,缝合固定纱布卷（图11-56）。

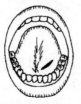 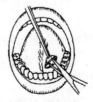

囊肿最高处做切口　　　钝性分离囊肿　　　缝合固定纱布

图11-56　舌下黏液囊肿切除术

三、注意事项

1.切口应靠近下颌骨内侧,以免损伤导管,但在下颌管内侧又要留有一定黏膜以便

缝合。

2.切口的两端要达囊肿的边缘，长短以能暴露囊肿为度，便于手术操作。

3.切开口腔黏膜时，要仔细、小心，不宜过深，避免将囊壁切破。

4.在做囊壁钝性分离时，因囊内张力较大，充满液体，操作时要轻柔，避免囊肿破裂。

5.一旦囊肿破裂，可用吸引器吸除囊液，在囊腔内填塞纱布条，继续剥除全部囊壁。

6.手术后保持口腔卫生，经常漱口。

7.手术后5天拆线。

颌骨囊肿摘除术

一、适应症

1.经影像学检查已明确诊断者。

2.经穿刺检查，已抽出囊液，确诊为囊肿者。

3.颌骨囊肿无感染者。

二、手术步骤

1.常规消毒，局麻。

2.一般较小的囊肿采用半弧形切口，在摘除囊肿时需同时拔牙者亦可采用梯形切口。

3.切开黏膜骨膜直达骨面，用骨膜分离器翻起黏骨膜瓣。

4.暴露囊肿部位的骨壁，若骨壁很薄，可用剪刀剪除一小块圆形骨壁。若骨壁厚，可去除部分骨壁，显露囊壁，若采用梯形切口，将囊肿部位上的牙齿拔除后，用咬骨钳从牙槽嵴处，咬除部分牙槽骨及囊壁上的骨壁，显露囊肿。

5.若囊肿较大者，骨质已有吸收时，翻转黏骨膜瓣时，就可显露囊壁。此时可用咬骨钳咬去部分吸收的骨板。

6.用刀刺破囊壁，然后将囊液吸出。

7.在骨壁与囊壁之间注射少量麻药，使手术时减少疼痛与容易分离骨壁与囊壁。

8.用骨膜分离器插入牙槽骨板与囊壁之间分离囊壁，若囊壁与骨壁粘连，可用刮匙将囊壁刮净。

9.修整骨创缘用温热生理盐水冲洗创腔，严密缝合创口，加压包扎（图11-57）。

三、注意事项

1.切口要将蒂部设计在口腔前庭移行部，使黏骨膜瓣组织有良好的血液供应。

2.切口的长度其两端必须在正常的骨组织上。

3.在手术过程中，若创口内出血较多，可暂用消毒纱布填塞压迫止血，若有活动性出血，必须给予结扎止血。

4.摘除上颌前牙部位颌骨囊肿时，应尽量避免与上颌窦相通。

5.摘除下颌骨囊肿时，要避免损伤下齿槽神经与血管。

6.手术后注意口腔卫生,经常漱口。

7.若手术后发生感染,可拆除1~2针缝线,以利引流。

8.5~7天拆线。

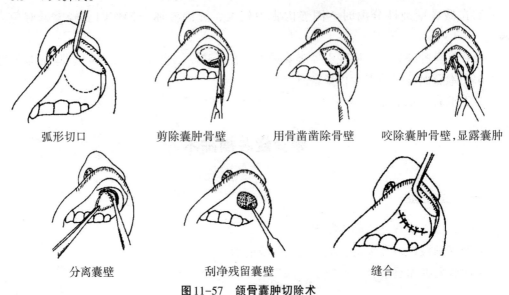

弧形切口　　　　剪除囊肿骨壁　　　　用骨凿凿除骨壁　　　咬除囊肿骨壁,显露囊肿

分离囊壁　　　　　　刮净残留囊壁　　　　　　缝合

图11-57　颌骨囊肿切除术

第七节　植牙术

牙再植术

一、适应症

1.因外伤引起牙齿脱位,而牙体未缺损,牙周情况良好者。

2.根管治疗时器械折断,根管穿孔或阻塞等须做牙再植术。

3.根尖病变甚大或慢性根尖感染的磨牙须做根尖刮治术者。

4.错位、扭转的牙齿拔除后再植入正常位置。

二、手术步骤

1.按常规消毒,局麻,拔除患牙。

2.将牙立即放在湿的生理盐水纱布内,拔牙创用纱布棉卷压迫止血。

3.拔下的牙在处理中,始终用湿生理盐水纱布包裹,避免干燥,牙周膜不做处理。做牙髓常规治疗,拔髓、根管消毒后充填,宜在30分钟内完成。若是外伤脱位牙,须将牙齿浸泡于抗生素液内,浸泡20~30分钟。

4.轻刮牙槽窝,使充满新鲜血液,将已准备好的牙,顺拔牙的方向植入。再做正中咬殆，使牙复位。

5.多根牙再植后常不需再固定，而单根牙、外伤脱落牙等常需再固定，一般单个牙再植后固定于稳固的邻牙上，用不锈钢丝做"∞"字形交叉结扎即可（图11-58）。而外伤牙的再植或两个牙再植，须做牙弓夹板固定1～2个月。然后，调磨对殆牙，避免咬殆创伤，使咬殆面稍有脱离接触。

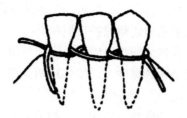

图 11-58 "∞"字形结扎法

三、注意事项

1.在拔牙时，为减少对牙槽骨的损伤，宜使用牙钳拔牙法为好，避免使用牙挺。

2.去除牙槽窝内血块时，宜用刮匙刮去，忌用搔刮创口。

3.如是外伤引起牙龈撕裂、牙槽骨骨折等，应先常规处理后，以备植入。

4.牙植入后，牙颈部与牙龈的附着若不紧密，宜将颊舌侧龈乳头拉紧缝合。

5.延期再植术多用于外伤性牙脱位时，将牙常规处理后，放入抗生素生理盐水中，在（-30～-40℃）低温下保存，2周内再做牙植入。

6.可给予抗感染药物。

7.嘱病人手术后1周内流质饮食。两周后改为普通食物，刷牙时避免损伤再植牙。

自体牙移植术

一、适应症

1.患者年龄在14～18周岁，全身健康及口腔卫生状况良好，局部无急性炎症。

2.第一、第二磨牙因龋损面积过大；牙周病不能保留时，须把下颌第三磨牙的牙胚移植者。

3.移植牙其牙冠的宽度须等于或略小于受植区牙槽窝的宽度。

二、手术步骤

1.常规消毒，局麻。

2.拔除病牙，不能损伤颊舌侧牙槽骨壁，清除炎性肉芽组织。去除牙槽中隔并修整牙槽窝，再用生理盐水冲洗，放入抗生素盐水纱布内，以便纳移植牙。

3.按常规手术拔牙方法，拔除移植牙，为了防止断根及保护包裹牙的牙囊或根尖上的乳头，宜去除些骨质，减小拔牙时的难度。

4.将移植牙立即移植于已准备好的牙槽窝中，使殆面低于邻牙殆面，牙根不能紧贴牙槽壁。根尖不能受压，避免影响根尖的乳头发育。

5.常规缝合牙龈。

6.用不锈钢丝将移植牙固定结扎于邻牙上，或做夹板固定。

三、注意事项

1.如病牙早已拔除，牙槽窝已愈合，则应重新制备牙槽窝后，才可以做此手术。

2.对牙齿已部分萌出，在手术中还须保护牙周膜。

3.若是牙胚移植，须把颊舌侧牙龈相对缝合，完全封闭创口。

4.若移植牙的宽度大于受植区的宽度，可将牙片切少许。

5.钢丝结扎宜在4周后拆除。

6.嘱病人，手术后数天不宜咬硬物，并保持口腔卫生。

异体牙移植术

一、适应症

1.由于各种原因拔除缺失的单个牙。

2.缺牙时间较长，牙槽窝已愈合，欲做此手术者。

3.单个牙缺失，邻牙情况良好，牙槽骨丰满。

二、手术步骤

1.按缺牙的要求，在翻制的塑料牙模型中选择合适的供牙。

2.常规消毒，局麻。

3.拔除患牙，磨牙需除去牙槽中隔，并修整牙槽窝，用骨钻刮除牙槽窝内的肉芽组织及碎骨屑，用生理盐水冲洗干净。若是已愈合的牙槽窝，须用圆钻重新制备牙槽窝。

4.用预先选好的塑料牙试插入，看其大小、长短、形态、色泽、咬合关系及邻面接触是否合适，必要时做修整，特别是𬌗面应与对𬌗牙相应，但须稍低于正常𬌗面。

5.按编号取出保存在低温箱内的移植牙，待溶解后取出，用生理盐水冲洗后植入牙槽窝内。

6.调磨对𬌗牙，使植入牙略脱离接触咬𬌗。

7.用不锈钢丝将移植牙与邻牙结扎固定，亦可采用夹板固定。

三、注意事项

1.临床上常采用异体牙移植间接法。须平时建立牙库，选用健康的因矫治需要拔除的牙、错位牙、阻生牙等贮存备用。

2.供牙离体后，立刻用肥皂水刷洗去除一切病变组织，并去除牙石。装入石膏型盒内取模，翻制塑料牙，经编号以备选用。

3.供牙再用生理盐水刷洗，浸于0.25%氯霉素溶液中的小瓶内。置于-30～-40℃的低温冰箱内储存。

4.供牙离体后宜在30 min内进入低温冰箱，并冷冻2个星期后再进行移植。

5.植牙固定1个月，再拆除结扎。

6.选择的移植牙要与邻牙有良好的接触点与咬殆关系，在手术时，可做少许磨改。

7.嘱病人，手术后暂避免移植牙咀嚼硬物，并保持口腔卫生。

第八节　牙槽部手术

牙槽突修整术

一、适应症

1.由于拔牙后引起牙槽骨骨尖、锐缘、牙槽骨倒凹等影响义齿修复者。

2.由于牙槽骨周围的慢性炎症，引起牙槽骨变形、增厚等，影响义齿修复者。

3.由于外伤引起牙槽骨畸形者。

二、手术步骤

1.常规消毒，局麻。

2.切口常选择在牙槽嵴顶上，若骨突范围较小，可做弧形切口；若骨突范围较大，可作梯形切口；若骨突在上颌结节处，可做角形切口。

3.切口的长度要超出手术范围1 cm，然后再做附加侧切口，长为0.5～1 cm，切开黏骨膜，直达骨面，用骨膜分离器剥离黏骨膜瓣，充分显露不规则的骨突。

4.用骨凿或外科高速切割手机去除突起的骨突，至周围牙槽嵴平整，再用骨锉修整骨尖及锐缘。

5.刮除残留的病变组织及骨屑，修剪肥厚过多的软组织以及牙龈黏膜。用生理盐水冲洗，去除创面上的碎骨屑，然后把黏骨膜瓣复位，用手指扪压牙槽嵴检查是否光滑均匀。加压止血，创口缝合（图 11-59）。

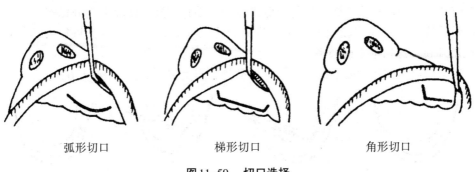

弧形切口　　　　　　　梯形切口　　　　　　　角形切口

图11-59　切口选择

三、注意事项

1.龈瓣切口要求蒂部大，游离端小，保证组织血供。

2.龈瓣剥离的深度不能超过唇颊沟底水平，以免手术后颊沟变浅及引起手术后水肿加重。

3.在除去骨突时，应尽量保留牙槽嵴的高度，使其在义齿修复中具有良好的固位作用。

4.在使用骨凿凿骨时必须先找好支点，以免滑脱，凿骨的顺序为先凿后牙区，后凿前牙区。

5.凿除骨突后，应以手指触摸骨创面是否平整，如未修平骨创面边缘，待创口愈合后，仍可出现压痛，造成手术失败。

6.骨突修整后，必须将碎骨屑冲洗干净后，方可缝合，避免创口愈合后引起压痛。

7.因黏骨膜瓣较脆弱，在缝合时须选用适宜的缝针与缝线，以免引起黏骨膜瓣撕裂。

8.缝合时伤口要对合整齐，防止创缘内卷。龈瓣不宜拉得过紧，以免颊沟变浅而影响义齿固位。缝合间隔距离要适当，避免影响创缘的愈合。

9.手术后5～7天拆线，并食软食1周。

10.对轻度而小的牙槽突锐缘，尖突可以不采用翻瓣手术，仅在局麻下，将纱布包垫钝头器械，安放在需要整修的骨突上，轻轻敲击可使骨突变平整，达到良好效果。

11.嘱病人，手术后当天不宜咀嚼硬物，并保持口腔卫生。

舌隆突修整术

一、适应症

1.因舌运动时感到不适，要求手术者。

2.影响义齿修复者。

二、手术步骤

1.常规消毒，下齿槽神经传导麻醉。

2.选择在隆突上方0.4～0.5 cm处做一超过隆突横径约1 cm的弧形切口。

3.切开黏骨膜，直达骨面，用骨膜分离器剥离黏骨膜瓣，使隆突充分显露。

4.因舌隆突的骨质多较致密，用骨凿分层凿去隆突，并再用骨锉将粗糙的骨创面锉平，或用外科高速切割手机磨平。

5.用生理盐水冲除创面上的碎骨屑，把黏骨膜瓣复位，缝合（图11-60）。

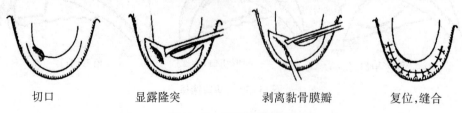

切口　　　　　显露隆突　　　　剥离黏骨膜瓣　　　复位,缝合

图11-60　舌隆突修整术

三、注意事项

1.在做黏骨膜瓣剥离时，不宜用力过猛，避免撕裂。
2.翻龈瓣时不宜过低（深），以减少手术后口底肿胀。
3.凿骨时，必须做好支点，避免凿骨滑脱刺入口底软组织。
4.手术后5～7天拆线。
5.嘱病员，手术后需保持口腔卫生，局部用冷敷，软食1周。
6.可给予抗感染药物和镇痛药物等。

腭隆突修整术

一、适应症

1.由于颌骨局部的发育畸形，影响舌活动者。
2.影响义齿修复者。

二、手术步骤

1.常规消毒，双侧门齿孔与腭大孔神经阻滞麻醉。
2.选择在腭正中缝骨突起处做一纵形切口。为便于将黏骨膜瓣自隆突表面完全翻转，并在切口的两端附加"V"形切口，使切口成为"I"形或"X"形。
3.切开黏骨膜，直达上颌骨腭突骨面，用骨膜分离器剥离黏骨膜瓣，再用丝线贯穿缝合两侧的黏骨膜瓣，以做牵引，使继续剥离顺利进行，直至充分显露腭突。
4.用外科高速切割手机分块去除骨隆突，磨平骨表面。或用半月形骨凿，在骨突起的两侧，并与上颌骨腭突呈60°角，凿除骨突起，若较大的腭隆突可先用骨凿凿除骨皮质，然后再凿除骨松质。
5.用骨锉将粗糙的骨创面锉平。
6.用生理盐水冲除创面上的碎骨屑，并用消毒纱布压迫止血。
7.把两侧黏骨膜瓣复位，做褥式或间断缝合，缝合后的黏骨膜瓣应是无张力的（图11-61）。再用纱布在腭部创缘上做暂时性压迫止血。

三、注意事项

1.在做附加切口时，应避免损伤前端的出自门齿孔的鼻腭神经血管束及后端的出自腭大孔的腭前神经血管束。

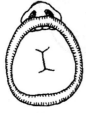 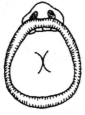 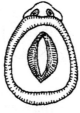 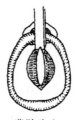 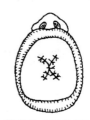

"I"形切口　　　"X"形切口　　　暴露腭突　　　凿除隆突　　　结节缝合黏骨膜瓣

图11-61　腭隆突修整术

2.因腭隆突表面的黏骨膜瓣由于长期受隆突压迫薄而脆弱，故在剥离过程中，防止过度牵拉或钳夹避免撕裂。若局部黏膜、骨膜已出现瘢痕增生并已与骨面紧密粘连，则在剥离时更应注意。

3.正常的腭突骨板比较薄，而腭正中缝骨突起的骨质较厚，故在凿骨时，切忌将骨凿与骨板垂直，避免凿透腭突骨板，穿通鼻腔或上颌窦。

4.将腭部骨突凿除后，骨创面形成"∧"形，为避免黏骨膜瓣缝合后与骨创面之间形成死腔，或易局部形成血肿，需在手术结束后，用消毒纱布压迫局部，使黏骨膜瓣与骨创面贴合密切。

5.手术后5～7天拆线，并软食1周。

6.手术后可给予抗感染药物和镇痛药物等。

上颌结节骨性肥大修整术

一、适应症

1.上颌结节肥大已影响咀嚼或开闭口运动。

2.经X射线摄片检查，仅是骨质增厚，排除埋伏的上颌第三磨牙所引起的肥大。

3.覆盖于上颌结节的黏膜经常被对殆牙咬破，引起疼痛。

4.上颌结节肥大影响义齿修复，引起疼痛。

二、手术步骤

1.常规消毒，局麻。

2.切口选择：在自磨牙区牙槽嵴正中至上颌结节后方做一水平切口，在上颌结节区成梭形切口，并在上颌结节肥大处的颊、腭侧各做一水平梭形切口。

3.牙槽嵴上的切口，直切至骨面，用骨膜分离器翻转黏骨膜瓣。其上颌结节颊、腭侧可直接切除切口中的组织。

4.用骨凿或骨钳除去肥大的骨组织，因上颌结节区骨质较疏松，应在去骨时自前向后，自下向上，逐层凿除。

5.用骨钳将骨面修平，修整创缘，用生理盐水冲除碎骨屑，黏膜瓣复位，先缝合上颌结节两侧的切口，然后缝合牙槽嵴正中的切口。（图11-62）

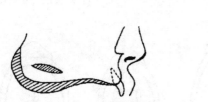
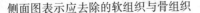
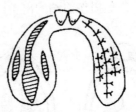
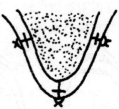

侧面图表示应去除的软组织与骨组织　　　　　　　　缝合

图11-62　上颌结节骨性肥大修整术

三、注意事项

1.切口的大小根据去除骨组织的多少而定，避免去除骨组织后，牙龈与骨面之间有空腔，或缝合创口时对位困难。

2.在凿骨时，忌用力过猛，避免引起大块骨质缺损，引起上颌窦穿通。

3.切除腭侧增生组织时，应避免损伤腭动脉。

4.双侧上颌结节肥大者，修整一侧后，如义齿已获就位道，另一侧可避免修整，避免双侧修整后，造成义齿固位不良。

上颌结节纤维性肥大修整术

一、适应症

1.经X射线摄片检查，排除埋伏的上颌第三磨牙引起的肥大。

2.经X射线摄片检查，已排除骨性肥大。

3.由于上颌结节的肥大，使对殆牙咬殆时引起疼痛者。

4.上颌结节肥大影响义齿修复，引起疼痛。

二、手术步骤

1.常规消毒，局麻。

2.切口选择，沿牙槽嵴顶一侧上颌结节至另一侧上颌结节，做梭形切口。

3.其切口深度达骨面，用骨膜分离器向两侧分离黏骨膜瓣。

4.切除肥大的黏膜下结缔组织。

5.黏膜瓣复位，紧贴骨面，间断缝合创口（图11-63）。

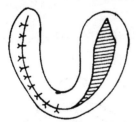
应切除牙龈及部分缝合后

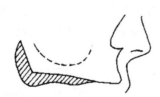
侧面表示应切除牙龈组织

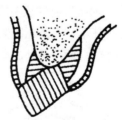
侧面表示牙龈切除

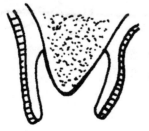
肥厚的软组织切除

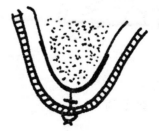
缝合

图11-63　上颌结节纤维性肥大修整术

三、注意事项

1.上颌结节纤维性肥大，常由于无血管的结缔组织增生形成，触之较硬，故仅切除黏膜下的结缔组织即可。

2.在分离黏膜瓣时，要尽量厚薄均匀，防止撕裂黏膜。

3.若纤维性肥大合并骨性肥大，还需同时将骨质用骨凿凿去后，方可复位缝合。

4.上颌结节区增厚的纤维性肥大越大，则组织要切得越多，两侧切口在嵴顶上相交的角度应越大。

5.纤维组织切除后，若缝合的创口甚紧张，需将两侧黏骨膜瓣的基部稍加松弛分离后，方再缝合。

唇系带修整术

一、适应症

1.唇系带过低，在上唇运动对，牵动义齿，影响其义齿固位作用。

2.唇系带过低，在中切牙之间形成宽大的间隙，以致发音不准。

3.唇系带过低，上唇不能正常活动，前牙外露，影响美观。

4.唇系带过低，引起邻牙错位或畸形。

二、手术步骤

1.常规消毒，局部浸润麻醉。对婴儿可不用麻醉。

2.把上唇向上牵起，显露系带，沿唇系带的长轴做一纵形切口，并以这一切口作为"Z"的中轴，在中轴切口的上、下两端，以相反方向做成互相平行的两个切口，此两个侧切口与中轴所形成的顶角应为60°，使整个切口形成"Z"形。

3.切开系带直至黏膜皱襞，分离黏膜组织瓣，并把两侧黏膜组织瓣互相交换位置。

4.先缝合两顶角处的黏膜，作为定位后，再逐步缝合创缘（图11-64）。

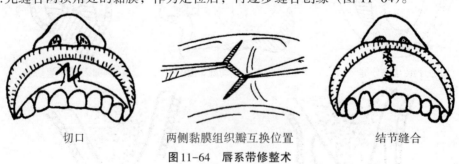

| 切口 | 两侧黏膜组织瓣互换位置 | 结节缝合 |

图11-64 唇系带修整术

三、注意事项

1.切口的设计要两顶角的大小以50°～60°为宜，若角度过大，两黏膜瓣换位时发生困难。若角度过小，则达不到手术效果。

2.手术后5～7天拆线。

3.嘱病人1周内减少唇部活动，并保持口腔卫生。

舌系带修整术

一、适应症

1.舌系带过短，义齿易被舌系带牵拉而脱位，影响义齿稳固性。

2.舌系带过短，在婴儿时期，吮母乳发生困难。

3.舌系带过短，使舌正常活动受限，影响发音。

二、手术步骤

1.常规消毒，局部浸润麻醉，对一岁以下的婴儿可不用麻醉。

2.提起舌体。

3.在舌系带最紧张处，做一横切口。

4.用两把小血管钳分别夹住舌系带的附着部位，用剪刀或手术刀将其横行剪断或切开，至口底黏膜。其长度为1～1.5 cm，使创面成为菱形。

5.将两侧创缘直接拉拢做纵形间断缝合（图11-65）。

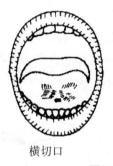 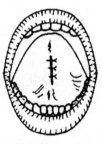

横切口　　　　　　　　　　　纵行结节缝合

图11-65　舌系带修整术

三、注意事项

1.切口的设计与长度在手术中视情况而定，若切口的深度与长度不足，则达不到手术效果。切口不能过深，若切到肌肉层，会引起手术后粘连形成瘢痕。

2.切口尽靠近舌底侧，防止损伤颌下腺导管口。将舌尖向上提起后，在舌系带出现凹陷处切开，比较安全。

3.在缝合时，应避免将导管口一起缝合，造成手术后导致唾液滞留，产生导管与涎腺疾患。

4.舌系带单纯剪断法，适用于婴儿。因舌系带上血管发育不全，舌系带剪断后，手术中出血很少时，只需用消毒纱布团稍加压迫，即能止血，不需缝合。

5.手术后观察手术后出血情况，若有活动性出血，必须予以缝合止血。

6.手术后5～7天拆线，如小孩拆线不合作，亦可任其自行脱落。

龈沟加深术

一、适应症

1.龈沟过浅或牙槽突过低，影响义齿的固位者。

2.龈沟过浅，影响口唇活动者。

二、手术步骤

1.常规消毒，局麻。

2.牵开口唇，切口选择在牙槽突的唇侧或颊侧龈沟处下唇内侧黏膜上，做一与牙弓弧度一致的切口，距牙槽顶1.5 cm以上，其切口两端可向牙槽突顶做垂直切口，形成梯形黏膜瓣。

3.将唇侧黏膜切至黏膜下层组织，不切开骨膜，用弯的小血管钳向牙槽突顶方向做黏膜下潜行分离，形成梯形带蒂黏膜组织瓣。其蒂部附着于牙槽突顶的黏膜处。

4.在黏膜组织瓣的两角，用丝线各缝合一牵引线，将组织瓣向上牵拉翻起，并分离与切断附着于骨膜表面的肌纤维与系带组织，形成深约0.5 cm的前庭沟。

5.将切断的肌纤维向龈沟底剥离，先将组织瓣的黏膜下组织与龈沟底部的骨膜缝合。然后，将黏膜瓣的游离缘与龈沟底部组织缝合。

6.为防止龈沟重新粘连，可用橡皮管，压迫新形成的龈沟底部，再用粗丝线从颏或颌部皮肤穿入，由龈沟底部创口穿出，绕过纱布卷，由龈部创口穿出，再从颏或颌部皮肤穿出，两线尾穿上纽扣，进行结扎，固定于颏及颌下部皮肤上。

7.下唇皮肤用敷料行压迫包扎。（图11-66）

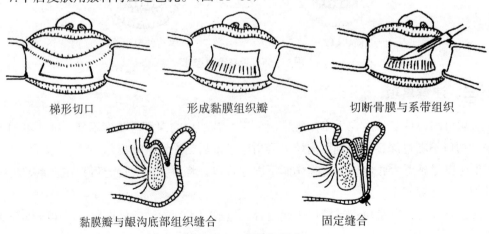

梯形切口　　　　　形成黏膜组织瓣　　　　　切断骨膜与系带组织

黏膜瓣与龈沟底部组织缝合　　　　　固定缝合

图11-66　龈沟加深术

三、注意事项

1.形成的新龈沟必须有适当的深度，切口的大小可根据龈沟加深的范围而定。切口的深度，仅达黏膜下，不切开骨膜。

2.在剥离时要仔细，避免黏膜瓣穿破，在切断肌纤维时，避免伤及骨膜。

3.在缝合龈沟时，若唇黏膜有缺损，创面较小者，可在两侧方的创缘各做一水平切口，并向两侧游离，直接缝合。若唇黏膜有缺损，而创面较大者，可用中厚游离皮片移植，以消除唇侧创面。

4.唇、颊面无黏膜的创面应尽可能与附近黏膜潜行分离后，拉拢缝合使之缩小创面。

5.如手术部位在下颌前磨牙区时，应避免损伤颏神经及血管。

6.手术后7～8天拆线。

7.嘱病人1周内流质及软食饮食，并减少下颌运动，保持口腔清洁。

8.可给予抗感染药物、镇痛药物等。

第九节　颌骨骨髓炎死骨摘除术

一、适应症

1.经X射线片检查，表明有死骨形成者。

2.经X射线片检查，虽未见明显死骨形成，但有弥漫性散在的阴影，并形成瘘管者。

3.慢性瘘管，经药物、拔牙或切开引流治疗无效，并探得骨面粗糙或发现活动死骨者。

4.患者全身健康状况良好，能承受手术，且局部无急性炎症者。

二、手术步骤

（一）上颌骨死骨摘除术

1.常规消毒，麻醉。

2.一般情况，上颌骨骨髓炎根据其病变范围，宜选择在口内做一与病变区牙槽骨相平行的梯形切口。切开黏骨膜，用黏膜分离器逐层分离，直达骨面。

3.翻起黏骨膜瓣，显露病变区的死骨。

4.用骨钳摘除死骨，用刮匙器刮除炎性肉芽组织，至骨面光滑，并用咬骨钳修整骨缘。

5.用生理盐水反复冲洗创腔，将黏骨膜瓣复位，创腔内放置引流条，缝合（图11-67）。

（二）下颌骨死骨摘除术

1.常规消毒，麻醉。手术范围较小，手术时间短，宜采用局麻；若手术范围大，手术时间长，亦可采用全身麻醉。

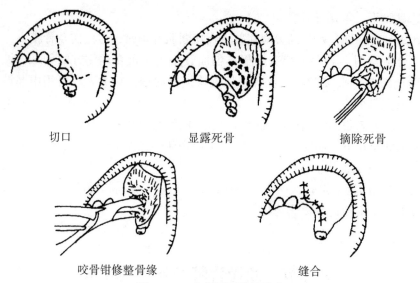

切口　　　　　　　显露死骨　　　　　　摘除死骨

咬骨钳修整骨缘　　　　　　　　缝合

图11-67　上颌骨死骨摘除术

2.一般情况，下颌骨骨髓炎病变范围较大，宜采用口外切口，在下颌骨下缘下约2 cm处，做一与下颌骨下缘相平行的皮肤切口。

3.切开皮肤、皮下组织、颈阔肌，仔细分离颌外动脉及面前静脉，并分别切断结扎。

4.然后继续向上分离，切断嚼肌附丽及骨膜，沿骨面向上分离，则显露死骨。

5.用咬骨钳将死骨取除。再用刮匙将脓性肉芽组织及坏死的骨屑刮净，拓创达正常的坚硬骨质分界为止，并修整骨缘。

6.用生理盐水冲洗创腔，放置引流条。

7.先严密缝合口内创口，再缝合口外创口。

三、注意事项

1.为了手术中能确定死骨摘除范围，保证愈合良好，应待死骨与周围骨组织分离后，再施行此手术。慢性中央性颌骨骨髓炎，约在3～4周后分离；若病变呈弥漫发展，约在5～6周后施行手术。而慢性边缘性颌骨骨髓炎，约在3～4周后分离，宜施行病灶刮除术。

2.对于因死骨范围大，在手术中出现病理性骨折者，应采用夹板做颌骨固定。

3.上颌骨骨髓炎，若在面部形成瘘管或病变部位在眶下缘，则宜在眶下缘做皮肤切口。

4.下颌骨骨髓炎，若病变仅局限于牙槽骨部位，手术范围较小，则宜从口内做与牙槽骨相平行的直线或梯形切口。

5.在做下颌骨死骨摘除术时，应避免损伤面神经下颌缘支、下齿槽神经与血管。

6.若是牙源性颌骨骨髓炎，应于手术前或手术中拔除病灶牙。

7.手术后给予抗感染药物。

8.手术后定时冲洗，更换纱条，以保护创面，促进创口愈合。

9.手术后5～7天拆线。

10.嘱病员，手术后暂不宜咀嚼硬物，保持口腔清洁。

第十二章　微创手术

　　微创手术，顾名思义就是微小创伤的手术，是指利用腹腔镜、胸腔镜等现代医疗器械及相关设备进行的手术。微创概念的形成是因为整个医学模式的进步，是在"整体"治疗观带动下产生的。1987年法国医生Mouret首次完成了腹腔镜胆囊切除术，是现代微创手术诞生的医学里程碑。微创手术具有创伤小、疼痛轻、恢复快的优越性，更注重病人的心理、社会、生理（疼痛）、精神风貌、生活质量的改善与康复，最大限度地体贴病人，减轻病人的痛苦。

　　随着科学技术的发展进步，"微创"这一概念已深入到外科手术的各种领域，监控系统也不仅限于内窥镜，更多的是采用介入的方式，如脊柱外科、骨科。还有其他方式，如显微外科广泛应用于手外科等。

　　微创手术五大优点：

　　1.创口小

　　腹部微小切口，0.5～1 cm，基本不留疤痕，有"钥匙孔"之称。

　　2.疼痛轻

　　患者疼痛感小，手术采取静脉麻醉，患者在睡眠的状态下完成手术。

　　3.恢复快

　　大大减少了对脏器的损伤和对脏器功能的干扰，使手术后恢复时间缩短。

　　4.住院时间短

　　一般情况下手术后6～8小时可下床，12～24小时排气即可进食，3～5天出院，1周后基本恢复，费用相对降低。

　　5.出血少

　　手术中几乎不出血。微创手术视野比较清楚，血管处理会更精细，加上采用超声刀等先进止血器械，有助于减少出血量。

第一节　腹腔镜手术

　　腹腔镜微创外科手术就是科技发展带来的手术治疗技术的重大革新，进入20世纪70年代后由于冷光源、玻璃纤维内窥镜的发明，德国Semm的人工气腹监护装置——自动气腹机问世，至此腹腔镜手术轰轰烈烈地发展起来。1980年美国的Nezhat医生开始使用电视腹腔镜进行手术。使手术野清晰地展现在荧屏上，扩大了视野，许多医生可以同时看到手术过程，利于技术的交流和研讨，也便于助手的配合和麻醉医生的协助。20世纪80年代后期德国的Kurt Semm教授发明、创造了许多新的手术器械和技术。如：镜下缝合器械、冲洗泵、各种钳、剪、组合粉碎器、切割器等等。现在镜下止血的手段多种多样，单极电凝、双极电凝、结扎套圈、内缝合技术、钛夹、吻合器等技术的进步使更复杂的手术在镜下完成。1988年ReichH做了第一例腹腔镜下全子宫切除术，此后妇科手术范围越做越大，几乎90%的妇科手术均可在腹腔镜下完成。近三十年来，我国开展的腹腔镜外科手术种类多达几十种（几乎包括所有的传统开腹手术），完成病例上百万。

一、腹腔镜手术概述

（一）概述

腹腔镜微创手术与传统手术相比，深受患者的欢迎，尤其是手术后瘢痕小，符合美学要求，青年病人更乐意接受，微创手术是外科发展的总趋势和追求目标。目前，腹腔镜手术的金标准是胆囊切除术，一般地说，大部分普通外科的手术，腹腔镜手术都能完成。如阑尾切除术，胃、十二指肠溃疡穿孔修补术，疝气修补术，结肠切除术，脾切除术，肾上腺切除术，还有卵巢囊肿摘除、宫外孕子宫切除等。随着腹腔镜技术的日益完善和腹腔镜医生操作水平的提高，几乎所有的外科手术都能采用这种手术。

腹腔镜是内窥镜的一种，带有微型摄像头。腹腔镜手术就是利用腹腔镜及其相关器械进行的手术，使用冷光源提供照明，将腹腔镜镜头（直径为3～10 mm）插入腹腔内，运用数字摄像技术使腹腔镜镜头拍摄到的图像通过光导纤维传导至后级信号处理系统，并且实时显示在专用监视器上。然后医生通过监视器屏幕上所显示患者器官不同角度的图像，对病人的病情进行分析判断，并且运用特殊的腹腔镜器械，对病变组织进行探查、电凝、止血、组织分离与切开、缝合等操作。

腹腔镜手术多采用2～4孔操作法（图12-1），其中一个开在肚脐上，避免在病人腹腔部位留下长条状的伤疤，恢复后，仅在腹腔部位留有1～3个0.5～1 cm的线状疤痕，可以说是创面小、痛楚小的手术，因此也有人称之为"钥匙孔"手术。

（二）特点

1.多角度"视察"，效果直观

腹腔镜可以在不牵动腹腔脏器的前提下从不同角度和方向检查，甚至可以看到一些很深的位置，达到直观检查的效果，无漏诊，无误诊。

2.恢复快

腹腔镜手术在密闭的盆、腹腔内进行，内环境受到的干扰很小，患者受到的创伤远远小于开腹手术，手术后很快恢复健康，无并发症和后遗症。

3.住院时间短

手术由专业医师操作，短时间即可完成治疗，不影响正常生理功能，手术后即可恢复正常生活和工作。

4.腹部美容效果好

传统手术疤痕呈长线状，影响外观，腹腔镜手术不留疤痕，特别适合女性美容需要。

5.盆腔粘连少

微创技术，无须开刀，手术对盆腔干扰少，没有纱布和手对组织的接触，很少缝线或无须缝线。手术中充分冲洗盆腔，因此腹腔镜手术后患者盆腔粘连远远少于开腹手术。

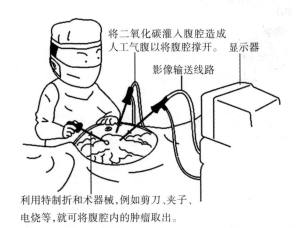

将二氧化碳灌入腹腔造成人工气腹以将腹腔撑开。　显示器

影像输送线路

利用特制折和术器械，例如剪刀、夹子、电烧等，就可将腹腔内的肿瘤取出。

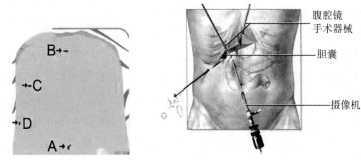

A(观察孔):脐部
B(主操作孔):剑突下
C(辅助操作孔):右侧肋缘下锁骨中线处
D(第二辅助孔):右侧腋前线肋缘下

腹腔镜手术器械

胆囊

摄像机

图 12-1　腹腔镜手术

（三）优点

1.手术后恢复快，住院时间短。手术后次日可吃半流质食物，并能下床活动，1周后可恢复正常生活、工作。

2.生活质量高。传统手术疤痕较长，腹腔镜手术切口隐蔽，不留明显疤痕，局部美观，腹壁坚韧。

3.腹腔镜摄像头具有放大作用，能清楚显示体内组织的细微结构，与传统开腹手术相比，视野更清晰，因此手术更加准确、精细，有效地避免了手术部位以外脏器受到不必要的干扰，且手术中出血少，手术更安全。

4.手术创伤小，手术后疼痛轻。一般病人手术后不需用止痛药，创口仅用创可贴即可，不需拆线。

5.手术后早期即可随意翻身、活动，肠功能恢复快，大大减少了肠粘连的发生。

（四）缺点

1.腹腔镜设备昂贵，操作较复杂。需要腹腔镜外科再培训，对手术医师有技术要求。

2.手术前难以估计手术时间，特殊情况需要手术中改为开腹手术。

3.腹腔镜手术在特殊情况下手术危险增加。

4.腹腔镜手术手术后可能出现以下并发症：高碳酸血症、皮下气肿、气体栓塞、腹内空腔或实质性脏器损伤、腹膜后大血管损伤、穿刺孔疝等。

二、腹腔镜手术的设备和器械

（一）腹腔镜设备

腹腔镜手术的设备包括：CO_2气腹系统；视频图像监视系统（腹腔镜目镜、视频摄像系统、彩色监视系统）；冷光源系统。

1.CO_2气腹系统

为了膨胀闭合的腹腔，建立气腹既有利于观察，又能建立足够稳定的腔内手术空间。气腹好坏是进行腹腔镜手术的关键。CO_2气腹系统由气腹机、CO_2钢瓶、气体输出连接管道组成。

（1）气体

目前的气腹机一般采用CO_2气体。CO_2在血液和组织中的溶解度是氧气的10倍，在腹膜的扩散没有任何形成气栓的危险，并且是正常新陈代谢的产物，很容易经肺泡排出，价格又便宜，这些特点使它成为几乎无危险的气体。

（2）气腹机

气腹机是将CO_2注入腹腔的仪器（图12-2）。内窥镜手术需要有恒定的气腹条件才能顺利进行，全电脑控制的CO_2气腹机对镜下手术时气腹的产生和维持起了保障作用。气腹机要求具有快速充气、快速补气、安全监视等功能，并有自动加温装置，使CO_2进入腹腔前加温至37 ℃。一般病例腹腔内压力维持稳定在1.6～1.8 kPa为宜，CO_2入气量的调节和控制，是手术成功及病人安全的保证。现有的气腹机有三类：一类为半自动气腹机，其最大充气速率<6 L/min，可显示腔内气体压力，但无腔内气体压力自动平衡功能，只能用于诊断腹腔镜；第二种为全自动脉冲式气腹机，采用脉冲充气模式，速率分档手控，操作较复杂，有充气过量的可能；第三种为全自动连续式气腹机，最大充气速率为15 L/min以上，并有电脑优化控制，可自动识别充气的状态进行调节。

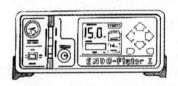
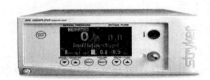

图12-2　全自动CO_2气腹机

2.视频图像监视系统

与传统手术不同，腹腔镜手术系借助先进的光学成像技术，视频图像传输技术将原本需开腹暴露的手术视野经视频图像技术系统引出体外，并成像于高分辨率的彩色监视器屏幕上。手术者可根据屏幕图像完成腔内手术。因此，腹腔镜视频图像监视系统是腹腔镜手术安全顺利进行的前提，它包括三个部分：腹腔镜、视频摄像系统、彩色监视系统。

（1）腹腔镜

应用于腹腔镜手术的内窥镜要产生明亮清晰的图像并不失真。妇科腹腔镜使用的是硬管型内窥镜，为柱状成像系统，其视角宽阔，图像明亮清晰，分辨率高，图像质量明显优于凹透镜、凸透镜。

用于诊断和手术的腹腔镜有各种不同的尺寸和广角镜头。镜体长度30 cm，直径

1～12 mm不等，镜面视角（内镜轴方向与视野角中分线所成角度）0°～90°。一般有0°、30°、45°、70°。临床上最常用直径10 mm、视角0°或30°的腹腔镜（图12-3）。

（2）摄像机

摄像机是外科医生的眼睛，因此，应该配置最好的摄像设备。能将腹腔镜目镜产生的体内物像（光学信号）转换成电信号，并将其传送至图像处理单元，再将摄像头传送的图像信号进行必要的处理并形成视频图像信号。

（3）彩色监视系统

在观察系统中，监视器是一个重要的组成部分。医用内窥镜要求监视器能达到450～700线的分辨率。监视器的大小一般为42～65 cm即可满足手术要求，并取决于手术者的习惯。一般认为一架44 cm（18英寸）对角线的监视器可做高质量手术。目前已经问世的图像处理系统，可以处理手术图像，对图像进行采集、储存、编辑、数据管理以及储存等（图12-4）。

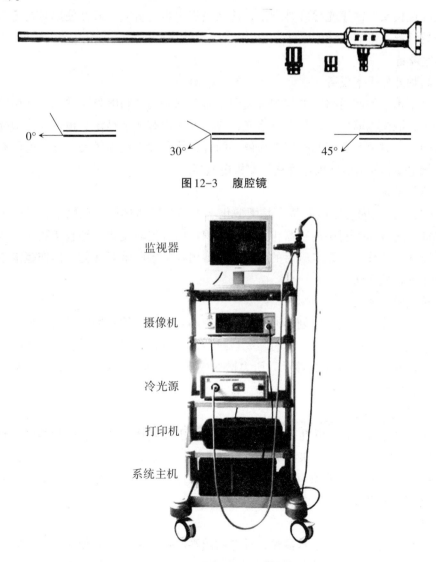

图12-3　腹腔镜

图12-4　视频图像监视系统

3.冷光源

冷光源可为腹腔镜手术视野提供良好的腔内照明。纤维光束技术的出现促进了内窥镜技术的发展，借助于氙光源或卤素光源可以提供100～300 W的高强度光源，来自这些灯泡的热量通过红外线光谱的滤过作用而大大减小，光所产生的热量在光导纤维传送过程中大部分被消耗掉，因而称为"冷光源"。常用冷光源有卤素灯、金属卤素灯及氙灯。其中氙灯因其色温接近自然光，灯泡的寿命长，更适用于内窥镜照明。常用300 W氙灯，备有手动及自动调光方式，保持最佳照明，同时为提高手术的安全性，手术所用光源系统必须配备备用灯泡，以便当主灯熄灭时，自动转换到备用灯泡处，以便完成必要操作，防止手术意外发生。

另外，还需要连接腹腔镜和冷光源的光缆（又称为导光束）。一般用光导纤维导光束。每根光导纤维直径10～25 μm，每条光缆含有多达10万根光导纤维。常用光缆光导束有直径1.6 mm、2.5 mm、3.5 mm、4.5 mm等多种规格，选择光缆时应使光导纤维束的直径略大于腹腔镜镜头。由于光导纤维纤细，使用过程中容易折断，故在使用时避免对折，以免损坏光导纤维，影响光线的输送。

4.其他设备

（1）高频外科手术设备

腹腔镜手术中的腔内组织的切割分离和止血等均采用高频电外科技术。常用的设备有单极电凝仪、双极电凝仪、氩气刀和激光刀等。电凝机有数字显示、预热及冷却标记、电凝高频时间显示以及可看到和听到工作停止的标记等，大大提高了安全性。附件有高频电凝针、点状电凝器及L形单极电凝钩、双极电凝器。

（2）热凝系统

Semm所设计的内凝器械的特点是微型化。由于金属加热片减至最小必需体积，一旦切断加热即迅速冷却。利用内凝器止血后，组织蛋白首先转变成一种胶状物质，随着温度上升，胶质干燥碳化，它无电凝后的纤维蛋白渗出及结痂脱落等变化，损伤范围小，是一种比较有效的止血方法。

（3）冲洗吸引系统

为满足腹腔镜手术过程中创面冲洗的需要，必须配备专用的冲洗吸引系统。抽吸利用导管效应，故应有多种抽吸管，有时需要滤过器，以便在肠间抽吸时使用，如抽吸血凝块则不需要。注水管的外径应能够承受压力增加或下降（压力枪作用）。抽吸管的外径恒定或可以增加，但是不会缩小。

（二）手术器械

腹腔镜器械多种多样，医生根据不同的专业和需要选择器械。腹腔镜器械主要有5 cm和10 cm两种，分为反复使用和一次性使用两大类。常用器械有：气腹针、套管针、双极电凝钳、持针钳、腹腔镜剪刀、各种抓钳、分离钳、高频电刀、超声刀、单极电凝钩、电凝针、电凝剪、缝合针等。

1.气腹针

气腹针是建立气腹必备手术器械，针芯的前端圆钝、中空、有侧孔，可以通过针芯注水、注气和抽吸，以确定气腹针是否已进入腹腔（图12-5）。因其尾端有弹簧，进行穿刺时，若遇到阻力，针芯回缩针鞘内，穿刺主要靠针鞘尖端锋利斜面刺破腹壁，一旦进入腹腔，针芯弹出推开针尖周围的腹腔内组织，防止误伤脏器。

2.套管针

套管针是腹腔镜及器械进入腹腔的通道（图12-6）。目前主要有两种：一种为圆锥形，因其圆钝，穿刺时不易损伤腹壁血管，但穿刺时较费力；另一种为多刃型（金字塔形），穿刺力小，有切割作用，但会损伤肌肉和腹壁血管。外套管有平滑型及螺旋型，前者易穿刺，后者易固定位置。手持部分为绝缘材料，管体为钛合金材料，重量轻，自封瓣膜阀门能有效充气且防止漏气，能够完全拆除，易于清洗。多选择10～12 mm的套管针。

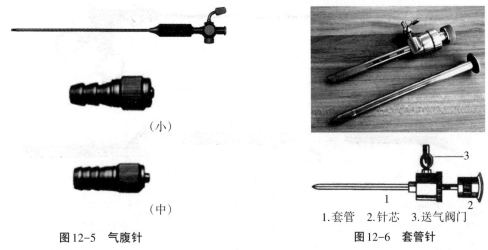

（小）

（中）

图12-5　气腹针

1.套管　2.针芯　3.送气阀门

图12-6　套管针

3. 双极钳

双极电凝止血安全有效。目前主要有两种：一种为单纯电凝止血，可拆卸清洗消毒，部件可更换减少费用。另一种双极钳可分离和钳夹组织，同时又可做双极电凝钳使用，减少更换器械的繁琐（图12-7）。

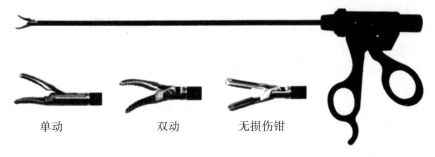

单动　　　　　双动　　　　无损伤钳

图12-7　双极电凝钳

4.腹腔镜剪刀

剪刀最易淬火受损，大多数剪刀能够与单极电流连接，电凝会使剪刀上升到非常高的温度，结果使非常锋利的剪刀变钝。现在用的剪刀有几种不同形状：

（1）直剪

双叶均可活动，用于剥离非常有效。然而，有一页固定的直钳更便于进行细微的剥离，尤其当剥离的结构易损伤时。

（2）弯剪

剪叶的弯度可接触90°角的组织，克服了腹腔镜单视角的缺点。

（3）钩状剪

这是一类适合剪断缝线和连接蒂的剪刀，不适于剥离（图12-8）。

5.钳类

钳用来钳夹、提举、剥离组织，有时也可用于组织止血。按其功能可分为分离钳和抓钳。为适应手术需要，目前手术钳多为可拆卸式，由头、杆和手柄三部分组成，便于清洗消毒及各部分单独更换，减少使用费用（图12-9）。多数手术钳钳叶可360°旋转，便于手术中定位，其工作原理为推杆式而非交叉式，故无关节外露，减少外露部分刮伤组织。大多数是无损伤的，包括了多种多样、不同用途的钳：

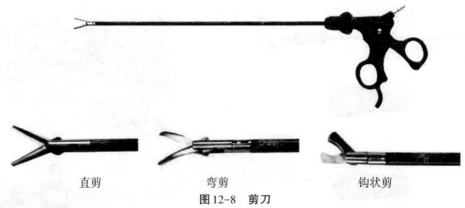

直剪　　　　　　弯剪　　　　　　钩状剪

图12-8　剪刀

（1）分离钳

不能很好地抓住组织，最适合于剥离，也可从组织内将血管完整剥离出来。

（2）抓钳

抓钳是特为妇科腹腔镜手术设计的无损伤钳，能又好又稳地抓住组织，避免多次钳夹的损伤。

（3）打结钳

用于腹腔镜手术中推结打结的操作。

（4）活检钳

已经逐渐被其他类型钳子代替。

（5）抓取钳

有创伤的5 mm或10 mm钳，特为取出切除组织设计。

（6）夹钳

可以是一次性的或可重复使用的。钳夹部分多数由钛制成，但是也有可吸收夹钳。

（7）缝合钳

有一个旋转的手枪式手柄（图12-10）

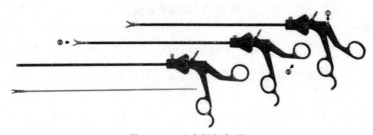

图12-9　手术钳拆卸图

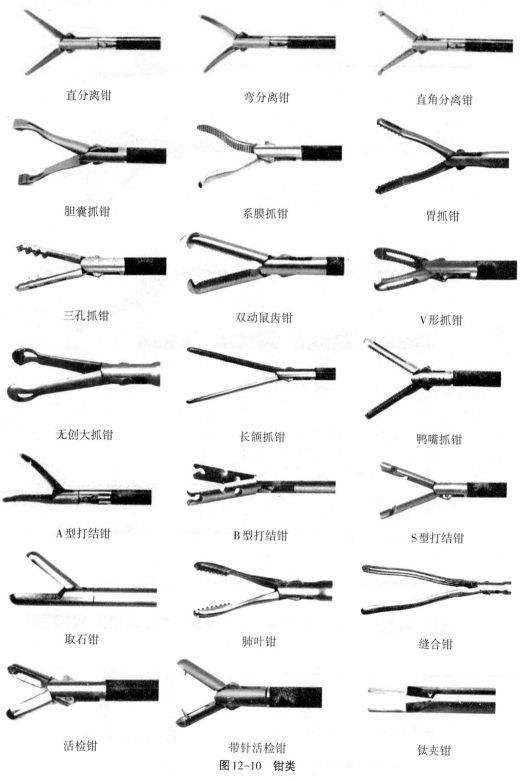

直分离钳　　　　　　弯分离钳　　　　　　直角分离钳

胆囊抓钳　　　　　　系膜抓钳　　　　　　胃抓钳

三孔抓钳　　　　　　双动鼠齿钳　　　　　V形抓钳

无创大抓钳　　　　　长颌抓钳　　　　　　鸭嘴抓钳

A型打结钳　　　　　B型打结钳　　　　　S型打结钳

取石钳　　　　　　　肺叶钳　　　　　　　缝合钳

活检钳　　　　　带针活检钳　　　　　钛夹钳

图12-10　钳类

6.持针器

类似于传统的持针器，有不同外径和直或弯的活动头，通过被动关闭系统、弹簧控制或齿轮运动挟持缝合针。新近发明的持针器有手柄，手动操作，易于开关（图12-11）。

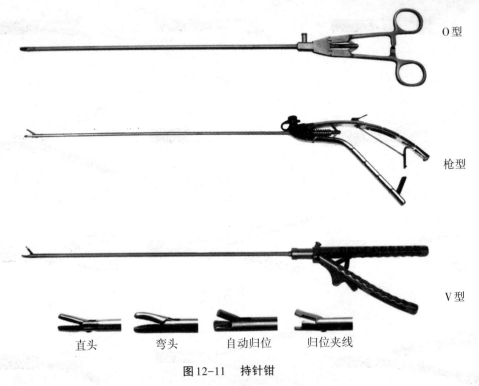

图12-11　持针钳

7.其他

除上述器械外，还有满足不同需要的牵开器、举宫器、切开刀、切割吻合器、组织粉碎器、标本收集袋，结扎和缝合器械等（图12-12）。

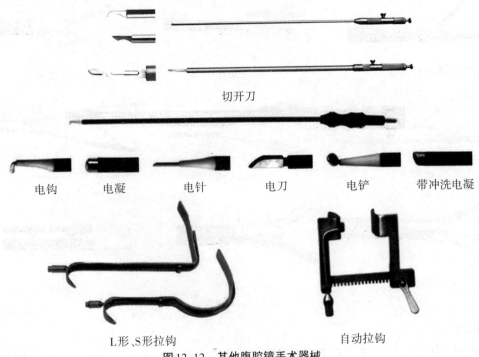

图12-12　其他腹腔镜手术器械

（三）腹腔镜手术器械的保养、清洗和消毒

1.腹腔镜手术器械的保养

设备、器械的良好保养，不但有利于延长设备与器械的使用寿命，而且也能使其工作正常。尤其是腹腔镜等手术系统的设备器械，是由电子、光学和机械等高新技术相集合的产品，若要保持原有的精确、精密及精致的性能，更需要操作者和保养者无论在使用前或使用后都应十分重视。因此，腹腔镜设备应由专人负责保管、保养。

（1）光学镜片类

应用脱脂棉蘸上乙醇与乙醚混合液轻拭。切忌用硬质布料揩拭，更不能用手指触摸、擦拭或用水冲洗。

（2）导光电缆

应用柔软、吸水的干布擦干净，盘旋角度应大于120°，不可折叠存放。

（3）电子设备类

必须按照设备说明书中所列要求进行维护及保养。

（4）金属制品类

腹腔镜手术器械的金属制品均为微型精密产品，清洗、消毒及使用时，均应格外小心，禁止叠放、碰撞、摩擦或用暴力擦拭、拆卸器械。清洗完毕后，应加润滑剂保护，并定期检查。

2.腹腔镜手术器械的清洗

使用过的器械应立即放入清水中浸泡，手术完毕后充分拆卸器械，用清水洗去污物，对于中空器械应用专用刷清洗内部，擦干，有条件者应吹干，金属部分涂抹医用液状石蜡，对光学部分接口用70%酒精棉棒擦净。器械应放在专用器械柜内，平行摆放，禁止互相叠放，更不应将器械掉在地上使器械弯曲损坏。

3.腹腔镜手术器械的消毒

腹腔镜器械的消毒首选高压蒸汽灭菌，通过此法可消灭所有的微生物和芽孢。但不是所有的腹腔镜器械都具备可高压消毒的性能，因此不能进行高压消毒。只有特殊标志"autoclavable"者才允许放入高压蒸汽灭菌器内。

所谓高标准消毒法的要求是消灭所有的，包括HIV及乙型肝炎病毒在内的微生物，仅允许留有部分少量的芽孢。灭菌时应将器械放于专用器械盒内，防止重压及碰撞。目前，采用最多的是甲醛（福尔马林）熏蒸法及戊二醛溶液浸泡法，具体方法应参照各种消毒方法提供的使用说明。

（1）甲醛蒸气消毒

腹腔镜器械置甲醛蒸气消毒柜（10%的甲醛蒸气）消毒。甲醛蒸气消毒需维持6 h（一般消毒）或12 h（特殊消毒和灭菌）。柜内还放置30 mL氨水，甲醛消毒完毕后氨水装置自动开启，挥发的氨气中和甲醛1小时。需要注意腹腔镜及手术器械取出后，常见其表面细小颗粒状态结晶物，需用生理盐水彻底冲净，否则结晶物沉积会影响器械开关的灵活性，若结晶物随手术器械进入腹腔，可能造成医源性腹膜粘连。

（2）液体消毒剂浸泡消毒

采用2%戊二醛消毒液浸泡法，30 min可达到一般消毒效果；若有特殊消毒要求，则必须浸泡1 h；但若需达到灭菌要求，则必须浸泡10 h。

腹腔镜及附件如气腹穿刺针、套筒和穿刺器、拆卸式手术钳等均需完全拆开清洗消毒后，熏蒸灭菌或浸泡消毒灭菌。导线、光缆可用甲醛蒸气消毒，但为了不损伤导线及对于连台手术，可用一次性无菌塑料套或用经高压蒸汽消毒的无菌布套，套于其外以保证导线的无菌状态。

三、腹腔镜手术的配合

手术组人员不仅是手术医师，还包括麻醉医师、器械护士、巡回护士，手术组的所有人员都要熟悉腹腔镜手术的全过程。只有依靠大家的通力合作，才能顺利完成每一台手术。

巡回护士不仅要完成以往常规手术的任务，在没有腹腔镜管理技师的情况下，在手术中还要负责腹腔镜设备的启动和管理，保证手术中这些设备的良好工作状态。在开启摄像系统时首先要做黑白平衡，因每个摄像头对颜色的敏感度都有所不同，灯泡在使用中亮度会衰减，为使颜色更逼真，每次手术前都需要做黑白平衡，以调节系统的色彩平衡。巡回护士还要及时调节和操作CO_2注气装置、电凝器、冲洗和吸引装置，要确保冲洗和吸引装置始终功能正常，以应急需之用。

器械护士应该熟悉各种腹腔镜手术器械的性能和使用，了解腹腔镜手术的步骤和传统经腹手术的区别。密切配合手术医师，预先准备好每一步骤要用的器械，及时递到手术台上。另外，还要准备好器械偶尔失灵或被污染时的备用器械。

麻醉医师手术中除了严密观察病人的心、肺功能，还要特别注意病人血气状态的改变。腹腔镜手术有其特殊性，手术中头低臀高位，充入气体后病人腹内压力增加，横膈上移，所用的CO_2气体可经腹膜吸收等等，一系列因素都有可能引起高碳酸血症。静脉全麻时，麻醉师与手术医师要多沟通，了解手术进展的情况，在手术将结束时停用中枢镇静药，病人手术后及时苏醒，才能安全地转送回病房。

作为手术助手，首先用消毒剂消毒。手术中最关键的是要扶好镜，一定要紧跟手术步骤，将内窥镜的物镜对准手术野，始终把手术部位显示在监视器中央。

腹腔镜手术队伍的组建很重要。整个手术组人员要经过理论培训，手术配合的培训，了解每种手术的具体步骤，每种手术使用的手术器械，器械的性能、用法，再经过一定时间的手术实践才能建立起一支训练有素的队伍。在一段时间内手术组人员应当相对固定，不可频繁更换，但也要注意逐渐扩大手术队伍。

四、腹腔镜操作步骤（气腹式腹腔镜阑尾切除为例）

（一）人工气腹的建立

腹腔镜手术需要在腹腔建立手术空间，即利用气腹机将医用高纯度CO_2注入患者腹中，鼓起腹腔，形成气腹，以达到扩大腹腔镜镜头的视野和手术操作空间的目的。

在脐轮下缘（或上缘）切开皮肤1 cm，手术者和助手提起两侧腹壁，将气腹针穿入腹腔，将装有5 mL生理盐水的注射器针管与气腹针连接，如注射器中的生理盐水自然流入腹腔，说明穿刺成功，气腹针进入腹腔。气腹针接气腹机导管，以1 L/min的速度充气。

随着腹腔气体容量增加，腹膜与脏器之间形成空腔。当注气达到预先设置的压力时（12～16 mmHg），拔除气腹针。

（二）观察孔的建立

拔除气腹针后在原穿刺点刺入套管针，将腹腔镜经套管置入腹腔。

（三）操作孔的建立

阑尾切除一般选择麦氏点和反麦氏点作为操作孔，也可以选择脐旁右侧腹直肌外缘和反麦氏点作为操作孔。在选择的操作孔位置穿刺套管针置入套管。

（四）手术操作

将腹腔镜手术器械经操作孔套管置入，进行相应手术的操作。

（五）取出腹腔镜

手术完成后检查无内出血及脏器损伤后可取出腹腔镜，排出腹腔内气体后拔除套管。缝合脐部切口，操作孔切口用胶布贴合即可。

第二节　显微外科手术

显微外科是利用光学放大设备，使用显微器械对微小结构进行精细手术的学科，同时它作为一门技术，已广泛应用于手术学科的各个专业。与传统手术相比，显微外科手术有着不可比拟的优势。

一、概述

显微外科是现代外科在20世纪的一项新进展。医生借助放大镜或手术显微镜进行精细的手术操作，可追溯到1921年瑞士耳鼻喉科医生 Nylen 和 Holmgren 为耳硬化症患者进行的内耳手术，但当时仅限于开洞、减压等操作。1960年 Jacobson 等报告在显微镜下吻合1.6～3.2 mm 直径小血管，获得较高的通畅率，使组织再植与移植成为可能。在1963年1月由上海第六人民医院成功完成断指再植手术，使我国成为进行断指再植手术最早的国家，该手术被称为医学史上的奇迹。到目前为止，我国的显微外科在国际上一直处于领先地位。

显微镜手术的特点包括：①由于显微镜的视野小，手术器械和针线常越出视野范围而很难找到；②由于景深有限，略有上下移动即出现手术野模糊；③肉眼所不能看见的抖动在显微镜下却很显著，因此，细微的抖动就会影响操作；④由于眼肌对不同焦距有一个调节过程，因此，眼睛离开目镜后再返回，不能立即看清微细结构。

目前，显微外科广泛应用于骨科、手外科、整形外科、泌尿外科、眼科、耳鼻喉科、神经外科，主要开展断肢（指）再植、吻合血管的组织移植、拇指（手指）再造、吻合血管的小器官移植、周围神经显微修复、显微淋巴管外科、小管道显微外科、吻合血管的空肠移植、重建食管等手术。

二、显微外科的组成

显微外科包括了三大要素：光学设备、显微器械及操作技术。

（一）光学设备

光学设备包括手术显微镜或放大镜，不同专科对手术显微镜有不同的要求。供显微外科手术使用的手术显微镜与一般显微镜不同，应具备几点要点：

1.放大倍数在6～15倍，有些要求25～30倍，可随意变换倍数，用手及脚踏控制变倍、变焦距和位置。

2.工作距离在20 cm左右，有时要调到30 cm，可根据需要进行调整，以适应不同手术的操作方便。

3.有主、副两套双筒双目镜，能各自调节屈光度和瞳孔间距，视场直径较大。两套双筒目镜处于180°对立位，其视场合一，放大后的影像呈正立体像。

4.镜内有同轴照明的冷光源，光亮度大，可调节光度。

5.图像清晰，机械部分灵活，电动系统要稳定。

6.最好有参观镜、照相机、电视、录像等，供示教和参观手术用。

手术显微镜支架系统有：①通用式；②电动升降式；③固定式：天花板式、墙式、桌式和立柜式；④便携式（图12-13）。

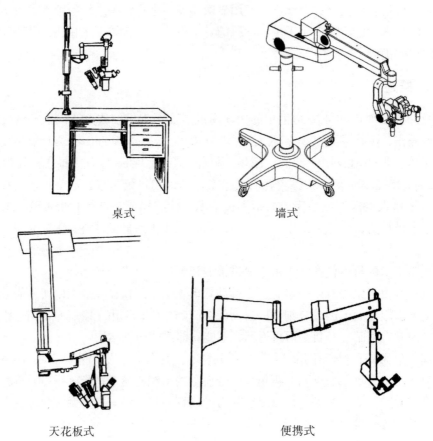

桌式　　　　　　　　　墙式

天花板式　　　　　　　便携式

图12-13　手术显微镜的支架

手术放大镜是用镜片磨成方形，安装在眼镜前面，可放大1～5倍。也有用望远镜筒式的放大眼镜，放大倍数可达5～6倍，但视场稍小。放大眼镜使用比较方便，虽然放大倍数较低，但可与手术显微镜互相配合使用，可大大节省手术时间，尤其是助手佩戴放大眼镜更为方便。有些还加用纤维光源附于镜上，使用更便利（图12-14）。

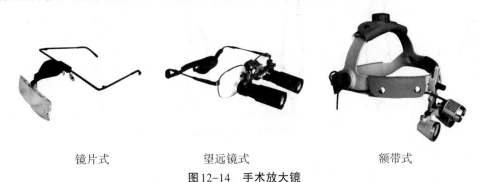

镜片式　　　　　　　望远镜式　　　　　　　额带式

图12-14　手术放大镜

（二）显微器械

显微器械是指适合在显微镜下对组织进行细致解剖、分离和修复的特殊精细器械。要求小型、轻巧，一般长度为14～16 cm，大多采用弹簧式把柄，操作轻便、灵活；纤细、特别是器械的尖端能紧密接触，夹持细小组织；不反光、无磁性。显微器械包括显微镊子、血管夹、显微剪刀、血管靠拢器、显微持针器、血管扩张器、平针头等。

显微外科手术器械主要包括：镊子、剪刀、持针钳、血管夹、扩张器、吸引器等。

1.显微镊

显微镊分直、弯两种，用于显微手术时提取、分离、钳夹组织或做小血管、淋巴管吻合及持线、打结等（图12-15）。

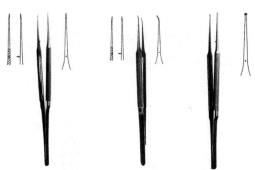

图12-15　显微镊

2.显微剪刀

显微剪刀用于显微手术时精细修剪血管、神经组织或分离组织间隙，也可用于5/0～11/0线的剪线。显微剪刀有直、弯两种，弯剪用来分离组织，直剪用来修剪血管（图12-16）。

3.显微持针钳

显微持针钳头部有直、弯两种，把柄有无锁和有锁之分，一些显微持针器尖端带剪。显微持针钳用于显微手术时夹持缝合针、缝合、打结（图12-17）。

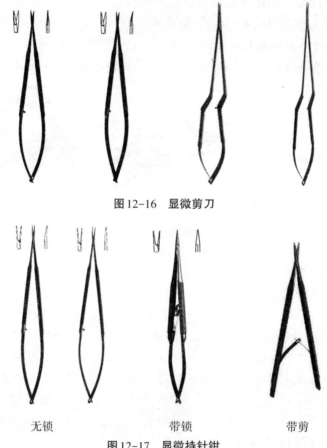

图 12-16　显微剪刀

无锁　　　　　　　带锁　　　　　　　带剪

图 12-17　显微持针钳

4.血管夹

血管夹也称血管合拢器,用于夹闭细小血管、阻断血流,并且不损伤血管壁,各种不同大小适用于不同口径的血管。可以单个使用,也可以带有联合臂的两只血管夹并联,距离可调(图12-18)。

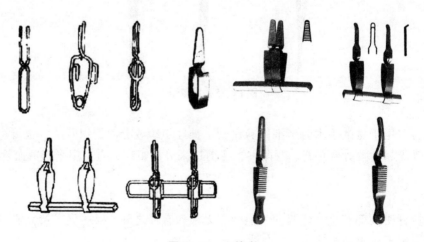

图 12-18　血管夹

5.血管扩张器

供缝合微血管时扩张血管用（图12-19）。

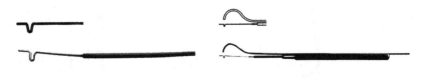

图12-19　血管扩张器

6.缝合针线

显微外科使用的缝合针线主要有7-0、8-0、9-0、10-0、11-0和12-0六种规格的带针单股尼龙缝合线。其中7-0号适用于缝合肌腱，8-0号适用于缝合较粗的腘动脉、肱动脉、输卵管和输精管。9-0适用于口径1 mm左右的小血管吻合。11-0号适用于1 mm口径以下的血管吻合、淋巴管静脉吻合等。12-0号缝针线对缝合0.5 mm口径以下的小血管、淋巴管更为有利。缝合神经外膜须用9-0号针线，而束膜缝合宜用11-0号针线。

7.其他

血管钩和微血管叉用于缝合微血管时进针用；冲洗器和冲洗针在缝合微血管时扩张冲洗血管用；还有显微拉钩、剥离子、刮匙，各种型号的吸引管等（图12-20）。

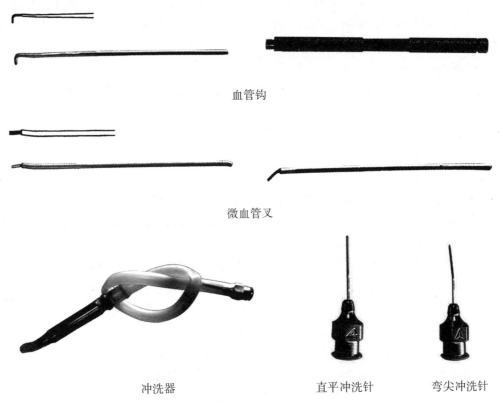

血管钩

微血管叉

冲洗器　　　　直平冲洗针　　　　弯尖冲洗针

图12-20　其他显微器械

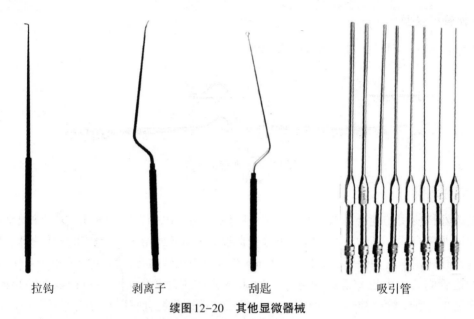

| 拉钩 | 剥离子 | 刮匙 | 吸引管 |

续图12-20　其他显微器械

（三）操作技术

在手术显微镜下做手术，组织被放大，不仅能看清手术野肉眼看不清的细小组织，而且还有立体感，因而有利于外科医生精确地解剖、切开和缝合各种组织。但即使是肉眼缝合血管很有经验的外科医生，如不经过专门训练，在刚开始做显微外科手术时，仍很不习惯，常出现手眼不协调，影响显微镜下的手术操作，因此，要熟练地在手术显微镜下做好手术需要经过一段时期的训练和适应过程。

1.技术训练要求

根据手术显微镜下手术操作的特点，在显微外科技术训练过程中，应按以下要求去做。

（1）先应将手术显微镜安放妥当，调整目镜与手术者瞳孔之间的距离，消除复视，达到手术野的物像清晰，有立体感。

（2）训练手的动作要轻柔、稳健，动作幅度小，避免越出视野范围的抖动。要求对显微镜下看到的组织位置感觉准确，能够很快从视野外抵达视野内的手术部位。

（3）训练切开、缝合、打结、剪线能在一个平面上进行，避免上下移动，出现视物模糊现象。还要求在手术中能够适应多种放大倍数和景深。

（4）训练将前臂靠在手术台面上，通过发挥拇指、示指和手腕的协调动作使用器械。

（5）训练眼睛不离目镜，在镜下练习切开、分离、缝合、打结等基本操作，并训练能迅速定位，掌握多种器械的使用。做到眼不离目镜，双手能更换器械。

（6）训练眼离开和返回目镜时，眼肌有迅速的调节能力。

（7）训练手术者与助手之间的配合，两人都应经过显微外科技术的训练，了解显微镜下操作的特点，明确手术的全过程，熟悉手术操作的顺序和方法。

（8）显微外科技术训练要求达到高度微创、高度精细和高度准确。

2.基本技术

显微外科的基本技术包括：

　　（1）显微切开和分离技术：为使组织切开时损伤小、准确，一般使用11号刀片或15号刀片，使切开技术犹如微雕技术一样。显微组织分离以锐性分离为主，用尖头刀片或锐利剪刀分离。

　　（2）显微组织的提持技术：使用尖头、无齿的显微镊子提持组织。显微外科小管道吻合时，只用镊子提持小管道外膜，避免损伤内膜。

　　（3）显微组织的牵引显露技术：手术野的显露，均采用手外科小拉钩；血管、神经的牵开，常采用薄的橡皮片牵引；血管吻合时，多用小型自动撑开器显露手术野。

　　（4）显微外科的结扎及止血：止血常应用双极电凝器，所吻合血管的分支的止血则以结扎为主。

　　（5）显微外科的清创技术：要求尽可能消除坏死组织，创造具有良好血供的血管床和神经床，采用无损伤的清洗可以减少感染。